SANTÉ

LA VOIE CHINOISE

SANTÉ LA VOIE CHINOISE

Guide pratique de la médecine traditionnelle chinoise

DR STEPHEN GASCOIGNE

COLLABORATEUR POUR LE QI GONG
James MacRitchie

COLLABORATEUR POUR LE MASSAGE
Robert Cran

PHOTOGRAPHE
Gill Orsman

LES ÉDITIONS DE L'ÉVEIL
77123 NOISY-SUR-ÉCOLE, FRANCE.

À mon père, Bill, avec amour et tendresse

AVERTISSEMENT AU LECTEUR

Les informations contenues dans ce livre sont données pour compléter, et non pour remplacer un traitement recommandé par un médecin ou un praticien homologué. Consultez la personne qui vous soigne avant d'adopter l'un des traitements décrits. L'adoption et l'application des renseignements contenus dans ce livre restent à la discrétion du lecteur et n'engagent que sa seule responsabilité. L'auteur, les éditions Eddison Sadd et l'éditeur de ce livre dégagent toute responsabilité, quelle qu'elle soit, de tout incident qui pourrait survenir suite à l'usage direct ou indirect des informations contenues dans ce livre.

Première édition
1-3000-SADD-5.99

Directeur de collection : Thierry Plée ; Texte : Stephen Gascoigne ; Traduction : Nathalie Belen-Ridwan ; Corrections : Olivier Vescovi et Valérie Melin ; Photographes : Gill Orsman et Stephen Marwood ; Illustrations : Julie Carpenter ; Mise en page : Eddison Saad Editions et Spirit of the Wind ; Photogravure : Spirit of the Wind ; Impression et reliure : Dai Nippon Printing Company.

Réalisé par
Eddison Sadd Editions Limited
St Chad's House, 148 King's Cross Road
London WC1X 9DH
pour le compte des
Éditions de l'Éveil
77123 Noisy-sur-École, France.

ISBN 2-912795-13-3

Table des matières

Introduction......6

Chapitre premier

ORIGINES ET HISTORIQUE......10

Chapitre II

QI
L'ÉNERGIE CORPORELLE......18

Chapitre III

MODE DE VIE
MÉDITATION . DIÉTÉTIQUE......42

Chapitre IV

QI GONG......62

Chapitre V

LE MASSAGE CHINOIS......84

Chapitre VI

LES PLANTES MÉDICINALES......102

Chapitre VII

SOIGNER LES SYMPTÔMES COURANTS......126

Chapitre VIII

LES PRATICIENS
TECHNIQUES ET FORMATIONS.....148

Au sujet de l'auteur et de ses collaborateurs......157

Remerciements......157

INTRODUCTION

La santé serait, dit-on, le plus beau des cadeaux. Il est vrai que nous désirons tous savoir comment rester en bonne santé et nous sentir bien. La médecine occidentale, qui excelle dans le traitement des maladies graves, des blessures traumatiques et dans les interventions d'urgence, échoue lorsqu'il lui faut comprendre ou traiter efficacement une maladie chronique ou dégénérative. C'est là qu'intervient la médecine chinoise. Dans la conception médicale chinoise, le corps humain est un réseau énergétique constitué de méridiens qui s'entrecoupent, et d'organes, et le corps constitue pour lui-même une source de santé et de guérison.

Aujourd'hui, on constate qu'un nombre croissant de personnes se tourne vers les philosophies traditionnelles anciennes, et ce n'est pas un hasard. Certains cherchent un remède à leur problème de santé, d'autres veulent simplement rester en bonne forme et ressentir davantage de bien-être, tandis que d'autres encore se sentent profondément attachés aux philosophies orientales ou chinoises. Quel que soit votre objectif, vous découvrirez que la conception médicale chinoise est si vaste, et son savoir si profond, que vous y trouverez toujours aide et soutien.

Lorsque j'exerçais la médecine traditionnelle à la fin des années 70 et au début des années 80, on parlait peu de médecine chinoise. Mes premiers contacts avec celle-ci se firent à travers mes patients : certains vinrent me voir montrant une nette amélioration, non pas grâce à mes soins mais à la suite de traitements par acupuncture ou phytothérapie. C'est à partir de ce moment-là que j'ai commencé à m'intéresser aux possibilités qu'offrait la médecine chinoise. À la suite de quoi, j'ai suivi une formation et ai découvert combien cette médecine était efficace, sans danger et peu agressive. Depuis, il semble que pratiquement tout le monde ait déjà entendu parler d'acupuncture (qui compte parmi les formes principales de traitement professionnel) ; on voit communément des plantes médicinales chinoises, on entend parler de *Qi Gong* (ou *Chi Kung*), de *Tai Ji Quan* (ou *Tai Chi Chuan*), de massage à la chinoise (*An Mo* et *Tui Na*) et d'autres éléments, caractéristiques du grand trésor qu'est la médecine chinoise. Beaucoup les ont déjà essayés et de nombreux autres envisagent de le faire.

QU'EST-CE QUE LA MÉDECINE CHINOISE ?

La médecine chinoise est un système médical holistique vieux d'au moins quatre mille ans qui, au cours des siècles, s'est répandu pour traverser ses frontières d'origine ; on le trouve aujourd'hui dans le monde entier. Elle est à la base des fondements philosophiques qui régissent les systèmes médicaux des pays voisins, tels la Corée, le Japon et le Vietnam. Certains praticiens utilisent d'ailleurs le terme de « médecine orientale » pour prendre en compte ces influences.

Son principe sous-jacent est le suivant : l'énergie ou *Qi* (prononcer « tchi »)est partout, dans le corps et tout autour de celui-ci. La santé se mesure à l'équilibre et à l'harmonie du courant de *Qi*. Le principe philosophique fondamental de la médecine chinoise est que la circulation du *Qi* est le résultat d'une dynamique constante entre les pôles yin et yang. La compréhension de l'univers entier se fonde sur ces deux principes, qui, appliqués à l'individu, contribuent au traitement de maladies. Voilà donc l'essence de la médecine chinoise : ses principes sont universaux et applicables à tous. Pour comprendre le fonctionnement de nos organes internes et leurs modes d'interaction avec la nature, il est particulièrement utile de consulter le développement de la théorie du yin et du yang et des cinq éléments (*voir page 30*).

SE GUÉRIR AUJOURD'HUI

Depuis une vingtaine d'années, les Occidentaux commencent à adopter une attitude différente face à la santé et à la maladie. Plus les gens se sentent responsables de leur état de santé et plus ils s'intéressent aux modes de traitement, comme la médecine chinoise, qui, au lieu de les exclure, exigent leur participation active.

Le souci premier de la médecine chinoise a toujours été de maintenir un bon état de santé plutôt que de s'attacher exclusivement au traitement des maladies ou aux mauvais états généraux. Malgré ses performances dans la guérison des maladies, son objectif est plus de prévenir que de guérir. Un proverbe chinois compare le traitement d'une maladie au creusement d'un puits par celui qui a soif. Autrement dit, c'est très bien d'agir, mais prévoir les choses est encore mieux.

Les Chinois ont donc une vision positive de la santé et de l'être humain. La santé ne se résume pas à une absence de symptômes mais matérialiserait bien plus un état vital et dynamique de bien-être. Peut-être avez-vous déjà fait l'expérience de vous sentir quelques fois « à plat », en méforme. Sans être vraiment malade, vous sentez que quelque chose ne va pas. La médecine chinoise sait l'expliquer et couper court à ces impressions, empêchant ainsi le développement de problèmes plus graves et vous permettant de bénéficier d'une sensation accrue de vitalité.

MÉTHODES THÉRAPEUTIQUES

La beauté de la médecine chinoise réside dans sa compréhension simple mais profonde, des mécanismes du corps et des relations avec l'environnement. En changeant ses habitudes ou en suivant des traitements spécifiques, on peut corriger tout déséquilibre et renforcer son être dans sa globalité. Si la circulation du *Qi* est perturbée, en raison d'une faiblesse ou par manque de régularité, on peut assister au développement de symptômes.

En médecine chinoise, il existe huit méthodes pour prévenir ou traiter les maladies (*voir ci-dessous*). Elles sont efficaces pour retrouver et conserver une bonne santé. Dans tous les cas, il est toujours utile d'adopter diverses approches pour adapter ainsi le traitement aux besoins spécifiques de l'individu. Un simple réajustement d'un aspect du mode de vie, régime ou exercice, suffit quelques fois, sinon on use de méthodes plus fortes comme l'acupuncture ou les plantes médicinales.

La méditation

Considérée comme la méthode la plus efficace pour être en bonne santé, elle agit sur nous à tous les niveaux : non seulement physiquement, mais aussi psychologiquement et par la suite spirituellement. Le chapitre III traite de la méditation et vous y trouverez quelques exercices pour vous entraîner.

L'alimentation

De nombreuses cultures ont compris l'importance sur la santé du choix des aliments, de leur mode de préparation et de consommation. Les Chinois, se basant sur leur conception du *Qi* et des mécanismes énergétiques subtils du corps, ont déterminé avec exactitude l'influence des divers aliments sur nos organes, et les changements des régimes alimentaires à effectuer pour contrecarrer les effets de certaines influences, tels le climat et le mode de vie (*voir chapitre III*).

L'exercice

On l'appelle aussi « gymnastique » dans les textes chinois. Il s'agit d'une gymnastique douce constituée d'exercices au cours desquels on guide son *Qi* par la pensée. Le *Qi Gong* et le *Tai Ji Quan* en sont les deux principales formes. Il existe également une variante plus récente de *Qi Gong* qui allie diverses pratiques d'arts martiaux et de longévité. Ces types d'exercice remontent au moins au IVe siècle av. J.-C. et prennent leurs racines dans le chamanisme, à l'époque où les maîtres du vent et de la pluie, de la fertilité et de la mort jouaient un rôle prédominant dans la société chinoise. Vous trouverez au chapitre IV quelques exercices de *Qi Gong*.

Le massage

Ce genre de contact représente la plus ancienne méthode de guérison et peut être pratiqué par tous, à n'importe quel moment. Dans le massage chinois, le *Qi* circule sans encombre dans le corps, le renforçant là où il fait défaut et le dispersant là où il est bloqué. Très similaire à l'acupuncture dans son application et ses utilisations, il remplace les aiguilles par la pression des doigts pour arriver au résultat désiré. Cinq techniques de massage sont décrites au chapitre V.

Les plantes

Elles constituent le traitement le plus radical avec l'acupuncture et, traditionnellement, on n'y a recours que si les autres méthodes ont échoué. Le principe de la phytothérapie chinoise consiste en l'absorption de substances médicinales (plantes médicinales) puissantes, qui sont adaptées à la personne et souvent mélangées à d'autres plantes dans un souci d'équilibre dans le dosage. Un mauvais usage de ces substances peut être dangereux car leurs effets sont puissants ; il convient donc de respecter les prescriptions. Si elles sont bien dosées et administrées correctement, elles sont bienfaisantes et luttent contre la maladie. Vous trouverez au chapitre VI des préparations simples et une liste de plantes dont la consommation sans prescription médicale est sans danger.

L'acupuncture

Comme la phytothérapie, l'acupuncture est un traitement plus radical utilisé en dernier recours. Elle doit toujours être pratiquée par un spécialiste qualifié ; il ne s'agit en aucun cas d'un traitement que l'on fait soi-même. C'est une méthode qui permet d'atteindre le *Qi* en plaçant à des points déterminés de fines aiguilles. À chaque point correspond un méridien de circulation du *Qi* dans le corps (*voir page 24*). L'aiguille détourne le courant d'énergie en ce point précis, dans le méridien ainsi que dans l'organe auquel il est relié. C'est de cette manière que l'acupuncture harmonise et renforce le *Qi* dans les organes internes, éliminant par là même les symptômes et le mal. Le chapitre VIII décrit la pratique professionnelle de l'acupuncture.

L'astrologie

L'astrologie chinoise est un système divinatoire complexe qui permet de révéler certains éléments utiles à une situation présente et de prédire ce que la vie nous réserve. Elle nous permet ainsi d'adopter la meilleure conduite dans une situation donnée, tout en nous éclairant sur notre propre personnalité et nos réactions psychologiques. Lorsque nous agissons en fonction de ce qui nous convient le mieux, notre *Qi* coule harmonieusement et nous jouissons d'une bonne santé. L'astrologie chinoise nous révèle les conduites que nous devons adopter.

La géomancie

En chinois, *Feng Shui* signifie littéralement « vent et eau ». Il s'agit d'une méthode de mesure du *Qi* dans son environnement utilisée pour choisir l'emplacement des maisons, des lieux de travail, etc. Les Chinois le prennent très au sérieux, et entreprises, administrations et individus déterminent souvent le *Feng Shui* des bâtiments dans lesquels ils veulent s'installer avant de commencer à y travailler ou à y vivre.

Vivre en disharmonie avec le *Qi* de son environnement affecte le *Qi* de notre corps, engendrant de possibles symptômes et maladies. Nous citerons en exemple le syndrome du bâtiment malade : dans les bureaux climatisés équipés d'ordinateurs ou de machines, où la lumière naturelle pénètre peu, les employés sont souvent atteints de rhume, de grippe ou d'autres maux plus sérieux.

SE GUÉRIR PAR SOI-MÊME

La médecine chinoise explique, dans un langage accessible à tous, le fonctionnement du corps humain. Elle est liée à des observations toutes simples que nous nous sommes pour la plupart déjà faites, même si nous n'en sommes pas tout à fait conscients. Elle explique par exemple, pourquoi nous nous sentons d'une certaine manière lorsque nous mangeons un certain type d'aliment ou que nous nous trouvons dans un climat particulier. Quelques connaissances suffisent à comprendre comment fonctionne son corps, comment rester en bonne santé et comment réduire au minimum les périodes de maladie.

Réserves à apporter et précautions à prendre

Ce livre ne prétend pas remplacer les soins médicaux. Les informations que vous y trouverez vous aideront à rester en bonne santé, et ne prétendent en aucun cas proposer de diagnostic et de traitement. Si vous souffrez de symptômes importants, qui vont en s'aggravant, limitant vos activités ou votre fonctionnement physique normal, ou de symptômes dont vous avez été brutalement atteint en quelques heures, je vous conseille de consulter un professionnel spécialisé. Le chapitre IV, qui traite des symptômes spécifiques, vous renseignera également pour savoir quand un avis médical s'impose.

AU SUJET DE CE LIVRE

Ce livre tente d'expliquer d'une manière claire et pratique les principes de la médecine chinoise. Il constitue une introduction idéale à cette approche thérapeutique. Il propose aussi des traitements à pratiquer chez soi régulièrement, soit pour soulager des symptômes, soit pour rester en bonne santé.

Après un survol des origines et de l'histoire de cette pratique ancestrale et de sa propagation en Occident, nous examinerons dans le deuxième chapitre les principes sous-jacents de la médecine chinoise. Ils sont basés sur des observations très anciennes, auxquelles on accorde une valeur inestimable pour comprendre les êtres humains et leur environnement.

Dans les chapitres III à VI, vous trouverez des méthodes de traitement à pratiquer chez vous soit pour rester en bonne santé, soit pour vous guérir. Ces chapitres traitent de la méditation, de l'alimentation, des modes de vie, des exercices de *Qi Gong*, des techniques de massage et des plantes médicinales. Le chapitre VII dresse une liste des symptômes les plus courants sous forme d'un tableau complet qui vous permettra de découvrir rapidement et aisément les différents types de traitement possible pour chacun de ces symptômes. Ce tableau renvoie aux informations contenues dans les chapitres III à VI, de façon à ce que vous puissiez tout de suite retrouver les détails de chacune des méthodes préconisées. Vous y trouverez également des conseils relatifs à chacun des symptômes, pour savoir à partir de quel moment il vous appartient de consulter un médecin.

Nous conclurons l'ouvrage par des informations sur les praticiens de médecine chinoise : leur formation, leur approche, leurs méthodes, et nous vous conseillerons aussi sur la façon de choisir un bon thérapeute. Vous pourrez découvrir encore des informations sur les démarches à entreprendre si vous êtes vous-même intéressé par une formation à la médecine chinoise.

En lisant ce livre vous apprendrez à regarder le monde d'un œil un peu différent. Vous vous exercerez à comprendre ce que sont la santé et la maladie, et vous vous initierez aussi à des pratiques que vous pourrez utiliser pour soigner ou entretenir votre corps ou celui de vos proches, famille ou amis.

CHAPITRE PREMIER

ORIGINES ET HISTORIQUE

本始

- *L'évolution de la médecine chinoise*
- *Les textes anciens et les principales figures historiques*
- *La médecine chinoise aujourd'hui*
- *Sa propagation à travers l'Asie et son entrée en Occident*
- *La poursuite de la tradition*

La pensée philosophique chinoise, dont la médecine n'est qu'une partie, constitue un vaste ensemble de connaissances. Elle est issue d'un temps où les pratiques magiques et spirituelles, les incantations et les sorts faisaient partie intégrante de la vie quotidienne. Aujourd'hui, si beaucoup les rejettent comme des superstitions sans fondements, les cultures qui demeurent très liées à la terre et qui ont gardé le sens du surnaturel, reconnaissent encore leur véritable valeur.

Les origines de la médecine chinoise

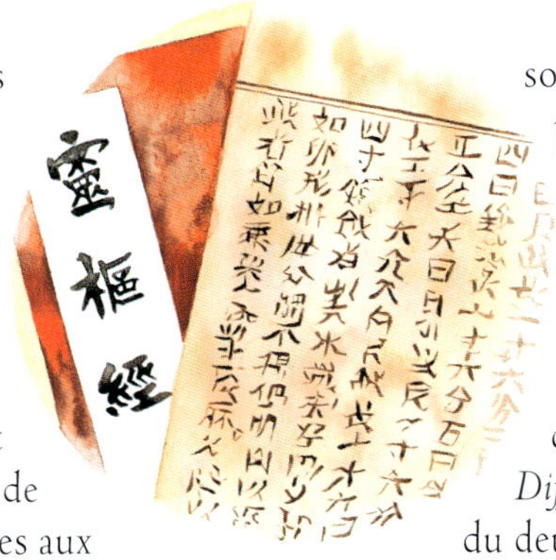

Les découvertes archéologiques nous ont révélé la présence d'aiguilles d'acupuncture datant de l'an 1000 avant notre ère, et on a trouvé dans des textes de la même époque des références à la théorie du yin et du yang. En fait, différents aspects de la médecine chinoise sont déjà présents dans un certain nombre de textes anciens. Les premières références aux cinq éléments remontent à la période dite « des Royaumes combattants » en 476-221 av. J.-C.

Le plus ancien manuel encore utilisé est *Le Canon Interne de l'Empereur Jaune (Huangdi Neijing)*, écrit vers 300 avant notre ère. Les écoles de médecine l'utilisent comme source d'informations. Une partie du document est vraisemblablement beaucoup plus ancienne et remonterait à plusieurs milliers d'années. L'Empereur Jaune régnait vers 2700 av. J.-C. sur plusieurs tribus disséminées. Le livre est écrit sous forme d'un dialogue entre l'Empereur et son Premier ministre Qi Bo. Il est divisé en deux parties : la première, « Des questions simples » donne les principes théoriques généraux, tandis que la seconde, « L'axe spirituel », est plutôt consacrée à l'acupuncture. Le *Neijing*, comme on le désigne, est considéré comme la « bible » de la médecine chinoise. Il renferme des informations provenant de textes beaucoup plus anciens, et révèle que les sources de la philosophie chinoise plongent leurs racines dans le mysticisme taoïste et les pratiques chamanistes.

De nombreux textes ont été rédigés depuis, encore en usage aussi bien chez les étudiants que chez les praticiens. *Le Canon des Difficultés (Nanjing)* date du premier ou du deuxième siècle de notre ère. Il contient des informations sur la théorie et la pratique de l'acupuncture. Écrit dans un style différent du précédent, il reflète l'évolution de la tradition chamaniste vers ce que nous connaissons aujourd'hui.

Les deux grandes figures de la médecine chinoise vivaient à la même période. Hua Tuo était un éminent médecin taoïste qui mit au point diverses méthodes de traitement ainsi que des exercices de *Qi Gong*. Zhang Zhong Jing a rédigé le *Traité des dysfonctionnements dus au froid (Shang Han Lun)*, encore en usage de nos jours car il reste pertinent pour comprendre les maladies causées par des éléments d'ordre climatique qui pénétreraient notre corps. Il a également mis au point des préparations de plantes médicinales, parmi lesquelles Rehmania Huit (*Jin Gui Shen Qi Wan — voir page 120*), qui guérit les dysfonctionnements rénaux. Il est aussi l'auteur d'un traité classique d'herboristerie, *Les Ordonnances du Cabinet d'Or (Jingui Yaolue Fang)*.

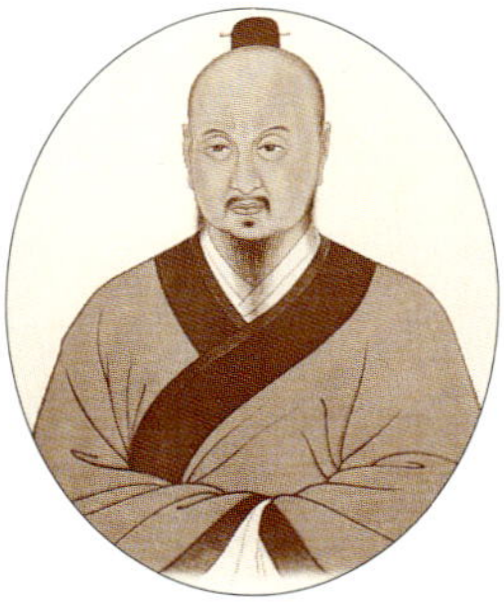

ZHANG ZHONG JING
(150–219)

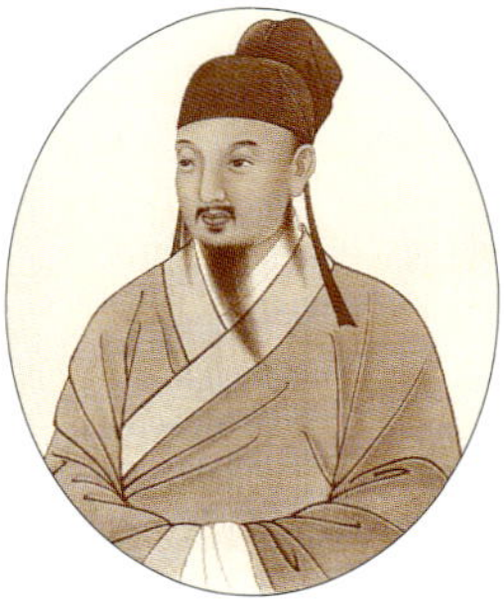

SUN SIMIAO
(581–682)

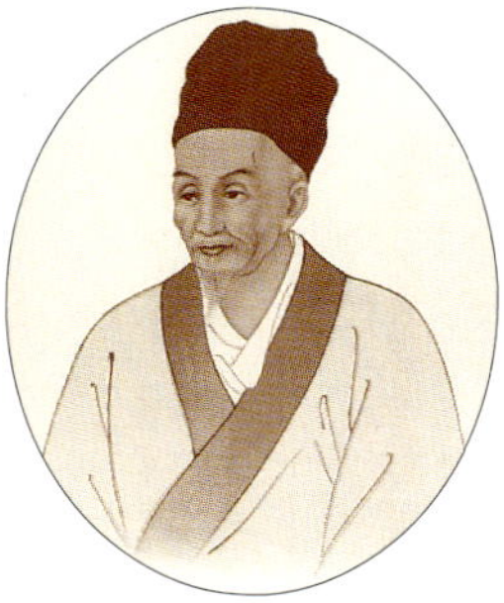

LI ZHI ZHEN
(1518–1593)

Vers 600 apr. J.-C., l'influence bouddhiste commence à se faire sentir, en particulier dans les textes du célèbre Sun Simiao, qui vécut à cette époque. Il était connu sous le nom de « Roi de la Médecine » en raison de ses découvertes sur les plantes médicinales et sur les traitements destinés aux femmes et aux enfants.

Le Manuel illustré des points d'acupuncture et de la moxibustion sur une statue de bronze (Tongren Zhuxue Zhenjiu Tujing), de la dynastie des Song, écrit au XIe siècle de notre ère, était accompagné de deux moules en bronze de forme humaine, et grandeur nature, montrant l'emplacement de tous les points d'acupuncture. Les trous correspondant aux points d'acupuncture étaient scellés à la cire. On remplissait ensuite les statues d'eau, et, lorsque l'on appliquait les aiguilles au bon endroit, l'eau jaillissait : un outil pédagogique plutôt impressionnant !

Au XVIe siècle, Li Zhi Zhen, médecin de la dynastie des Ming, est l'auteur d'un catalogue médical recensant les propriétés et usages de nombreuses plantes encore utilisées de nos jours. Son ouvrage sur le diagnostic par la prise du pouls demeure une référence pour les étudiants et les professionnels d'aujourd'hui. La prise du pouls est, en effet, une méthode de diagnostic de grande importance en médecine chinoise. Elle s'est imposée au fil du temps comme un art médical subtil et d'une grande précision (*voir page 151*). Au cours des derniers siècles, et plus particulièrement au cours des cent cinquante dernières années, la Chine a été marquée par de grands bouleversements sociaux et politiques qui n'ont pas été sans répercussions sur la médecine chinoise. Au début du XXe siècle, on commence à lui préférer la médecine occidentale traditionnelle, considérée comme « civilisée et élégante », et jusqu'à la révolution communiste de 1949, la médecine chinoise fut menacée de dommages irréparables.

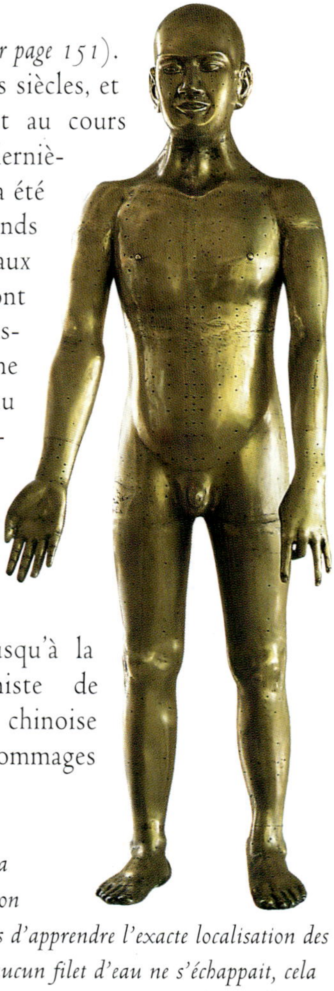

Cet outil pédagogique de la dynastie Song unique en son genre permettait aux élèves d'apprendre l'exacte localisation des points d'acupuncture. Si aucun filet d'eau ne s'échappait, cela signifiait que l'aiguille n'avait pas été piquée au bon endroit.

Les aspects fondamentaux de la médecine chinoise sont pratiqués depuis plus de quatre mille ans mais les types de traitement et les méthodes de guérison ont évolué à la lumière de l'expérience et des différentes influences culturelles. La médecine chinoise d'aujourd'hui est le fruit de cette riche combinaison entre théories et pratiques, idées et expériences. Elle continue de nos jours à progresser, en particulier grâce à l'incidence des interactions avec l'Occident.

SON DÉVELOPPEMENT EN CHINE

L'histoire de la médecine en Chine est longue et prestigieuse. Elle se singularise au cours des siècles par la pluralité des influences et des écoles qui ont chacune mis l'accent sur un aspect différent du traitement. Dans la seconde moitié du XIIe siècle par exemple, le système digestif était au centre des préoccupations et l'école du « renforcement gastro-biliaire » était la plus importante. Au XVIe siècle se développa l'école du « renforcement du yang » et, aux XVIIe et XVIIIe, celle « des maladies chaudes » prédomina. Si ces écoles reflètent bien évidemment des mutations culturelles en Chine, elles témoignent aussi d'une modification des pathologies : celles d'une génération ne sont pas nécessairement celles de la suivante. Les pathologies changent avec les modes et les conditions de vie, les états psychologiques.

Les différentes écoles, avec leurs tendances particulières, ont donné naissance à une tradition riche et variée encore vivante de nos jours. Les praticiens experts en pratiques chamanistes et spirituelles, puisant dans les origines même de la médecine, exercent aux côtés de médecins plus « conventionnels ». Vous trouvez aussi des médecins d'origine occidentale fortement influencés dans leur approche par leur culture natale. Il n'existe donc pas une approche universellement valable de la pratique de la médecine chinoise, même si les principes théoriques demeurent les mêmes.

LA MÉDECINE CHINOISE AUJOURD'HUI

En République populaire de Chine, la pratique de la médecine traditionnelle connaît un nouvel engouement depuis la révolution communiste de 1949. En effet, pendant la première moitié du XXe siècle, la médecine occidentale devint dominante, et ce au détriment de la médecine chinoise, considérée comme primitive et simpliste. Peu encouragée par le gouvernement, celle-ci menaçait de tomber en désuétude. Avec l'arrivée au pouvoir des communistes, les perspectives changent puisque la médecine chinoise apparaît alors comme un moyen pratique, simple et bon marché de guérir toutes les couches de la population. Depuis, le gouvernement chinois n'a eu de cesse de l'encourager, et elle est aujourd'hui florissante. Cette tendance a affecté également les pays voisins puisque l'on a assisté, en Corée et au Japon, au retour des médecines « traditionnelles ».

Ces mouvements pourraient servir de leçon à l'Occident, écrasée, par le financement de médecines, onéreuses et techniques. Au contraire, les méthodes chinoises sont très peu chères et efficaces, et permettent souvent d'éviter le recours à des interventions plus coûteuses.

Cependant, ce renouveau de la médecine chinoise en Chine a un aspect négatif. Le gouvernement communiste a adapté la conception de la médecine à ses propres convictions idéologiques, en insistant sur son aspect matériel et en reniant toutes ses influences spirituelles. C'est toujours le cas aujourd'hui, où des périodes de relative liberté succèdent à des contrôles sévères. Les années de répression politique et religieuse vécues par la population rendent très difficiles la pratique et l'étude de conceptions spirituelles plus profondes. C'est ainsi que de nombreux maîtres spirituels ont quitté la Chine après la révolution pour s'installer à Taïwan, en Corée, ou bien plus loin. On peut d'ailleurs dire qu'il est plus facile de trouver les formes plus profondes de la médecine chinoise dans ces pays que dans son pays d'origine. On peut comparer cette situation à celle du bouddhisme tibétain, brutalement réprimé par les envahisseurs chinois en 1959. Florissant en Inde et en Occident, il est loin d'être pratiqué en toute liberté au Tibet.

Tous ces facteurs ont joué sur la forme de médecine chinoise qui nous est parvenue en Occident. Ce que l'on appelle « médecine traditionnelle chinoise » est le résultat de cet effort délibéré de couper tous liens avec la spiritualité qui en est le fondement même. Cette manœuvre a en partie échoué car nombre de praticiens et d'étudiants, pour contourner la difficulté, sont allés faire des stages à Taïwan, en Corée, au Japon ou au Vietnam (quoique depuis 1975, ce pays connaisse une situation assez similaire à celle de la Chine). La puissance de la médecine chinoise est telle que non seulement elle soulage les maux courants, comme les maux de tête, de dos, les diarrhées et la toux, mais répond également aux troubles d'ordre psychologique, aux sentiments de désespoir, de désintérêt et d'aliénation, désormais si répandus en Occident.

Son essor en Asie

La médecine chinoise s'est répandue hors de son berceau d'origine grâce au contact avec les nations voisines. On sait que les moines bouddhistes transmettaient les pratiques médicales dans les autres pays d'Orient. Cela a fortement influencé en retour la médecine chinoise et explique le lien intime qu'elle établit entre le domaine spirituel et le corps physique. La pratique médicale des moines, qui avaient fait vœu de compassion et de dévouement envers tous les êtres doués de sensations, reflétait cet état d'esprit.

Dans chacun des pays concernés par cette extension existait déjà une forme indigène de médecine, qui a évolué et s'est enrichie au contact de la médecine chinoise. La pratique médicale qui en résulte est propre à chaque pays tout en étant basée sur les principes fondamentaux de la médecine chinoise.

LE JAPON

Le système médical traditionnel au Japon était basé sur la purification par le bain, sur les pratiques spirituelles visant à éloigner les mauvais esprits et sur les plantes médicinales. Certaines de ces caractéristiques ont survécu, en particulier les bains dans les sources chaudes (méthode d'ailleurs universelle) ainsi que les méthodes de guérison bouddhistes et shintoïstes.

Exposé aux influences de la médecine coréenne à partir du Ve siècle de notre ère, le Japon n'a commencé à subir celles de la médecine purement chinoise qu'à partir du VIIe siècle. Les moines bouddhistes qui partirent en Chine ramenèrent dans leurs bagages, en plus de leurs études bouddhistes, la médecine chinoise. Le premier texte sur le sujet fut rédigé en 808, il s'agit de la *Collection des Ordonnances de la Grande Unité*, ou *Daidō ruijūhō*. L'ouvrage de Tambo no Yasuyori, *Les Méthodes médicales majeures (Ishinpō)*, rédigé en 984, est considéré comme l'héritier légitime de la médecine traditionnelle chinoise. Il y mêle concepts bouddhistes et pratiques taoïstes.

LA CORÉE

Étant donnée la grande proximité de la Corée avec la Chine, la culture et la médecine de la première ont été fortement influencées par la seconde. La médecine chinoise commence à envahir la Corée à partir du Ier siècle de notre ère pendant la dynastie Koguryō. Mais les Coréens adaptèrent ces connaissances à leurs propres expériences et à leur environnement, et

La Chine et les principaux pays orientaux (frontières actuelles) dans lesquels se sont répandus les principes et les méthodes de la médecine chinoise. Les pays mentionnés dans le texte sont en gras sur cette carte.

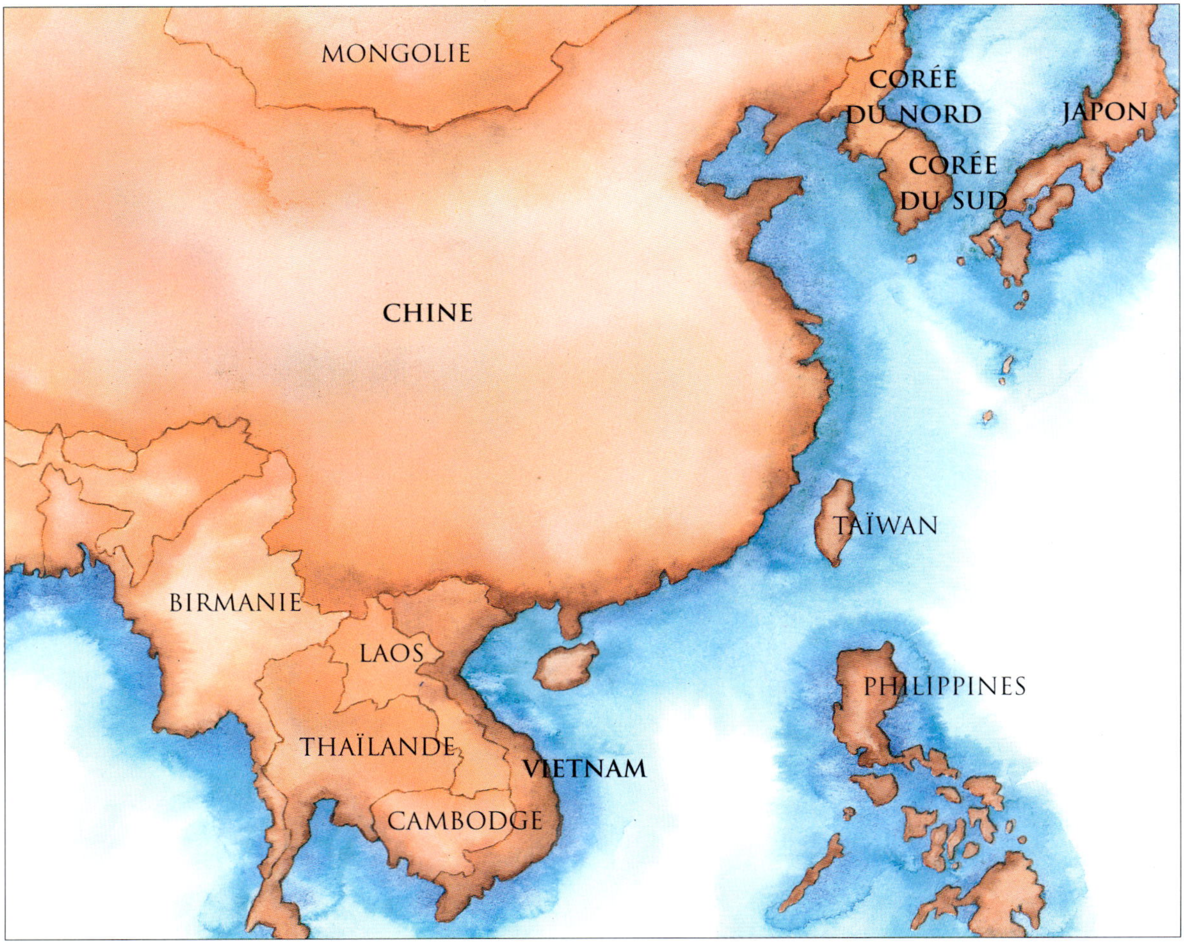

les combinèrent aux pratiques indigènes. La Corée fut également influencée par la médecine indienne du IVe au VIIe siècles, par l'intermédiaire des moines bouddhistes.

De nombreux textes furent publiés en Corée au cours des siècles, dont le fameux *Miroir Précieux de la Médecine orientale (Tongŭi pogam)*, en 25 volumes de 1631. Ce texte, qui s'inspire du *Canon interne de l'Empereur Jaune* et des pratiques locales, est encore étudié de nos jours.

Après l'introduction de la médecine occidentale dans le pays, la médecine traditionnelle fut menacée d'extinction. En particulier sous la férule de la domination étrangère, notamment japonaise, elle fut bien près de disparaître dans les années 40. Depuis, la médecine traditionnelle coréenne a connu un renouveau qui n'est pas sans rappeler celui de sa voisine chinoise.

LE VIETNAM

Il existe au Vietnam deux branches distinctes. La plus ancienne, « la médecine du Sud » *(Thuoc Nam)*, née il y a quatre mille cinq cents ans, est une méthode indigène fondée sur les traitements par acupuncture, par les plantes et les régimes. « La médecine du Nord » *(Thuoc Bac)*, en revanche, est d'origine chinoise. Plus récente, elle se développa à partir de 179 apr. J.-C., date de l'invasion du Vietnam par la Chine. En retour, la Chine a subi l'influence de la médecine vietnamienne, notamment avec l'importation de plantes médicinales de ce pays.

Au cours des siècles qui suivirent, chaque branche a évolué à sa manière, non sans s'influencer. Ce que l'on connaît sous l'appellation « médecine traditionnelle vietnamienne » est en réalité une combinaison des deux. La pratique de la médecine a été également adaptée aux conditions climatiques de ce pays chaud et humide qui connaît les moussons. Tout comme en Chine, la médecine reste liée aux pratiques spirituelles, en particulier bouddhistes.

Hai Thuong Lan Ong Le hun Trac, médecin du VIIIe siècle, a rédigé un certain nombre d'ouvrages, et son *Traité sur le savoir médical (Hai Thuong y tong tam linh)*, chef-d'œuvre du genre, est encore aujourd'hui souvent utilisé par étudiants et praticiens.

LORSQUE L'ORIENT RENCONTRE L'OCCIDENT

Au fil des siècles, de nombreux contacts se sont établis entre la culture orientale et l'Occident, comme le reflètent l'art occidental, la poterie, les sciences et, aujourd'hui, la médecine. Même si la médecine traditionnelle occidentale n'a pas subi cette influence, nombre d'Occidentaux ont été formés en Chine et dans d'autres pays d'Orient, pour soigner les patients à l'aide des méthodes orientales.

Les premiers contacts avec la culture chinoise s'établirent par l'intermédiaire des Jésuites et des employés de la Compagnie hollandaise des Indes orientales. Le médecin hollandais Willem ten Rhijne publie en 1683 un texte sur l'acupuncture et la moxibustion (la combustion d'une herbe séchée aromatique, l'armoise, réchauffe certains points, augmentant ainsi l'énergie, entraînant la relaxation et le soulagement de la douleur), et des missionnaires jésuites au Japon écrivent, à peu près à la même époque, des textes traitant de la théorie médicale chinoise.

Au cours des siècles, des communautés chinoises se sont installées dans de nombreux pays et ont continué à pratiquer cette forme de médecine. Mais vivant repliées sur elles-mêmes, elles établirent très peu de contacts avec la culture et la pensée occidentales dominantes. Ce n'est qu'après les années 60 que la médecine chinoise a commencé à jouer un rôle déterminant en Occident. La Chine, pendant la Révolution culturelle, était très fermée au contact et aux influences occidentales. En 1972, le président Nixon, lors d'une visite en Chine, remarqua l'utilisation de l'acupuncture en anesthésie. Cette révélation causa un grand émoi, et, grâce à l'intensification des échanges, la conscience occidentale finit par se familiariser avec la médecine chinoise.

Des stages de formation sont maintenant organisés en République populaire de Chine et de nombreux praticiens occidentaux de médecine chinoise y sont formés ainsi que dans d'autres pays d'Orient. Il est vrai aussi que beaucoup de médecins chinois et des pays voisins de la Chine sont partis s'installer en Occident.

Au cours des dernières années, on a ouvert des écoles un peu partout en Occident, et on trouve des praticiens de médecine chinoise dans la plupart des villes. Des milliers d'acupuncteurs pratiquent en Occident, et d'autres méthodes traditionnelles, comme le *Qi Gong*, le massage et le régime alimentaire, bien que moins courantes, gagnent en popularité au fil des ans. Il est donc désormais possible et facile de se faire soigner par la médecine chinoise.

L'HÉRITAGE D'UNE TRADITION

Les idées et les pratiques de la médecine chinoise se sont transmises traditionnellement, de génération en génération, de maître à élève. Chaque élève étudie et pratique avec un maître avant de comprendre par lui-même la vérité de ces enseignements. Suite à cette période d'apprentissage, l'élève devient un maître, qui à son tour transmet ses enseignements à la génération suivante.

Cette idée de transmission d'un héritage est un concept fondamental de la pensée orientale. Dans le bouddhisme, on peut remonter le fil des enseignements et des pratiques spirituelles par une longue lignée de maîtres jusqu'au Bouddha lui-même. C'est la même chose dans le taoïsme, et jusqu'à un certain point en médecine chinoise, puisque les enseignements remontent aussi à leur source d'origine. C'est grâce à cette tradition de maître à élève, qui perdure dans un cycle presque infini, qu'enseignement et pratiques restent liés et gardent leur pureté tout en étant actuels et dynamiques.

Ces méthodes sont pourtant moins courantes depuis la révolution communiste et l'influence croissante des méthodes occidentales d'enseignement. Le défi que doivent relever les praticiens occidentaux consiste à relier les enseignements anciens à leur fondement spirituel et à comprendre par eux-mêmes la vérité.

Si nous voulons continuer à pouvoir bénéficier de la médecine chinoise vieille de quatre mille ans, il est de notre devoir d'en apprendre les théories et les pratiques dans leur globalité et de les transmettre, pour que la médecine chinoise non seulement trouve des racines en Occident, mais puisse également continuer à évoluer au fur et à mesure des générations.

CHAPITRE II

QI
L'ÉNERGIE CORPORELLE

氣

- *Principes fondamentaux de la médecine chinoise*
- *Le yin et le yang*
- *Le Qi ou la force vitale*
- *Causes de maladies*
- *Méridiens et points d'énergie sur le corps*
- *Les cinq éléments et les organes majeurs de la médecine chinoise*

L'élément essentiel de la médecine chinoise est la circulation du Qi, ou énergie à travers le corps. Le Qi circule dans des méridiens et traverse les organes internes. Avec le Sang, il nourrit le corps et garantit son fonctionnement normal. Nous sommes en bonne santé lorsque le Qi, et le Sang, les deux principes vitaux, sont en équilibre dans notre corps et qu'ils y circulent harmonieusement. Le Qi et le Sang sont respectivement yang et yin, et, pour comprendre comment ils affectent notre santé, il nous faut d'abord replacer le yin et le yang dans le contexte médical chinois.

Le yin et le yang

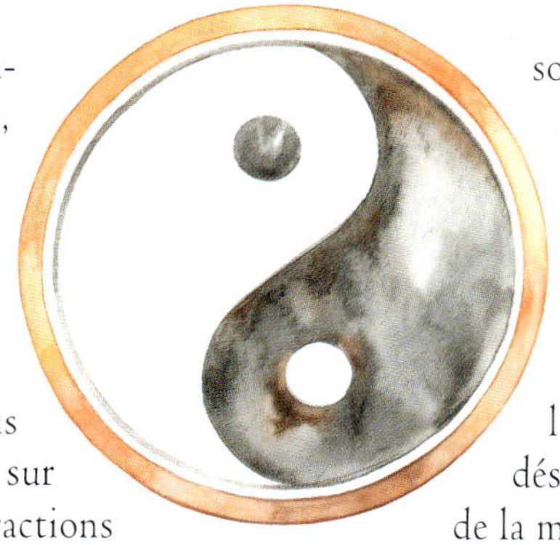

On entend aujourd'hui couramment parler de yin et de yang, deux principes qui sous-tendent tous les aspects de la philosophie et de la médecine chinoises. Ils symbolisent une vision du monde différente de la philosophie occidentale, qui pourtant nous apprend beaucoup sur nous-mêmes, sur notre environnement et sur nos interactions avec celui-ci. Le yin et le yang sont les deux principes fondamentaux au cœur de toute forme existante ; ils symbolisent la dualité évidente de la réalité quotidienne. Les Chinois se sont fondés sur ces idées pour développer un système médical qui puisse soigner efficacement toute une gamme de dysfonctionnements. C'est là la clé de son efficacité : il s'agit d'un système complet qui considère l'être humain et l'univers dans sa plénitude, et donc présente de nombreux modes d'application.

C'est lorsque l'on insiste sur un aspect yin ou yang au détriment d'un autre qu'apparaît le déséquilibre. En Occident, on accorde souvent un privilège aux qualités yang, telles que l'assurance, le fait d'être actif et le succès, mais si on n'équilibre pas avec des qualités yin de réceptivité et de bâtisseur, on risque de tomber dans l'agressivité et le matérialisme et d'avoir tendance à perdre facilement le contrôle de soi. Selon un proverbe chinois, le yang sans le yin est comme un cheval sans rênes, et le yin sans le yang est froid et malheureux. Le yin et le yang sont inséparables et interdépendants, ils sont donc égaux. Autrement dit, l'exagération de l'un ou de l'autre crée fondamentalement un déséquilibre, source des symptômes et de la maladie.

Le symbole bien connu reproduit ci-dessus indique l'indivisibilité et en même temps l'interdépendance des deux. Il n'existe pas de situation absolue yin et yang, car toutes les parties de l'univers sont reliées les unes aux autres, et chaque objet qui le constitue ne cesse de changer et d'évoluer entre ces deux pôles opposés.

Caractéristiques yin et yang

Yin : *matériel, matière, structure, descente, sous, froid, féminin, passif, contraction, intérieur, terre, eau.*

Yang : *immatériel, énergie, fonction, ascension, sur, chaud, masculin, actif, expansion, extérieur, ciel, feu.*

DUALITÉ ET UNITÉ

L'Un, l'unité, est le niveau spirituel qui transcende notre existence terrestre quotidienne. Il est l'état primordial que nous tentons sans relâche d'atteindre. Nombreuses sont les voies spirituelles existantes qui nous aident à y accéder ; en Chine, les voies les plus influentes sont celles du taoïsme et du bouddhisme. Toutes deux remontent à des personnages historiques qui vivaient vers 500 av. J.-C., et les idées qu'ils prônaient sont encore bien plus anciennes. La méditation y joue un rôle important et vous trouverez au chapitre III une série d'exercices simples.

Toutes les grandes religions et tous les maîtres spirituels nous enseignent qu'il est de notre devoir d'accomplir notre nature intérieure, notre « un ». En termes de philosophie chinoise, il s'agit de transcender la dualité du yin et du yang, du ciel et de la terre, alors que notre lien avec la terre nous retient et nous rappelle notre mortalité et notre humanité. Dans la culture chinoise, s'il a toujours existé un lien étroit entre les pratiques spirituelles et médicales c'est en raison de l'acceptation du lien qui unit toutes les choses, comme l'illustrent les concepts yin et yang.

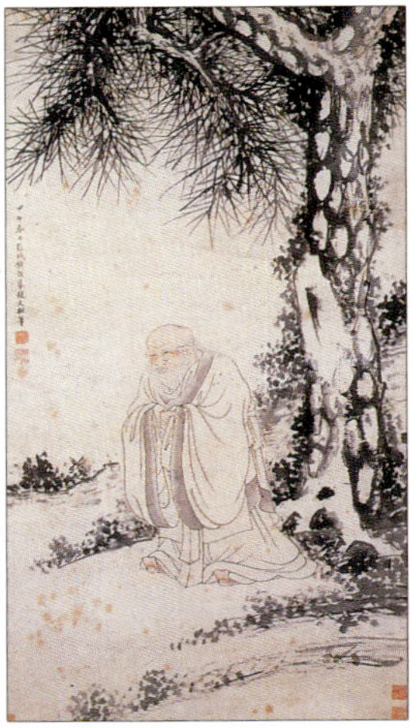

Lao Tseu, le légendaire fondateur du taoïsme.

QU'EST-CE QUE LE QI ?

Le principe actif issu du dynamisme yin/yang est le *Qi*. On le traduit approximativement par « énergie », bien qu'il ne corresponde véritablement à aucune conception conventionnelle occidentale. Le *Qi* prend diverses formes en fonction des endroits qu'il occupe selon les moments. Ce que nous percevons normalement comme des structures solides physiques ne sont en réalité que la concrétisation d'énergie. D'après les enseignements chinois, lorsque le *Qi* s'assemble, le corps physique prend forme ; lorsqu'il se disperse, le corps meurt. Le *Qi* est la force vitale dont dépend le corps physique. En médecine chinoise, la santé de l'individu dépend donc de trois facteurs :

- La circulation du *Qi* et du Sang ;
- La qualité du *Qi* et du Sang ;
- Le fonctionnement des organes ;

Les organes du corps doivent donc compris par rapport au *Qi* qui représente la force vitale. C'est en reconnaissance de ce rôle que, par convention, dans les textes occidentaux de médecine chinoise, on écrit en capitales la première lettre du nom de l'organe ou des termes se référant à des processus ou entités : par exemple, le Sang, la Chaleur, et le Yin et le Yang s'ils se réfèrent à un organe particulier. Cette convention nous permet de distinguer entre la vision globale, fondée sur l'énergie, de la médecine chinoise de la description en médecine traditionnelle occidentale des organes physiques ; car l'organe ne se contente pas d'être une structure physique, il est assimilé à une sphère d'action. Par exemple, les « Reins » de la médecine chinoise ne désignent pas simplement les deux organes physiques placés dans la partie inférieure de l'abdomen, mais une zone générale de fonctionnement, comprenant la base inférieure du dos, le bassin, le système reproducteur, les genoux et les os. Les Reins assurent la circulation de l'énergie vers tous les autres organes.

LE RÔLE DU QI

Le *Qi* circule avec le Sang par les méridiens situés à la surface du corps ou qui plongent profondément en lui pour alimenter les organes internes et donner vie au corps entier. On compte douze méridiens, chacun correspondant à un organe particulier. Des points ponctuent ces méridiens, permettant au praticien d'accéder au *Qi* et de pouvoir soigner un dysfonctionnement de l'organe concerné *(vous trouverez page 124 davantage de renseignements sur les méridiens et les points)*.

En plus du *Qi*, le Sang et les fluides corporels jouent un rôle important pour notre santé. Le tableau ci-dessous résume les diverses fonctions, troubles et symptômes pour chacune de ces trois catégories.

Qi, Sang et fluides : fonctions et troubles du fonctionnement

Substance	Fonctions	Trouble	Symptômes
Qi	Réchauffe le corps ; fournit l'énergie nécessaire au fonctionnement métabolique ; protège contre l'invasion de facteurs climatiques (et des bactéries et virus) ; maintient les fluides en place. Le Poumon, la Rate et le Rein sont les gardiens majeurs d'un Qi fort et sain. Le Foie assure la circulation du Qi.	Fatigue due à la maladie, à une mauvaise alimentation, une constitution fragile, à trop de travail et/ou à l'âge.	Fatigue, frissons et symptômes spécifiques à l'organe touché.
		Blocage de la circulation du Qi en raison de troubles émotionnels, de facteurs climatiques, alimentaires et de blessures.	Douleur locale et enflure, avec quelquefois des symptômes de troubles émotionnels.
		Qi « rebelle » (ne circule pas normalement).	Estomac : nausées, vomissements ; Poumon : respiration sifflante, toux ; Rate : prolapsus.
Sang	Rafraîchit le corps ; fluide, réceptif, nourrissant, en particulier pour les muscles et les articulations. La Sang est plus matériel que le Qi. Le Cœur, le Foie et la Rate sont les organes les plus importants pour que le Sang reste sain et fort.	Fatigue due à une grosse perte de Sang ou à une production insuffisante de Sang, souvent liée à une mauvaise alimentation ou digestion.	Étourdissements, palpitations, pâleur, insomnies, anxiété, troubles visuels, peau et cheveux secs.
		Blocage de la circulation dû à un blocage du Qi devenu incapable de transporter le Sang en quantité suffisante ; résultat des effets du Froid ou de la Chaleur, ou encore d'une blessure.	Teint foncé et brouillé, lèvres et langue violacées, douleur localisée lancinante, saignements violacés, noirs ou coagulés.
		La Chaleur.	Saignements très rouges et rougeurs. Dans les cas graves, on note des troubles mentaux, agitation, délire et coma.
Fluides	Humidifient, lubrifient et nourrissent le corps. Ils comptent la transpiration, la salive et les sucs digestifs ; on trouve aussi des fluides au niveau des articulations, du cerveau et de la moelle épinière.	Pertes résultant de fièvre élevée ou prolongée, de transpiration abondante, d'une miction, diarrhées et vomissements fréquents.	Bouche sèche et sensation de soif.
		Accumulation.	Jambes, doigts ou paupières gonflés, toux avec expectorations blanchâtres et mousseuses.

SANTÉ ET MALADIE

La médecine chinoise a une vision positive de la santé. Le bon équilibre et la circulation harmonieuse du *Qi* et du Sang à travers le corps, les méridiens et les organes internes engendrent le bien-être mental, émotionnel et physique, et la vitalité. Le moindre déséquilibre est considéré comme maladie, et de nombreux facteurs peuvent en être à l'origine.

Il est important de noter que l'harmonie parfaite reste du domaine de l'idéal. En effet, notre mode de vie, nos caractéristiques héréditaires, la manière dont nous réagissons à notre environnement, tout cela nous impose bien évidemment des restrictions. Autrement dit, au lieu d'essayer de considérer l'équilibre comme un absolu à atteindre en essayant de vivre une vie « parfaite », il est préférable de voir la vie comme un processus dans lequel nous prenons en compte les concepts de *Qi* et de Sang pour harmoniser notre mode de vie et nos aspirations.

DÉSÉQUILIBRE DU QI ET DU SANG

Dans les textes chinois, on peut lire que si le *Qi* et le Sang ne sont plus en harmonie « une centaine de maladies peuvent surgir ». Des déséquilibres peuvent entraîner des symptômes et un état de malaise dans le corps et l'esprit.

Les déséquilibres qui affectent nos organes sont très divers et reposent sur des combinaisons de symptômes très variés. Tout l'art de la médecine chinoise réside en la détermination de la nature exacte du déséquilibre et du meilleur traitement à adopter selon chaque individu. Les praticiens évaluent de trois manières l'équilibre énergétique : après des questionnements sur les symptômes ; en prenant le pouls ; et par l'observation de la langue. L'observation du visage et du teint ou même quelquefois une auscultation complète peuvent être nécessaires pour obtenir des renseignements supplémentaires. On établit alors un diagnostic et on commence le traitement *(voir le chapitre VIII)*.

Les causes de déséquilibres

Un certain nombre de facteurs, à la fois d'origine génétique et dûs à l'environnement, affecte l'équilibre du *Qi* et du Sang.

La constitution

Notre constitution (la force du *Qi* et du Sang à notre naissance) dépendrait des facteurs suivants :

- L'état de santé de nos parents ;
- Leur état de santé au moment de la conception ;
- Leur âge au moment de la conception.

Nous aurons tendance à être plus forts et en meilleure santé si nos parents l'étaient, ne souffrant d'aucun mal ou maladie au moment de la conception, et s'ils étaient relativement jeunes. La vingtaine est considérée comme étant le meilleur âge pour procréer (même s'il n'est pas non plus toujours l'idéal). La santé du bébé sera également affectée si pendant la conception les parents étaient en état d'ivresse ou extrêmement fatigués. La santé de la mère peut être également affectée pendant la grossesse par la prise de drogues (médicaments ou drogues douces) ou par des chocs émotionnels.

Les influences climatiques

Les facteurs climatiques qui pénètrent notre corps sont le vent, le froid, la chaleur, l'humidité et la sécheresse. Un sixième, la chaleur estivale (chaleur intense) peut aussi influer sur notre corps pendant l'été. Un ou plusieurs facteurs (par exemple, Chaleur-Vent) peuvent pénétrer le corps si nous sommes déjà affaiblis ou peu « dans notre assiette ». L'endroit où nous vivons, l'époque de l'année détermineront la prédominance de tel ou tel facteur climatique. Par exemple, en Irlande, ce seront le froid et l'humidité ; en Arizona, la chaleur et la sécheresse. Chaque facteur climatique principal est associé à un élément, à l'organe qui y correspond et à une saison *(voir pages 30-41)*.

Les déséquilibres chez les enfants

Après la naissance, c'est l'environnement qui joue un rôle déterminant sur la santé. Les nouveau-nés sont très sensibles au régime alimentaire : les produits au lait de vache, un sevrage prématuré, les médicaments et les vaccins sont autant de facteurs pouvant entraîner des problèmes de santé. Le chapitre III traite de l'alimentation, vous y trouverez des conseils sur une alimentation saine pour les enfants (*voir page 54*).

Les enfants sont aussi très sensibles aux peines ou contrariétés d'ordre émotionnel, en particulier au sein de la famille. Dans la société actuelle, on tend à sensibiliser très tôt les enfants à la vie sexuelle en leur montrant des images pour lesquelles ils ne sont pas encore faits. Des enfants qui subiraient prématurément ces influences pourraient connaître des déséquilibres du *Qi* et du Sang.

Les muscles et les os des enfants en plein développement sont jeunes et immatures, et nourris par le Sang. Des activités physiques excessives, en particulier chez de très jeunes filles au moment de la puberté, peuvent avoir des conséquences sur le Sang, entraînant des dérèglements menstruels, tels que douleurs ou irrégularité. Une vie sexuelle trop jeune peut également troubler l'équilibre du *Qi* et du Sang. On n'atteint la maturité que vers l'âge de dix-huit ans. Ces observations touchant la maturité requise pour l'activité sexuelle ne sont en aucun cas des jugements d'ordre moral, mais le résultat de siècles d'études précises des médecins chinois qui détiennent une connaissance approfondie des énergies internes du corps (*se reporter à l'encadré du bas de page pour des conseils d'éducation des enfants*).

RECOMMANDATIONS POUR AVOIR UN ENFANT EN BONNE SANTÉ

- *Ne pas l'exposer à un chaud ou à un froid extrêmes.*
- *Ne pas le porter sans arrêt — moins il est en contact avec la terre ferme et plus il aura tendance à être timide et craintif.*
- *Ne pas trop le couvrir pendant qu'il joue.*
- *Lui garder toujours le dos et le ventre au chaud pour protéger l'énergie de l'Abdomen et du Rein, et les mains et les pieds au chaud pour protéger celle du Cœur et du Poumon.*
- *En cas de sensations de chaleur au niveau de la nuque, le découvrir car il risque des fièvres le lendemain.*
- *Masser son enfant régulièrement. Le massage quotidien* (pages 100-101) *est bénéfique à sa santé.*
- *Contrôler son alimentation : vous trouverez page 54 des conseils diététiques pour les nouveau-nés et les enfants.*
- *Ne pas le laver d'une manière excessive.*
- *Ne pas l'exposer aux disputes ou au stress des adultes.*

Les déséquilibres chez les adultes

Chez les adultes, si l'alimentation, la constitution et les influences climatiques restent importantes, les émotions jouent un rôle déterminant dans la santé et dans le bien-être. La colère, une joie excessive, les soucis, une concentration ou une étude intense, la tristesse, la peur ou un choc, peuvent affecter la circulation du *Qi* dans le corps. Chaque émotion est liée à un organe déterminé (*voir pages 31-41*) et un trop-plein émotionnel peut perturber l'organe ou alors au contraire résulter d'un déséquilibre au niveau de cet organe. Par exemple, la peine est l'émotion du Poumon : une perte ou une séparation peuvent entraîner des symptômes dans le Poumon — on diagnostique couramment pneumonie ou bronchite chez des sujets venant de perdre leur compagnon. Inversement, un déséquilibre de l'énergie du Poumon peut entraîner un sentiment de tristesse.

Au quotidien, le travail et le repos sont autant de rappels de l'importance des facteurs énergétiques. Surmenage et fatigue épuisent l'énergie corporelle : à court terme, on peut facilement y remédier en se reposant, mais à long terme cela peut conduire à des déséquilibres des organes internes, trop sollicités pour fournir *Qi* et Sang. C'est notre constitution qui gouverne notre santé vers la fin de notre vie : si elle est bonne, nous aurons moins tendance à souffrir de maladies et de symptôme ; si elle est mauvaise, nous pourrions commencer à avoir des problèmes assez jeunes.

NIVEAUX D'ÉNERGIE

Le *Qi* circule à la fois à fleur de peau et dans le corps par des canaux appelés « méridiens ». Chacun est parsemé de « points » qui permettent d'accéder au *Qi*, pour pouvoir en réguler, au niveau des organes ou des méridiens, la circulation. Les symptômes des troubles énergétiques peuvent être une sensation de souffrance, de raideur ou de gonflement. Au plus profond du corps, le *Qi* circule entre et dans les organes. Des déséquilibres à ce niveau entraînent certaines manifestations, diarrhées ou toux ; en fait, les symptômes varient en fonction de l'organe affecté.

LES MÉRIDIENS

Le *Qi*, le Sang et les fluides circulent dans le corps par des méridiens. On peut sentir le *Qi* circuler pendant la méditation, le *Qi Gong*, ou le traitement par acupuncture et le massage. On sent le *Qi* passer dans un méridien particulier ou entre diverses parties du corps. Il existe douze méridiens principaux assurant une circulation constante du *Qi* et du Sang aux organes *(voir page 30 la liste des cinq organes principaux)* et à la surface du corps. À chaque organe en correspond un autre, et de même pour les méridiens *(voir l'encadré ci-dessous)*. Ainsi les points Poumon peuvent être utilisés pour soigner le Gros Intestin, et ainsi de suite. Ce principe s'applique aussi en phytothérapie *(se reporter au chapitre VI)* : par exemple, les plantes jouant un rôle sur l'Estomac peuvent être utilisées pour soigner des dysfonctionnements de la Rate *(les points sur les douze méridiens et les organes concernés figurent des pages 31 à 41)*.

Il existe également huit autres méridiens permettant l'évacuation d'un trop-plein de *Qi* ou de Sang. Ces méridiens « supplémentaires » jouent un rôle en *Qi Gong* et pendant les exercices de méditation d'un niveau avancé. Deux d'entre eux sont utilisés régulièrement, le Vaisseau Conception (VC) et le Vaisseau Gouverneur (VG). Les points sont répertoriés page 29.

Les méridiens nous informent sur les organes liés à des symptômes précis. Par exemple, des maux de tête sur le côté sont souvent en relation avec le méridien de la Vessie, car il alimente cette partie de la tête *(voir pages 26-28)*. Ainsi, les méridiens et les points peuvent être utilisés pour traiter des symptômes qui peuvent sembler totalement indépendants de l'organe à soigner. Plusieurs approches thérapeutiques existent pour traiter les méridiens directement, comme l'acupuncture, le massage par *An Mo* ou *Tui Na* et le *Qi Gong*.

LES DOUZE MÉRIDIENS PRINCIPAUX

- *Poumon (P) et Gros Intestin (GI)*
- *Rate (R) et Estomac (E)*
- *Cœur (C) et Intestin Grêle (IG)*
- *Péricarde (Pé) et Triple Réchauffeur ou San Jiao (SJ)*
- *Rein (R) et Vessie (V)*
- *Foie (F) et Vésicule Biliaire (VB)*

LES POINTS

Ils représentent diverses localisations de l'énergie dans les méridiens. Ils sont parfois assimilés aux différents points d'une rivière ou d'un fleuve. L'eau commence par filtrer à la surface pour former un torrent au flanc d'une colline. Puis le courant s'élargit et il a alors tendance à ralentir pour former des mares ou des lacs, avant de finir par se jeter dans la mer. Le flot d'énergie peut être à certain point lent et calme et à d'autres puissant et rapide. Chaque point ayant une fonction différente, leur traitement entraîne des effets particuliers, très dissemblables.

En chinois, on parle de *Xue Wei*, littéralement, « trou/grotte », ce qui décrit l'impression que l'on a en touchant ces zones. Ces creux sont parfois bien réels, et, à d'autres endroits, il s'agit de sensations différentes à la surface de la peau. En Chine, ces points portent traditionnellement des noms poétiques. Chaque point est doté d'une personnalité propre symbolisée par son nom : par exemple, l'Étang Yang, situé dans la nuque là où le Vent (qui est yang) s'accumule avant de pénétrer dans le corps, ou encore les Cent Réunions, au sommet de la tête, point de rencontre de nombreux méridiens. Les Occidentaux préfèrent souvent leur donner des numéros, pour les points situés sur les méridiens, par exemple, V20. Certains, en revanche, n'étant reliés à aucun méridien, conservent leur nom (autant que possible, nous utiliserons dans cet ouvrage les numéros).

Les points permettent d'accéder à l'énergie logée très profondément dans le corps. Par exemple, le point E36, sur la jambe, est relié à la fonction Estomac, et le massage ou l'application d'aiguilles en ce point augmentera l'énergie Estomac pour permettre d'harmoniser la digestion. En Chine, il est fréquent de masser ce point quotidiennement, car on associe une forte énergie Estomac à la longévité et à la santé.

Les points spécifiques

Certains points mentionnés dans ce livre apparaîtront également dans les chapitres traitant du *Qi Gong*, du massage et de l'art de se guérir de ses symptômes. Il est utile, à ce stade, de commencer à repérer certains points sur soi ou sur ses proches afin de commencer à mémoriser leur localisation et la sensation que l'on éprouve en les touchant. Les pages 26 à 28 permettent de localiser parfaitement chaque point mais il est important de les retrouver par soi-même afin de se rendre compte des sensations. Les points sont en général situés à proximité des zones osseuses, des plis cutanés et autres marques caractéristiques du corps. On peut aussi les détecter d'après l'énergie qui se dégage à la surface : on ressent une impression de chaleur ou de froid en un certain endroit ; on ressent une sensation légèrement différente ; ou une plus grande sensibilité cutanée si l'énergie est mal équilibrée en ce point. Plus vous aurez d'expérience, et plus vous serez capable de retrouver ces points par vous-même.

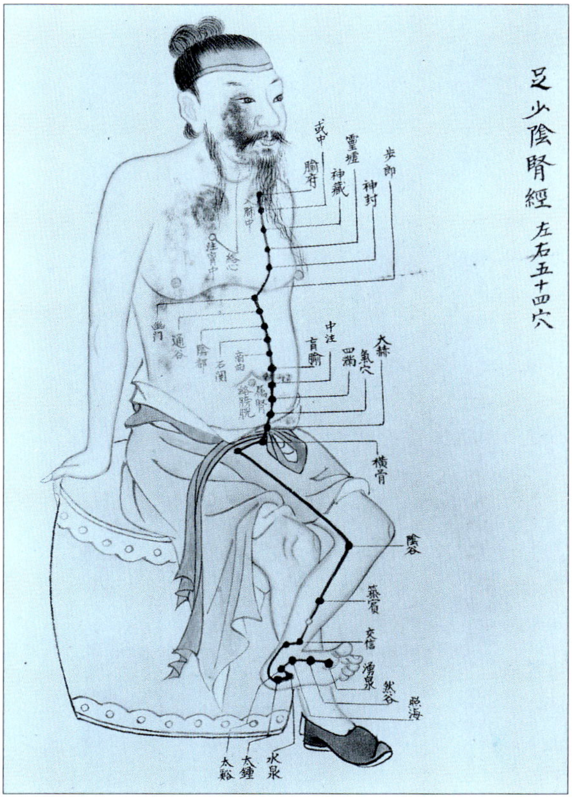

Illustration traditionnelle chinoise représentant le méridien du Rein et ses points, sur un homme assis.

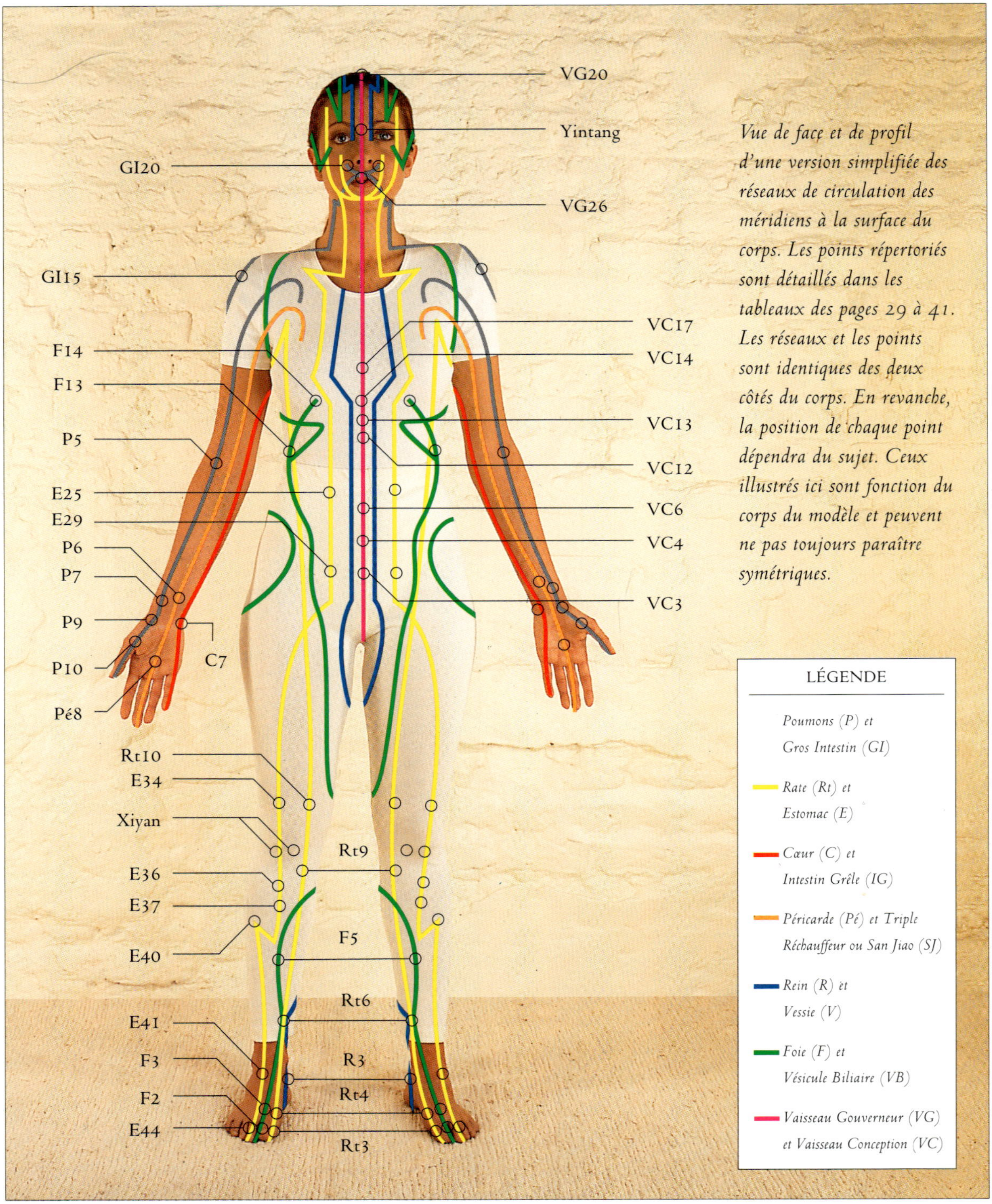

Vue de face et de profil d'une version simplifiée des réseaux de circulation des méridiens à la surface du corps. Les points répertoriés sont détaillés dans les tableaux des pages 29 à 41. Les réseaux et les points sont identiques des deux côtés du corps. En revanche, la position de chaque point dépendra du sujet. Ceux illustrés ici sont fonction du corps du modèle et peuvent ne pas toujours paraître symétriques.

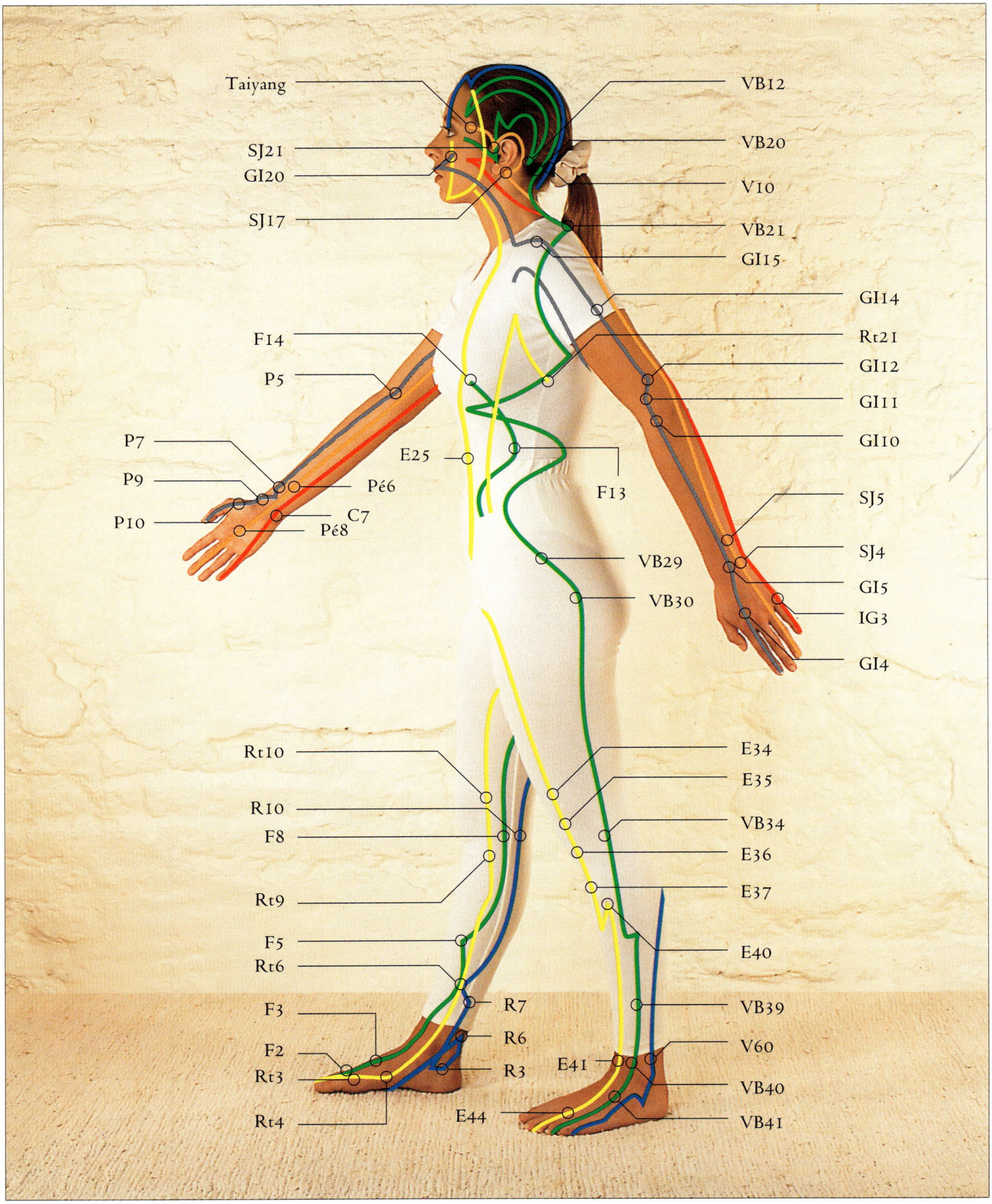
Taiyang
SJ21
GI20
SJ17
F14
P5
P7
P9
P10
Pé6
C7
Pé8
E25
F13
VB12
VB20
V10
VB21
GI15
GI14
Rt21
GI12
GI11
GI10
SJ5
SJ4
GI5
IG3
GI4
VB29
VB30
Rt10
R10
F8
Rt9
F5
Rt6
F3
F2
Rt3
Rt4
R7
R6
R3
E41
E44
E34
E35
VB34
E36
E37
E40
VB39
V60
VB40
VB41

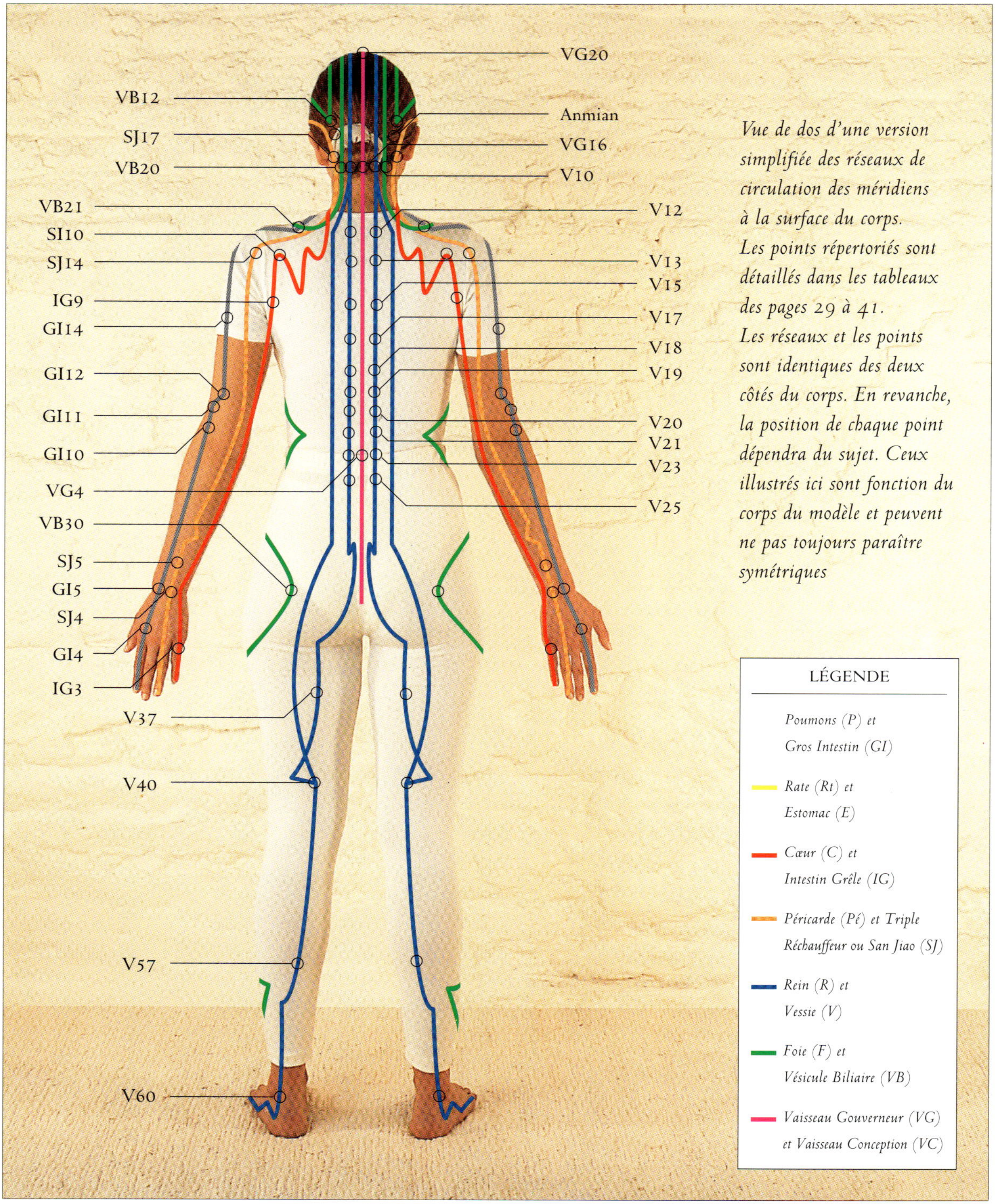

Vue de dos d'une version simplifiée des réseaux de circulation des méridiens à la surface du corps. Les points répertoriés sont détaillés dans les tableaux des pages 29 à 41. Les réseaux et les points sont identiques des deux côtés du corps. En revanche, la position de chaque point dépendra du sujet. Ceux illustrés ici sont fonction du corps du modèle et peuvent ne pas toujours paraître symétriques

Points sur les méridiens « supplémentaires »

Points	Fonctions	Pour soigner
TRONC ET POITRINE		
VC3, Pole Central *.	Fortifie les Reins, évacue Chaleur et Humidité de la partie inférieure de l'abdomen.	Cystite, écoulements vaginaux
VC4, Charnière à la Source *.	Fortifie les Reins.	Douleurs dans le bas du dos, impotence, urines fréquentes
VC6, Mer de Qi *.	Fortifie les Reins et le *Qi*.	Écoulements vaginaux, diarrhée
VC12, partie centrale. de l'Estomac	Fortifie et régule la Rate et l'Estomac, transforme Humidité et flegme.	Indigestions, nausées, vomissements, fatigue, diarrhée
VC13, Estomac supérieur.	Fortifie l'Estomac.	Indigestions, nausées, partie supérieure de l'abdomen gonflée.
VC14, Grand Palais.	Apaise l'Esprit et l'Estomac.	Anxiété, toux et vomissements
VC17, Autel Central.	Régule des Poumons, fortifie le Qi et détend la poitrine.	Toux, fatigue, hoquets et anxiété
DOS		
VG4, Porte de la Vie	Fortifie les Reins, régule l'Eau, réchauffe le Yang, fortifie le bas du dos, les genoux, et le Jing (Essence)	Menstruations irrégulières, douleurs dans le bas du dos, urines fréquentes, incontinence et impotence.
VG16, Palais du Vent	Évacue le Vent, le Vent-Froid et le Vent-Chaud	Rhume, maux de tête, lourdeur dans la tête, nez bouché.
TÊTE ET VISAGE		
Anmian *(hors méridien spécifique)*	Apaise l'Esprit	Insomnie.
Yintang : cavité originelle de l'Esprit *(hors méridien spécifique)*	Apaise l'Esprit, évacue le Vent-Chaud	Maux de tête, anxiété, insomnie.
Taiyang (Soleil) *(hors méridien spécifique)*	Évacue le Vent-Chaud, est bénéfique aux yeux	Maux de tête sur le côté, rhume.
VG20, Cent Réunions	Apaise l'Esprit, répand le Qi du Foie	Défaillances, fatigue, évanouissements, maux de tête.
VG26, Milieu de l'Homme	Calme les sens, l'Esprit, soulage le bas du dos	Douleurs dans le bas du dos, traumatismes.

* Ne pas solliciter pendant la grossesse

LES CINQ ÉLÉMENTS • LES CINQ ORGANES

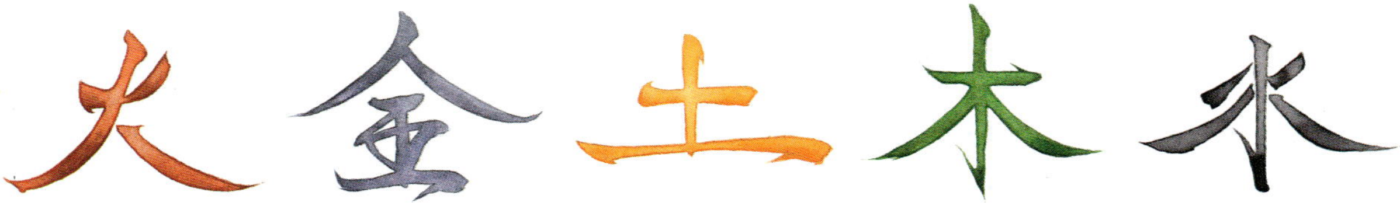

FEU	MÉTAL	TERRE	BOIS	EAU
Cœur	*Poumon*	*Rate*	*Foie*	*Rein*

La dualité du yin et du yang décrite plus haut dans ce chapitre ne suffit pas à expliquer la totalité de l'expérience humaine. Il existe des nuances yin et yang, de froid et de chaud, et de telles subtilités de sens nous permettent d'interpréter avec précision notre relation à la nature, c'est-à-dire, le fonctionnement de notre corps et de notre esprit, et nos changements au fil des saisons et du temps. Pourtant, le yin et le yang sont aussi les expressions relatives de notre nature absolue, de notre entité (voir ci-dessous).

La dualité du yin et du yang peut s'étendre à quatre éléments, en correspondance avec les quatre saisons. Chaque saison représente une énergie, et en médecine chinoise, on attribue aux saisons les éléments suivants : le Bois au printemps, le Feu à l'été, le Métal à l'automne et l'Eau à l'hiver. Cette représentation est commune à de nombreux systèmes médicaux traditionnels, et était très répandue dans la philosophie européenne du Moyen âge. En médecine chinoise, on ajoute une phase centrale pour faire cinq éléments : la Terre.

Suivant l'époque de l'année, le yin ou le yang sera plus ou moins dominant, ce que reflètent les saisons *(voir ci-dessous)*. L'époque de l'année la plus yang, est dite « yang dans yang » et correspond au plein été ; l'époque la plus yin, dite « yin dans yin », au plein hiver. Au fur et à mesure que le yin de l'hiver

UNITÉ

ESPRIT • DIEU • NATURE DU BOUDDHA

Ceci donne naissance à la dualité du yin et du yang, la réalité de l'expérience quotidienne

YIN — YANG

Les énergies actives du yin et du yang reflètent notre relation avec la nature - comment nous subissons l'influence du moment de la journée et de l'époque de l'année

Yang dans Yang	*Yin dans Yang*	*Yin dans Yin*	*Yang dans Yin*
ÉTÉ	AUTOMNE	Hiver	Printemps
Midi	*Crépuscule*	*Minuit*	*Aurore*

FEU
Yang/Yang
Été

BOIS
Yang/Yin
Printemps

TERRE

MÉTAL
Yin/Yang
Automne

EAU
Yin/Yin
Hiver

diminue, le yang amorce sa venue au printemps, c'est « le yang dans le yin ». Inversement, lorsque le yang de l'été s'affaiblit et se rétracte, l'automne apparaît : c'est « le yin dans le yang ».

Tout comme le yin et le yang peuvent s'étendre aux quatre éléments, ces derniers peuvent à leur tour s'étendre au *Ba Gua*. Le *Ba Gua* veut dire plusieurs choses, et son application en *Qi Gong* est expliquée au chapitre IV *(voir pages 68-69)*. Chaque correspondance permet d'affiner encore davantage l'application du yin et du yang (base originelle). L'étape supérieure consiste à les faire correspondre avec les soixante-quatre hexaèdres du *I Ching*, ou *Livre des Mutations*, outil de l'art de la divination et référence de la tradition astrologique mentionnée au début de ce livre page 8. Ceci démontre la profondeur de la médecine chinoise et les liens entre ses diverses formes.

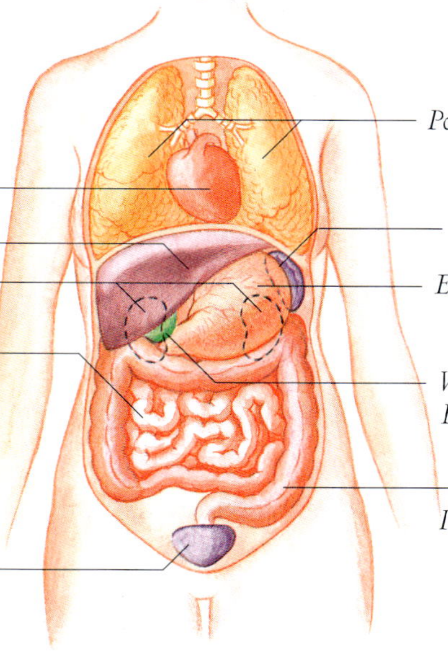

Cette illustration indique la localisation des organes qui correspondent par couples aux principaux méridiens du corps (voir aussi page 24). Les reins figurent en pointillés du fait de leur localisation derrière la cage thoracique, à l'arrière des autres organes.

À chacun des cinq éléments, correspond un organe ou une partie du corps ainsi que des facteurs du monde naturel. C'est ainsi que l'on peut arriver à comprendre l'énergie d'une personne et ses liens avec son environnement naturel. Les cinq organes principaux contrôlant l'activité et le fonctionnement du corps sont Le Cœur, Les Poumons, La Rate, Le Foie et Les Reins, et les organes avec lesquels ils sont couplés *(voir l'illustration en bas à gauche)*.

Nous traiterons en détail dans ce chapitre des cinq organes principaux et des éléments. Pour chaque organe, seront donnés les points utiles sur les méridiens principaux correspondants. Pour les localiser, voir l'illustration pages 26 à 28.

Il vous sera utile de revenir de temps à autre à ce chapitre, en particulier en regard des symptômes décrits au chapitre VII. Vous pourrez ainsi intégrer au fur et à mesure les concepts de la médecine chinoise à votre vie de tous les jours.

FEU • CŒUR

Le Feu évoque la chaleur, le rouge, la lumière, le mouvement ; il correspond par conséquent à l'été, à midi, au yang dans le yang. Il est exubérant et resplendissant. Le Cœur est son organe.

Le Cœur pompe le Sang dans le corps. Il transforme le *Qi* des aliments en Sang ; on dit que « le Cœur estampille le Sang de rouge ». Le Cœur abrite la conscience et l'esprit ; toutes nos facultés mentales de réflexion, de mémorisation et de concentration, ainsi que le sommeil et les rêves, dépendent du Cœur, qui doit être en bonne santé pour que notre esprit soit calme et détendu.

On associe traditionnellement deux autres organes à l'élément Feu, pour compléter la liste des douze méridiens *(voir page 24)*. Tout d'abord le Péricarde, qui couvre le Cœur et le protège des influences extérieures, des tensions émotionnelles et du stress. Étroitement liés aux états psychologiques, les points situés sur ce méridien sont utilisés pour traiter les troubles d'ordre psychique. Le second organe associé au Péricarde est le Triple Réchauffeur (*San Jiao*). Il s'agit d'un chemin qui traverse le corps suivant le mouvement de l'eau ; il n'existe aucune équivalence en médecine occidentale.

Troubles du fonctionnement du Cœur

Dans le Cœur, on trouve le yang (*Qi*) et le yin (Sang). Le *Qi* du Cœur est en rapport avec tout ce qui est activité, et des faiblesses à ce niveau engendrent fatigue, pâleur, palpitations, froideur des extrémités, transpiration pendant la journée, souffle court ou gêne au niveau de la poitrine. Pour des cas plus sérieux encore, on diagnostiquera de la rétention d'eau au niveau des jambes, et des sensations de froid. Le Sang du Cœur retient le *Qi*, et, s'il faiblit, l'esprit est alors surmené. Les symptômes associés à une faiblesse du Sang du Cœur sont l'anxiété, les palpitations, l'insomnie, un sommeil agité par les rêves, des troubles de la mémoire, la pâleur et les étourdissements. Dans des cas plus sérieux de troubles du yin, on note l'apparition de signes de chaleur, tels que la transpiration nocturne, la bouche et la gorge sèches, et quelquefois aussi une certaine rougeur au niveau des joues.

MÉTAL • POUMON

Le Métal peut prendre diverses formes ; à l'état naturel il « n'adhère » à rien. Anti-adhérant, il a une fonction naturelle de séparation. En médecine chinoise, on l'associe à l'automne ; il est yin dans le yang. Le Poumon est son organe principal.

Le Poumon absorbe le *Qi* de l'environnement extérieur. L'inspiration peut être vue spirituellement comme un état énergisant, revigorant, qui nous touche profondément. Au niveau physique, on peut le considérer comme le simple acte d'inspirer l'air. À notre époque, alors que règnent le désespoir, la dépression et un manque général d'inspiration, il est évidemment peu surprenant de constater que l'asthme est très répandu. L'air recyclé, conditionné (ou plutôt

CORRESPONDANCES DU CŒUR

• Couleur : *le rouge. Le rouge est la couleur du Cœur et du Sang. En Occident, les laboratoires pharmaceutiques utilisent principalement le rouge pour les médicaments traitant le cœur.*

• Émotions : *la joie, l'amour. En Chine, les femmes se marient souvent en rouge. La solitude et la séparation affectent l'énergie du Cœur, d'où l'expression « avoir le cœur brisé ».*

• Associations mentales : *le Cœur est la « Résidence de l'Esprit »* (Esprit ou Shen). *La gratitude, l'humilité, l'appréciation et la politesse sont des attitudes qui prennent leur racine dans le Cœur, d'où l'expression « avoir bon cœur ». Les points sur le méridien du Cœur sont utilisés pour soigner les troubles psychiques, tels la confusion et le délire.*

• Organe des sens : *la langue. La joie et l'amour doivent être communiqués pour s'épanouir.*

• Organe partenaire : *l'Intestin Grêle. Des contrariétés, en particulier l'anxiété, peuvent provoquer les diarrhées.*

• Goût : *amer. Un excès d'amertume peut modifier l'énergie du Cœur. Des herbes amères sont souvent utilisées pour soigner un excès de Chaleur du corps.*

• Heures : *11 heures à 13 heures. C'est à ce moment de la journée que l'énergie du Cœur est la plus forte. Les crises cardiaques sont plus courantes vers midi, en cas d'obstruction de cette énergie d'une grande puissance à cette heure.*

• Saison : *l'été. C'est la période de l'année la plus chaude, la plus yang, et celle où la nature est la plus active.*

• Climat : *chaud. Le Cœur peut être affecté par des fièvres, avec comme symptômes le délire et des palpitations. La chaleur peut également agir sur d'autres organes.*

Méridiens du Cœur, de l'Intestin Grêle, du Péricarde et du Triple Réchauffeur		
Points	**Fonctions**	**Pour soigner**
C7, Porte de l'Esprit	Fortifie et régule le Cœur.	Anxiété, insomnie.
IG3, Courant arrière	Détend les tendons, bénéfique aux articulations et soulage la douleur.	Douleurs dans le bas du dos.
IG9, Véritable Épaule	Bénéfique à l'épaule, évacue le Vent.	Douleurs à l'épaule.
IG10, Point du Bras	Bénéfique à l'épaule, évacue le Vent.	Douleurs à l'épaule.
Pé6, Passage Intérieur	Fortifie et régule le Cœur, apaise l'Esprit, détend la poitrine et l'abdomen supérieur.	Anxiété, insomnies, indigestion, nausées, vomissements, nausée du matin, hoquet.
Pé8, Palais du Travail	Régule le Cœur.	Fièvre, évanouissement. Surtout utilisé dans les exercices et la méthode de traitement par *Qi Gong*, pour absorber le *Qi* de l'univers et le diriger vers l'extérieur.
SJ4, Étang Yang	Évacue le Vent.	Maux de gorge, rhume, douleurs dans le poignet et l'avant-bras.
SJ5, Passage Extérieur	Éloigne la Chaleur, fortifie le *Qi* protecteur, évacue le Vent.	Fièvre, douleur aux articulations qui se déplace, surdité et acouphène (sifflement dans les oreilles), douleurs dans le poignet et l'avant-bras.
SJ14, Ouverture de l'Épaule	Bénéfique à l'épaule.	Douleurs et raideurs dans l'épaule.
SJ17, Vent Protecteur	Bénéfique aux oreilles, évacue le Vent et le Froid.	Surdité, acouphène, maux d'oreille, maux de gorge, maux de dents.
SJ21, Porte de l'Oreille	Bénéfique aux oreilles.	Surdité, acouphène, maux d'oreille.

« déconditionné »), pollué ou putréfié nous fournit moins de *Qi*. Les citadins connaissent d'ailleurs davantage de problèmes du Poumon.

Le Poumon contrôle aussi la surface du corps, nous protégeant des invasions extérieures, tels les facteurs climatiques, les bactéries, les virus ou les facteurs émotionnels de notre environnement immédiat. L'énergie du Poumon descend et remonte, régulant le courant de l'Eau du corps, en particulier dans la région supérieure. Des dysfonctionnements du métabolisme de l'Eau peuvent engendrer une absence de transpiration, de la rétention d'eau, une miction insuffisante ou difficile. Le Poumon gouverne également la peau, les glandes sudoripares et les poils. Des troubles du fonctionnement du Poumon peuvent engendrer une sécheresse de la peau, une transpiration excessive et une plus grande vulnérabilité aux facteurs externes de maladies.

Troubles du fonctionnement du Poumon

On trouve un aspect yin et un aspect yang (*Qi*) dans le Poumon, les symptômes variant en fonction de celui qui est touché en priorité. Par exemple, le *Qi* du Poumon résiste à l'invasion des facteurs climatiques. Si l'un d'eux réussit à entrer, la réponse du Poumon est de fermer les pores pour empêcher une nouvelle invasion. Le *Qi* et le facteur climatique s'engagent alors dans une bataille à la surface du corps. Ce sont les symptômes caractéristiques du rhume.

Dans d'autres cas, un affaiblissement du *Qi* du Poumon entraîne la toux, un manque de souffle, de la pâleur, de la fatigue et une voix affaiblie. En cas d'accumulation d'Humidité (mucus), on note des expectorations qui peuvent être blanches ou jaunâtres *(voir « Humidité et Flegme » page 36)*. Un affaiblissement du Yin du Poumon (Eau) entraîne une gorge sèche, des sueurs nocturnes, une légère rougeur du visage, une sécheresse de la bouche et de la gorge, de la maigreur (perte de poids si le problème est récent), des sensations de chaleur dans la paume des mains et sur la plante des pieds. Le Flegme est sec, rare et dur, et difficile à expectorer en raison de cette sécheresse.

TERRE • RATE

La Terre est notre mère nourricière. Dès notre naissance, notre mère nous protège et nous nourrit, nous conforte, tient une place essentielle dans notre croissance et notre développement. De même, l'organe correspondant à l'élément Terre est la Rate, qui absorbe les aliments dans notre corps pour les transformer en *Qi*, pour nourrir et contribuer au fonctionnement de tous les autres organes. Si la transformation ne se fait pas, on ressent une agitation dans l'estomac, avec des gargouillements, ou alors des pensées qui mènent nulle part et tournent dans la tête.

La Rate est principalement liée à la fonction digestive. Avec les Poumons, elle fournit au corps sa ration quotidienne de *Qi*, et en définitive de Sang. Une faiblesse dans l'un ou l'autre de ces organes, de la nourriture ou de l'air de mauvaise qualité affaiblissent le corps d'une manière générale. Vous trouverez au chapitre III des explications sur le rôle des aliments dans la santé et comment ils affectent les divers organes *(voir page 52)*. Le *Qi* de la Rate maintient le Sang dans

CORRESPONDANCES DU POUMON

- **Couleur** : *le blanc. En Chine, on associe traditionnellement le blanc avec la mort. Le noir, vient de l'Occident et est assez récent. Il symbolise nos difficultés pour affronter la mort, car cette couleur est celle de l'élément Eau* (voir page 40) *et est associée à la peur.*
- **Émotions** : *la peine, la tristesse. L'élément Métal a la propriété de favoriser l'évacuation, la non-adhérence, les objets glissent sur le métal. Les Poumons et leur organe partenaire, le Gros Intestin, contribuent à l'évacuation.*
- **Associations mentales** : *la sensibilité, la compassion, la vulnérabilité et l'ouverture. Un déséquilibre peut entraîner une trop grande sensibilité aux influences extérieures ou aux émotions des autres. Dans le cas inverse, on remarque un manque de sensibilité.*
- **Organe des sens** : *le nez. Nez bouché, nez qui coule ou sens olfactif réduit sont autant de signes de problèmes.*
- **Organe partenaire** : *le Gros Intestin. Pour les fumeurs actuels ou anciens, ce lien explique l'effet stimulant de la cigarette sur les intestins.*
- **Goût** : *épicé. Une trop grande consommation de plats épicés au piment ou au poivre noir peut avoir des incidences sur le Poumon.*
- **Heures** : *de 3 heures à 5 heures du matin. C'est à ce moment que l'énergie du Poumon est à son maximum. Les toux avec flegme sont les pires à ces heures.*
- **Saison** : *l'automne. C'est la période où l'énergie amorce son retrait à l'intérieur à l'approche de l'hiver.*
- **Climat** : *sec. Les Poumons, humides, sont facilement affectés par la sécheresse.*

Méridiens du Poumon et du Gros Intestin		
Points	**Fonctions**	**Pour soigner**
P5, Marais du Cubitus	Fortifie et régule les Poumons, évacue la Chaleur.	Toux avec expectorations, maux de gorge, douleurs au coude.
P7, Séquence Brisée	Régule les Poumons, disperse le Vent-Froid et le Vent-Chaud.	Maux de tête, rhume, toux, maux de gorge, douleurs au poignet, douleurs et raideurs au cou.
P9, Grande Abysse	Bénéfique, régule les Poumons, dissipe la Chaleur.	Toux et maux de gorge.
P10, Bord Poissonneux	Refroidit la Chaleur dans les Poumons, bénéfique à la gorge.	Maux de gorge, voix enrouée.
GI4, Vallées de l'Union*	Disperse le Vent, le Vent-Froid et le Vent-Chaud	Rhume, toux, maux de tête, maux de dents, rougeurs, nez bouché, nez qui coule.
GI5, Ravin Yang	Dissipe le Vent-Chaud, transforme l'Humidité-Chaud.	Maux de tête, de dents, douleurs dans le poignet.
GI10, Bras de Cinq Kilomètres	Régule l'Estomac et les Intestins.	Indigestions, diarrhées, vomissements, douleurs dans le coude.
GI11, Étang Incurvé	Disperse le Vent et le Vent-Chaud, dissipe la Chaleur.	Rougeur, douleurs dans le coude, fièvre.
GI12, Cavité Osseuse du Coude	Bénéfique au coude.	Douleurs dans le coude et le bras.
GI14, Muscles du Bras	Détend les articulations.	Douleurs dans le bras et l'épaule.
GI15, Os de l'Épaule	Détend les articulations, soulage l'épaule.	Douleurs et raideur dans l'épaule.
GI20, Parfum de Bienvenue	Dilate le nez, dissipe le Vent-Chaud.	Nez bouché, qui coule, rhume.

* Ne pas solliciter pendant la grossesse.

les vaisseaux ; bleus et saignements peuvent provenir de l'insuffisance de son fonctionnement. Il maintient les organes en place, contrôle les muscles et la chair. Si le *Qi* de la Rate est fort, les muscles sont vigoureux, toniques et puissants ; une atrophie musculaire peut résulter d'une faiblesse du *Qi* de la Rate.

Troubles du fonctionnement de la Rate

Les troubles du fonctionnement de la Rate se manifestent souvent sous forme de troubles digestifs, avec comme symptômes un manque d'appétit, une fatigue générale, une fatigue au niveau des membres, des selles molles, un teint cireux et des ballonnements abdominaux. Dans des cas plus sérieux, on note un refroidissement et de la diarrhée à quatre ou cinq heures du matin, appelée « diarrhée du chant du coq ». Chez certains, une faiblesse du *Qi* de la Rate affecte la fonction ascendante des organes, entraînant un prolapsus du rectum ou de l'utérus. D'autres problèmes liés à une accumulation d'Humidité (mucus) dans le corps sont traités à la page suivante.

Humidité et Flegme

Si son *Qi* est faible, la Rate en produit moins mais produit davantage de fluides anormalement épais. On trouve ainsi plus de mucus dans le corps, que l'on appelle en terminologie médicale chinoise « Humidité ». Ce mucus monte dans les poumons produisant toux grasse, écoulements du nez, et lourdeur au niveau de la tête, ou descend dans les parties inférieures du corps, comme dans les Intestins, ce qui conduit à la présence de mucus dans les selles, d'écoulements vaginaux ou de troubles urinaires.

Il existe un lien entre l'Humidité du corps et celle de l'environnement. Dans un climat humide, l'Humidité a davantage tendance à s'accumuler. Plus épaisse, elle porte le nom de ce Flegme. Évidente sous forme d'expectorations recrachées des Poumons, moins visible, elle fait enfler les glandes, produit une sensation de « flou » dans la tête ou même, dans des cas plus graves, peut entraîner des troubles de l'esprit, une paralysie ou des tumeurs.

BOIS • FOIE

L'élément Bois est symbolisé par l'arbre au printemps, en pleine croissance et activité après la longue accalmie de l'hiver. L'énergie printanière monte avec le commencement de cette nouvelle croissance ; ceci correspond chez l'être humain à l'enfance et à la puberté. Le Foie est l'organe associé au Bois. Le Vert est la couleur de la nature qui croît et celle que l'on associe au Foie. C'est pourquoi les jeunes enfants n'aiment pas les légumes verts : ils ont déjà bien assez de cette énergie !

C'est le Foie qui assure l'harmonie et le bon écoulement de l'énergie dans le corps et dans tous les organes. La souffrance et les troubles émotionnels sont des symptômes courants lorsque le Foie ne peut remplir cette fonction. Il joue également un rôle dans le métabolisme du Sang.

CORRESPONDANCES DE LA RATE

- Couleur : *le jaune. C'est la couleur de la Terre. Les aliments de cette couleur qui poussent dans la Terre sont excellents pour renforcer la Rate et l'Estomac. Il s'agit des panais, des pommes de terre, des carottes, des gourdes et des courges (tous en général sucrés).*
- Émotions : *la compassion. En cas de déséquilibre de la Rate, on note un manque de compassion, ou une inaptitude à ne pas compatir ; un excès de compassion peut vider la Rate de son* Qi.
- Associations mentales : *la croyance, la foi, l'assurance et la confiance. La Rate est la « Résidence de la Réflexion » : si son* Qi *est faible, on éprouve des troubles de la concentration et de la mémoire ; si l'on réfléchit trop, on court le risque de vider la Rate de son* Qi. *L'Estomac est lié à l'endurance et à la vigueur. Un déséquilibre au niveau de l'Estomac peut engendrer manque de patience ou d'endurance.*
- Organe des sens : *la bouche. Ulcères buccaux, gencives irritées ou saignantes et maux de dents résultent souvent d'un déséquilibre de l'Estomac ou de la Rate.*
- Organe partenaire : *L'Estomac. Il reçoit les aliments qui sont « cuits » par le* Qi *de la Rate. L'Estomac est comme une casserole sur le Feu de la Rate. Ce phénomène transforme les aliments en* Qi *et en fluides qui sont ensuite transportés dans les autres parties du corps.*
- Goût : *sucré. Un excès de sucré endommage l'Estomac et la Rate. Une envie de nourriture sucrée est révélatrice d'un faible* Qi *de la Rate.*
- Heures : *entre 7 heures et 11 heures du matin pour la Rate et l'Estomac. Le petit déjeuner sera le repas le plus copieux à l'heure où l'énergie de ces deux organes est pleine et florissante. Il faut éviter de trop manger tard le soir car ces derniers sont alors au repos.*
- Saison : *on dit souvent que la saison de la Terre c'est la fin de l'été, mais il est plus judicieux de dire que c'est le milieu de l'été, car il reflète le rôle central de la Rate et de l'Estomac.*
- Climat : *humide. La Rate souffre d'un climat humide. Des troubles de la Rate provoquent une accumulation de l'Humidité dans le corps* (voir ci-contre).

Méridiens de la Rate et de l'Estomac

Points	Fonctions	Pour soigner
R3, Grand Blanc	Fortifie et régule la Rate et l'Estomac, transforme l'Humidité et l'Humidité-Chaud	Manque d'appétit, nausée, vomissement, indigestion, diarrhée, rots, constipation
R4, Empereur Jaune	Fortifie et régule la Rate et l'Estomac, transforme l'Humidité et l'Humidité-Chaud	Indigestion, vomissements, diarrhée
R6, Jonction des Trois Yin*	Fortifie et régule la Rate, transforme l'Humidité, répand le *Qi* du Foie, fortifie les Reins	Diarrhée, décharge vaginale, règles douloureuses
R9, Source de la Butte Yin	Fortifie et régule la Rate, réduit l'Humidité en particulier dans la partie inférieure de l'Abdomen et le bassin	Cystite, décharge vaginale, douleurs dans le genou
R10, Mer de Sang	Fortifie le Sang, refroidit la Chaleur	Anémie, rougeurs, démangeaisons
R21, Grande Enveloppe	Détend la poitrine, régule la circulation du *Qi* et du Sang dans tout le corps	Douleurs et maux dans tout le corps
E25, Axe du Ciel	Régule la Rate et l'Estomac, transforme l'Humidité, régule et humidifie/hydrate les Intestins	Indigestion, constipation, diarrhée
E29, Retour*	Régule la menstruation, transforme l'Humidité-Chaud	Douleur dans la partie inférieure de l'abdomen, règles douloureuses, décharge vaginale
E34, Butte de Communication	Régule l'Estomac, dissipe la Chaleur	Douleur dans le coude et le bras
Xiyan : *Il s'agit de deux points situés d'un côté du genou (un au point E35 et le second sur aucun méridien spécifique).*	Renforce le genou, dispense Vent et Froid, et dissipe Chaleur	Douleur dans le genou
E36, Pied Cinq Kilomètres	Fortifie et régule la Rate et l'Estomac, transforme l'Humidité et l'Humidité-Chaud	Manque d'appétit, indigestion, fatigue, diarrhée, toux avec expectoration, anémie, douleur et raideur dans le genou
E37, Grand Creux Supérieur	Régule l'Estomac et les Intestins	Diarrhée, constipation
E40, Gonflement Généreux	Régule l'Estomac et les Intestins, transforme l'Humidité et le Flegme, apaise l'Esprit	Toux avec expectoration, étourdissement
E41, Ruisseau Séparé	Régule l'Estomac	Maux de tête, vomissements, indigestion
E44, Cour Intérieure	Régule l'Estomac et les Intestins, transforme l'Humidité-Chaud, dissipe la Chaleur	Hoquets, indigestion, maux de dents, maux de gorge

* Ne pas solliciter pendant la grossesse

Lorsque nous nous reposons, en particulier si nous sommes couchés, le Sang retourne au Foie et y reste en réserve. Ce Sang sera ensuite évacué lors d'un exercice physique ou pendant les règles. Le Foie est également relié aux tendons ; il assure le bon fonctionnement des quatre membres et contrôle les articulations. L'état des ongles est aussi du ressort du Foie en leur qualité de « sous-produits » des tendons.

Troubles du fonctionnement du Foie

Le Foie est souvent affecté par des obstructions du bon écoulement du *Qi*. Les raisons peuvent en être des vexations ou des peines, ce qui expliquerait pourquoi on diagnostique autant d'obstructions du *Qi* du Foie dans le monde moderne. Celles-ci peuvent être aussi dues à une consommation excessive de sucres ou de graisses, à des blessures ou à des facteurs climatiques (*voir page* 22). On note les symptômes là où le méridien du Foie traverse le corps, dans la poitrine chez les femmes, dans l'abdomen, les organes génitaux et les yeux chez les hommes. Les côtés de la tête peuvent être également touchés puisque cette région est « approvisionnée » par la Vésicule Biliaire, associée au Foie. On peut noter des symptômes prémenstruels, tels douleur dans les seins, maux de tête et irritabilité. Les maux de tête similaires aux migraines sont associés à l'obstruction du courant du *Qi* du Foie. Une faiblesse au niveau du Sang du Foie engendre des troubles de la vision, des engourdissements et des picotements qui agissent sur le *Qi* du Foie (Vent) et se manifeste sous forme de tics et de tremblements.

EAU • REINS

L'élément Eau est liquide et pourtant il renferme bien des profondeurs cachées, des secrets et des mystères. L'inconscient profond est associé à l'Eau dans de nombreuses traditions, dont la

CORRESPONDANCES DU FOIE

- Couleur : *le vert. C'est la couleur du printemps et de la bile (produit du foie), de la jalousie et de l'envie.*
- Émotions : *colère, irritabilité. Ces émotions résultent de troubles de l'écoulement du Qi. Le ressentiment, la furie, la rage et la jalousie sont liés. Un Qi du Foie en bonne santé est considéré plutôt comme de l'assurance que comme de l'agressivité.*
- Associations mentales : *la générosité et le partage. Une hyperactivité du Foie conduit à l'agressivité et au rejet des fautes sur les autres, alors qu'une hypoactivité provoque un manque d'assurance et le rejet des fautes sur soi.*
- Organe des sens : *l'œil. Des troubles hépatiques peuvent affecter l'œil, avec comme symptômes des migraines et une vision avec des taches.*
- Organe partenaire : *la Vésicule Biliaire. Traditionnellement, on considérait le Foie comme le « Général » chargé de la planification et du contrôle général de l'activité. Comme c'est la Vésicule Biliaire qui « met en place » ces plans d'action, le courage et la prise de décision sont du domaine de cet organe.*
- Goût : *aigre. Un excès d'aigreur nuit au Foie. Dans la cuisine chinoise, on trouve beaucoup de plats aigres-doux qui renforcent la Rate (sucré) tout en encourageant le Foie (aigreur) à libérer le Qi, de façon à faciliter et à ne pas gêner la digestion.*
- Heures : *de 1 heure à 3 heures du matin. Des difficultés à s'endormir sont le résultat d'une mauvaise circulation du Qi du Foie.*
- Saison : *le printemps. C'est l'époque de l'éclosion des jeunes pousses, l'énergie monte vers le haut et vers l'extérieur avec la sève.*
- Climat : *le vent. Le vent fait trembler les branches des arbres, et il produit tremblements et frissons dans le corps. Au printemps, les déséquilibres du Foie ont tendance à aller de pair avec le souffle du vent printanier.*

Méridiens du Foie et de la Vésicule Biliaire

Points	Fonctions	Pour soigner
F2, En Mouvement Entre*	Dissipe la Chaleur, adoucit le *Qi* du Foie.	Maux de tête, vertiges.
F3, Grand Déversement*	Adoucit le *Qi* du Foie, fortifie le Sang.	Maux de tête, tension, insomnies, règles douloureuses, irritabilité, dépression, irritabilité prémenstruelle et seins douloureux.
F5, Canal du Ver du Bois	Adoucit le *Qi* du Foie, transforme l'Humidité-Chaud.	Herpès génital, écoulements vaginaux jaunâtres.
F8, Source Incurvée	Bénéfique à la Vésicule, débloque et rafraîchit l'Humidité-Chaud.	Écoulements vaginaux, cystite, problèmes de genou.
F13, Porte du Bois de Camphre	Fortifie et régule la Rate, adoucit le *Qi* du Foie.	Indigestions, vomissements, diarrhée, constipation, douleurs sur les côtés de la partie supérieure de l'abdomen.
F14, Porte de l'Espoir	Adoucit le *Qi* du Foie, détend la poitrine, transforme l'Humidité-Chaud.	Indigestions, syndrome prémenstruel.
VB12, Os de Complémentarité	Dissipe le Vent, le Froid et le Chaud, apaise l'Esprit.	Maux de tête.
VB20, Bassin du Vent	Dissipe le Vent, le Froid et le Chaud, apaise le *Qi* du Foie.	Maux de tête, rhume, rougeurs, étourdissements, surdité, douleurs et raideurs dans le cou et l'épaule.
VB21, Puits de l'Épaule	Répand le *Qi* du Foie, apaise le *Qi* du Foie.	Douleurs dans le cou et l'épaule.
VB 29, Cavité osseuse Tapie	Fortifie le bas du dos, les hanches, dissipe Vent, Froid et Chaleur.	Douleurs dans le bas du dos et à la hanche.
VB30, Cercle de Saut	Débloque les méridiens.	Douleurs à la hanche, douleur qui s'étend dans le bas du dos ou le côté de la jambe.
VB34, Source de la Butte Yang	Fortifie et régule le *Qi* du Foie, adoucit le *Qi* du Foie, transforme l'Humidité-Chaud.	Maux de tête, constipation, douleurs et raideurs dans le genou, sciatique.
VB39, Cloche Suspendue	Régule la Vésicule Biliaire, apaise le Vent Foie, dissipe la Chaleur, fortifie les os, bénéfique aux oreilles.	Migraine, acouphène, surdité, douleurs dans les articulations et les jambes.
VB40, Ruines de la Colline	Adoucit le *Qi* du Foie, débloque les méridiens.	Douleurs à la cheville.
VB41, Bord des Larmes	Régule le *Qi* du Foie, transforme l'Humidité-Chaud.	Sciatique sur le côté de la jambe, seins douloureux et dilatés avant les règles, règles douloureuses, maux de tête.

* Ne pas solliciter pendant la grossesse.

médecine chinoise. L'organe correspondant est le Rein, organe le plus important de la médecine chinoise puisqu'il est la racine même du yin et du yang du corps entier et qu'il renferme le *Jing* (l'Essence). Le *Jing* est la fondation de notre constitution. Si le Rein est défaillant, il fait souffrir les autres organes du corps puisque la source est tarie. En cas de longue maladie ou de mode de vie qui affaiblit d'autres organes, le Rein finira par se tarir.

Le Rein est responsable du métabolisme de l'Eau en général, mais contrôle plus particulièrement les parties inférieures du corps. Œdèmes dans les jambes et les cuisses, gonflements du type cellulite sont conséquences d'un tarissement de l'énergie du Rein. Le Rein est également lié au fonctionnement et à la force des os, générateur de la Moelle qui longe la colonne vertébrale jusqu'au cerveau. L'activité mentale, la mémoire et la concentration résultent du fonctionnement du Rein.

Le Rein fait descendre le *Qi* du Poumon pour l'aider à son tour à le faire monter et descendre. Les deux organes sont liés à la respiration : leur déséquilibre entraîne difficultés à respirer, toux et sifflements.

Troubles du fonctionnement du Rein

La faiblesse du *Qi* du Rein entraîne une miction fréquente, nocturne, des douleurs lombaires, des faiblesses dans les genoux, un manque d'appétit sexuel, l'impotence, l'éjaculation précoce, l'infertilité, la pâleur et la fatigue. Dans les cas graves, on note des sensations de froid, des gonflements dus à la rétention d'eau et des diarrhées sur le coup de 4 ou 5 heures du matin. Une faiblesse du Yin du Rein (Eau) entraîne Sécheresse et Chaleur dans le corps avec, comme symptômes, des sueurs pendant la nuit, un accroissement du désir sexuel, des douleurs dans le bas du dos, la gorge sèche, la constipation avec des selles sèches, l'acouphène et la surdité.

CORRESPONDANCES DU REIN

- Couleur : *le noir. Couleur du yin, il est associé à l'élément Eau, et donc au Rein. Il explique le changement de la coloration de la peau au soleil, puisque le yin s'élève du corps pour aller à la rencontre du yang du soleil et équilibrer les énergies.*

- Émotions : *les peurs et les phobies. L'hiver de la vie humaine est la fin de la vie, la période qui précède la mort. Psychologiquement, le Rein est lié à l'inconscient profond.*

- Associations mentales : *l'intellect, l'intelligence et la sagesse, la perspicacité. La volonté, l'ambition et le dynamisme dépendent aussi de la fonction du Rein.*

- Organe des sens : *l'oreille. L'oreille est de la même forme que le Rein. La surdité et l'acouphène résultent souvent de troubles rénaux.*

- Organe partenaire : *la Vessie. Elle reçoit les fluides impurs qu'elle rejette sous forme d'urine vers l'extérieur.*

- Goût : *salé. Un excès de salé est nuisible pour les Reins. On connaît cette relation en Occident, puisque l'abus d'aliments salés peut surmener le Rein et entraîner des problèmes d'hypertension.*

- Heures : *entre 17 heures et 19 heures. C'est à ce moment de la journée que l'énergie du Rein est à son maximum. Ce sont aussi les heures les plus courante pour les décès ainsi que pour la résurgence des problèmes rénaux.*

- Saison : *l'hiver. L'énergie de l'hiver est froide, à l'intérieur et vers le bas, et protège le yang du corps pendant les mois d'hiver.*

- Climat : *le froid. Lorsque j'étais enfant, on me disait toujours de ne pas marcher pieds nus sur le sol froid, ou j'attraperais mal aux reins ; le méridien du Rein commence dans la plante des pieds* (voir page 66).

Méridiens du Rein et de la Vessie

Points	Fonctions	Pour soigner
R3, Grand Ravin	Renforce le Rein Yin.	Douleurs dans le bas du dos, surdité, insomnie.
R6, Mer Brillante	Rafraîchit la Chaleur, apaise l'Esprit, bénéfique à la gorge.	Angine, maux de gorge, toux sèche.
R7, Courant Récupérateur	Renforce le Rein Yang.	Douleurs dans le bas du dos, impotence, écoulements vaginaux.
R10, Vallée de Yin	Fortifie les Reins, dissipe la Chaleur.	Douleurs dans le genou/gonflement, cystite écoulements vaginaux.
V10, Pilier Céleste	Dissipe le Vent et la Chaleur, fait baisser la fièvre.	Maux de tête, douleurs et raideurs dans le cou.
V12, Porte du Vent	Régule les Poumons, dissipe le Vent et le Froid.	Rhume, fièvre, toux.
V13, Point de Transmission Poumon	Renforce les Poumons, dissipe le Vent-Froid et le Vent-Chaleur, transforme le Flegme.	Rhume, fièvre, toux, fatigue, douleurs et raideurs dans le cou et le haut du dos.
V15, Point de Transmission Cœur	Fortifie et régule le Cœur, apaise l'Esprit.	Anxiété, insomnies, symptômes ménopausiques.
V17, Point de Transmission Diaphragme	Fortifie et régule la Rate et le Sang, refroidit la Chaleur dans le Sang, bénéfique au diaphragme.	Anémie, rougeurs, règles douloureuses, maux de tête, hoquets.
V18, Point de Transmission Foie	Adoucit le *Qi* du Foie, renforce le Foie.	Acouphène et surdité, rots, indigestions.
V19, Point de Transmission Vésicule Biliaire	Fortifie et régule l'Humidité-Chaleur dans le Foie et la Vésicule Biliaire, dissipe la Chaleur-Foie, bénéfique aux yeux.	Calculs biliaires, insomnies, douleurs dans les flancs, yeux rouges et irrités.
V20, Point de Transmission Rate	Fortifie et régule la Rate et l'Estomac, transforme l'Humidité.	Indigestions, mauvais appétit, anxiété, diarrhée, constipation.
V21, Point de Transmission Estomac	Fortifie et régule la Rate et l'Estomac, transforme l'Humidité et l'Humidité-Chaleur.	Indigestions, mauvais appétit, rots, nausées, vomissements.
V23, Point de Transmission Rein	Fortifie les Reins, facilite l'urine.	Douleurs dans le bas du dos, écoulement vaginal, diarrhée.
V25, Point de Transmission Gros Intestin	Régule et humidifie les Intestins, bénéfique au bas du dos.	Hémorroïdes, constipation, diarrhée, douleurs dans le bas du dos.
V37, Porte d'Abondance	Renforce le bas du dos, détend les tendons.	Douleurs dans les jambes, dans le bas du dos.
V40, Centre Courbé	Dissipe le Vent, bénéfique au bas du dos et aux genoux.	Douleurs derrière la cuisse, dans le bas du dos.
V57, Soutenir la Montagne	Régule le Gros Intestin.	Hémorroïdes, douleurs dans le bas du dos, sciatique.
V60, Montagnes Kunlun*	Détend les tendons et les muscles, bénéfique au bas du dos.	Douleurs dans le bas du dos, sciatique derrière la cuisse.

* Ne pas solliciter pendant la grossesse.

CHAPITRE III

MODE DE VIE

MÉDITATION · DIÉTÉTIQUE

道養生

- *Rester en bonne santé*
- *Comment notre mode de vie influe sur notre santé*
- *Exercices simples de méditation à pratiquer chez soi*
- *Appliquer les principes diététiques chinois*

Nous avons pu constater au chapitre II qu'en médecine chinoise, la santé est l'équilibre entre le Qi et le Sang. Ce processus d'équilibre obéit à une dynamique, qui prend en compte de nombreux facteurs, parmi lesquels le mode de vie, dont le rôle est primordial. La façon dont nous gérons notre vie, d'une manière calme ou au contraire stressée, notre manière de nous alimenter, de nous dépenser physiquement, déterminent notre sens du bien-être. Il n'existe pas d'exercices ou de régime alimentaire qui conviennent à tous. Il est indispensable de prendre en compte la spécificité de chaque individu.

COMMENT RESTER EN BONNE SANTÉ

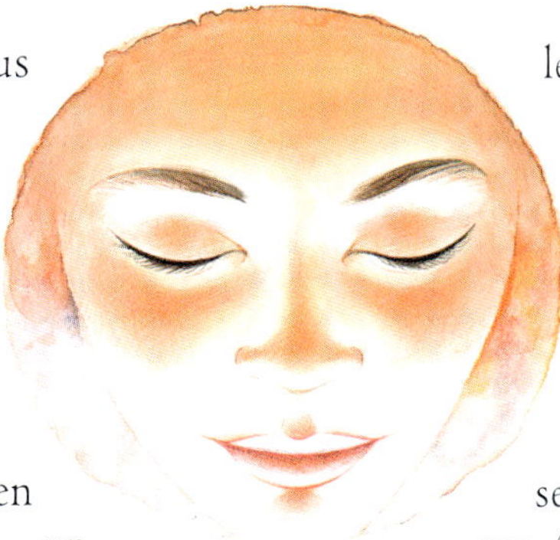

La modération dans ce que nous faisons est la clé de voûte de la santé dans la conception chinoise. Les deux extrêmes, excès et abstinence, sont souvent associés à la maladie. Le tout premier message de la médecine chinoise est le suivant : détendez-vous ! Il est inutile d'adopter, en croyant agir pour sa santé, un comportement excessif s'il ne produit que du stress et de la tension nerveuse.

Il convient de prendre en compte un certain nombre de facteurs qui jouent un rôle dans notre santé et qui sont traités ci-dessous. (Deux d'entre eux, la constitution et le climat, ont déjà été évoqués au chapitre II, mais il est important de les mentionner à nouveau étant donné leur rôle dans notre démarche d'ajustement de notre mode de vie.)

LA CONSTITUTION

Notre constitution représente la quantité et la qualité de notre énergie vitale, et nous est en quelque sorte donnée à la naissance (*voir page 22*). En règle générale, on ne peut la renforcer facilement, mais le *Qi Gong*, la méditation et les plantes peuvent avoir une action efficace. En effet, ces méthodes génèrent le *Qi* et le Sang, qui peuvent être ensuite transformés en *Jing*. En médecine chinoise, le *Jing* est la substance fondamentale héritée de nos parents, qui contrôle la croissance, le développement et la fertilité. Elle est gouvernée dans le corps par des cycles assez longs, de sept ans (pour les femmes) et de huit ans (pour les hommes). Les femmes, par exemple, atteignent la puberté vers quatorze ans et la ménopause vers quarante-neuf ans, alors que les hommes traversent l'andropause à soixante-quatre ans.

Notre constitution n'est pas seulement le produit des événements que nous vivons dans cette vie. La médecine chinoise s'accorde avec la croyance répandue dans l'ensemble de l'Asie, et de plus en plus en Occident, pour reconnaître le rôle de nos vies antérieures sur notre situation présente, y compris sur la santé. De toute façon, quelle que soit notre constitution de naissance, nous pouvons en tirer le meilleur parti en adoptant un mode de vie sain et équilibré.

NOTRE MODE DE VIE ACTUEL

Tout le monde s'accorde à dire que notre mode de vie influe sur notre santé. En Occident, par exemple, on vit à un rythme rapide, avec très peu de temps consacré à la détente et à la relaxation. Le stress est l'un des phénomènes les plus puissants auquel nous ayons à faire face dans le monde actuel. Une exposition trop longue à des niveaux élevés de stress et à des troubles émotionnels a un effet déterminant sur la santé. Dans la conception médicale chinoise, le problème ne vient pas nécessairement du niveau de stress lui-même, qui n'est évidemment pas négligeable, mais surtout *de la manière* dont nous réagissons au monde dans lequel nous vivons.

Il existe des méthodes pour nous permettre de vivre plus sainement, quelle que soit la situation dans laquelle nous nous trouvions. Les exercices de méditation décrits plus loin dans ce chapitre sont très utiles pour nous aider à nous rendre plus forts, le *Qi Gong* produit le même effet (décrit au chapitre IV). Par le repos et la relaxation, notre *Qi* et notre Sang deviennent plus forts, plus sains et circulent harmonieusement. Ainsi nous avons moins de chance de tomber malade et nous pouvons profiter pleinement de la vie. Il existe de nombreux autres exemples d'activités qui détériorent les principaux organes : fumer, par exemple, détériore l'énergie du Poumon et l'assèche ; un travail physique excessif tend à affaiblir le bas du dos et donc l'énergie du Rein.

LE CLIMAT

Notre environnement extérieur influe sur le niveau ou le type d'exercice et d'alimentation qui nous sont le plus appropriés. Dans le monde actuel, les effets climatiques sont moins évidents car nous sommes, en général, moins en rapport avec la nature. Ceux qui vivent en milieu rural, en revanche, sont beaucoup plus conscients des effets du climat sur leur vie. Je me souviens très précisément que peu de temps après avoir déménagé de Londres pour habiter dans la campagne irlandaise, j'étais sorti un jour sans chapeau par temps froid et venteux. Au bout d'un quart d'heure, j'ai ressenti un violent mal de tête accompagné d'une raideur dans la nuque : tous les symptômes classiques d'une invasion du Vent Froid.

Bien que la vie moderne nous éloigne de la nature, nous continuons à subir des effets similaires aux facteurs climatiques naturels. L'air conditionné, par exemple, expose les individus aux courants d'air et à un air sec. Un principe fondamental de la médecine chinoise est que les facteurs climatiques ne pénètrent qu'un corps en état de déséquilibre. Celui qui est énergique et fort, aura, en règle générale, moins à souffrir de l'invasion des facteurs climatiques. Vous trouverez leur liste page 22 et leurs correspondances avec divers organes dans le chapitre II (*voir pages 31-40*).

LES SAISONS

Notre santé doit prendre en compte les saisons. Au fur et à mesure que changent la longueur des jours, la température et le temps, il est sain de changer notre rythme d'activité. En hiver, par exemple, il est important de se coucher plus tôt et de se réveiller plus tard. Nous évitons ainsi d'être exposés trop longtemps à la rigueur du climat et nous nous ajustons davantage à l'énergie hivernale (c'est la période d'hibernation pour de nombreux animaux). Ne pas vivre en harmonie avec l'énergie hivernale affecte les Reins, et engendre fatigue et faiblesse au printemps. En été, en revanche, il faut mieux se lever tôt et se coucher plus tard, car l'énergie yang est abondante ; il est donc approprié de se dépenser davantage. Vivre en disharmonie avec l'énergie estivale peut abîmer le Cœur, et provoquer des fièvres en automne.

Le printemps et l'automne sont des saisons intermédiaires. Il est bénéfique de se coucher et de se réveiller tôt. Si on ne respecte pas l'harmonie printanière, on risque des problèmes au niveau du Foie, avec des rhumes en été. Pour l'automne, ce sont les Poumons qui seront endommagés avec risque de diarrhées en hiver.

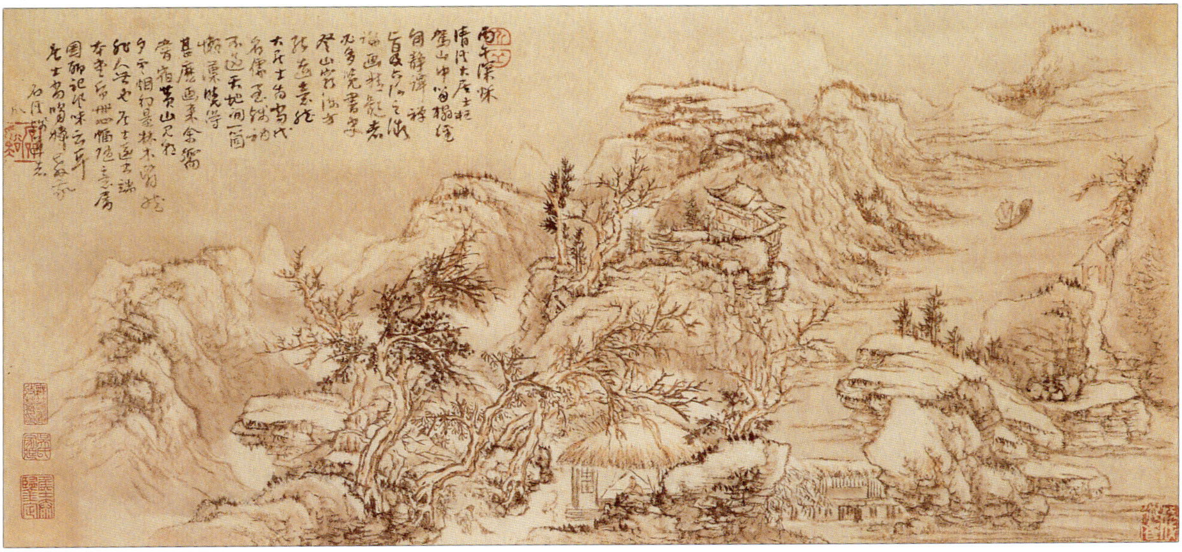

Une peinture représentant un paysage d'hiver par Ts'an datant de 1666. L'hiver est une saison yin dans le yin, et, pour le symboliser, le paysage et les arbres sont représentés à partir de formes yin arrondies.

L'ACTIVITÉ PHYSIQUE

Le meilleur degré d'activités physiques est celui qui équilibre travail/exercice avec le repos. En Occident, on a tendance à vouloir trop en faire, et le sport ne fait pas exception. La vue de coureurs du dimanche et d'athlètes courant jusqu'à n'en plus pouvoir, en particulier lorsqu'il fait froid, n'est pas exactement ce que les Chinois associeraient à la santé !

Chaque matin, dans tous les parcs et les rues de Chine, on peut voir des centaines de personnes de tous âges faire leurs exercices quotidiens de *Qi Gong* et de *Tai Ji Quan* (*voir illustration page suivante*). Il s'agit d'une gymnastique douce qui soutient le corps et génère du *Qi* et du Sang.

La Rate agit sur les muscles, leur consistance et leur fonctionnement. Trop d'efforts musculaires usent le *Qi* de la Rate, et, si cet excès est localisé, comme par exemple dans un bras, le *Qi* se trouve bloqué. C'est ce que l'on constate dans les cas de *tennis-elbow,* ou synovite du coude, résultat d'un usage excessif de l'avant-bras. Soulever des choses lourdes agit sur le bas du dos, et donc sur le *Qi* du Rein.

La règle fondamentale à retenir, est que l'exercice entraîne la fatigue et qu'il diminue le *Qi.* Il ne va pas sans produire des effets dangereux pendant la puberté, surtout chez les filles, qui peuvent se traduire ensuite par des problèmes menstruels. À l'inverse, le manque d'exercice peut entraîner une obstruction de la circulation du *Qi*, ce qui est associé à l'Humidité (mucus). Ce phénomène est courant chez les personnes travaillant dans des bureaux et sur ordinateur, et provoque des sensations de fatigue, de lourdeur et de léthargie. Des exercices, tels que la marche, le vélo et la natation, sont alors particulièrement recommandés.

L'ACTIVITÉ SEXUELLE

L'intensité de la vie sexuelle dépend de chaque individu, de son âge, de son état général de santé et de l'époque de l'année. Le désir sexuel est lié à la force de l'énergie du Rein. Les liquides sexuels, comme le sperme, sont les manifestations extérieures du *Jing* du Rein. Or le *Jing* détermine la force et la

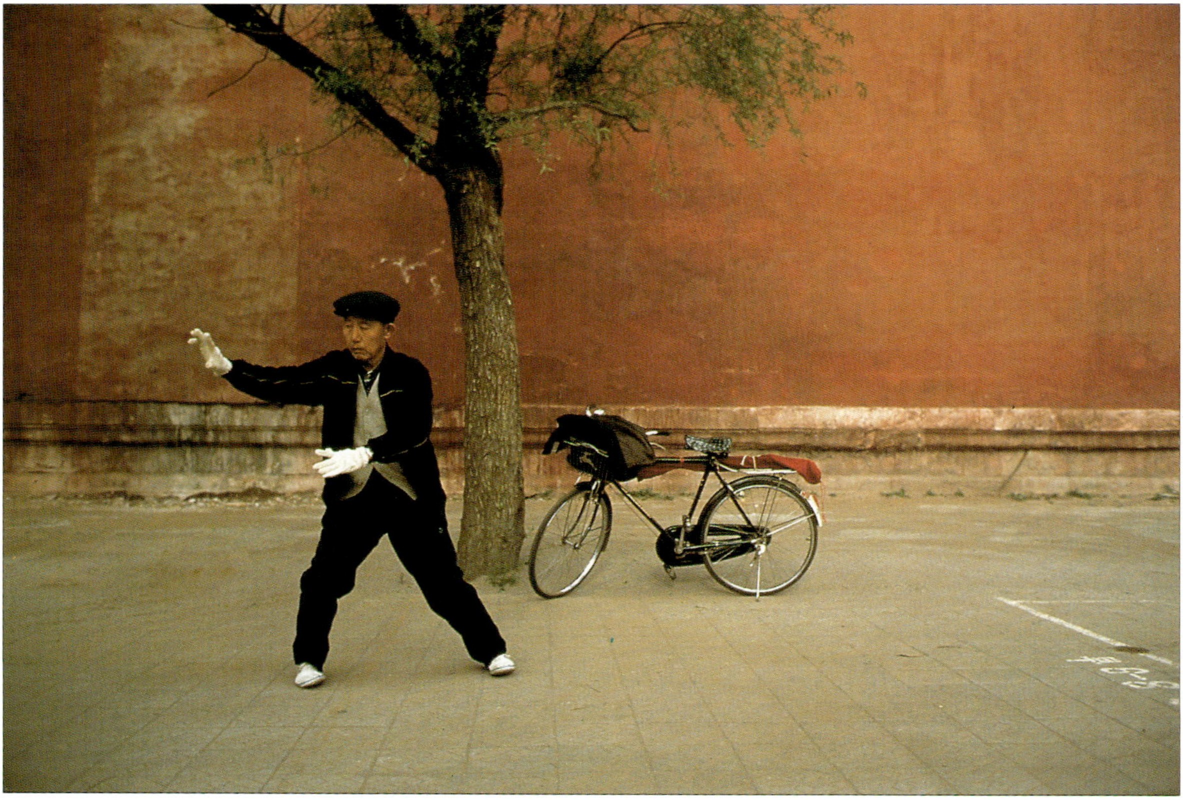

Le Tai Ji Quan *est une forme d'exercice très courante en Chine et se pratique tous les matins. Le* Tai Ji Quan *est bénéfique à la santé, il renforce le* Qi *et calme l'esprit.*

longévité. Une activité sexuelle excessive est considérée comme une cause de mauvaise santé, car elle affaiblit le *Jing* du Rein. Chez l'homme, on veut dire, par « excès », des éjaculations fréquentes. Chez la femme, ce n'est pas l'activité sexuelle qui influe sur le *Jing*, mais plutôt la grossesse et l'accouchement. Gardant ce principe à l'esprit, les Chinois ont mis au point au fil des siècles des méthodes pour retenir le sperme pendant l'acte sexuel, pour ne pas le perdre, et donc pour ne pas perdre du *Jing*. Ces méthodes s'inscrivent dans la tradition du *Qi Gong*, et nécessitent la pratique d'exercices particuliers, physiques, respiratoires et portant sur le *Qi*.

L'activité sexuelle sera d'autant plus néfaste au *Qi* si la personne est fatiguée ou intoxiquée. Il est également important d'éviter de s'exposer au froid juste après. L'activité sexuelle peut affaiblir le Rein : c'est peut-être là l'origine de la croyance populaire selon laquelle une masturbation ou une activité sexuelle excessives peuvent provoquer des douleurs dans le dos, une faiblesse dans les genoux, des problèmes auditifs et des déficiences du cerveau. À l'inverse, l'absence de vie sexuelle peut également avoir des effets néfastes sur la santé, même si ces derniers peuvent être compensés par le Qi Gong et la méditation. En définitive, l'activité sexuelle peut faire partie de la pratique spirituelle, car son énergie monte vers le Cœur, étape à atteindre dans les formes avancées de méditation.

LES BLESSURES

Les blessures entraînent des obstructions localisées de la circulation du *Qi* et du Sang. Si la blessure est légère, seul le *Qi* se trouve bloqué ; par contre, pour des blessures plus profondes, le Sang le sera également. Dans le dernier cas, on éprouve douleur et boursouflure. L'obstruction du Sang est visible sous la forme d'ecchymoses. Dans la plupart des cas, ces blessures se guérissent d'elles-mêmes, mais il arrive qu'à l'emplacement d'une ancienne blessure, apparaisse un problème interne. Par exemple, une blessure au point VC17 (*voir page 26*) peut provoquer toux, respiration sifflante, enflure de la partie supérieure du corps et des expectorations sanguinolentes en raison de son lien avec l'énergie des Poumons et du Cœur. Une blessure au point Rt10 (*voir page 26*) peut entraîner étourdissements et troubles visuels car il s'agit d'un point important dans la régulation de la fonction Sang. Il convient de traiter le plus rapidement possible ces blessures.

PARASITES ET EMPOISONNEMENT

La maladie peut résulter d'un empoisonnement ou d'une consommation d'aliments crus ou avariés ; on constate d'ailleurs en Occident un nombre accru de cas depuis quelques années. On associe souvent les voyages dans les pays tropicaux aux troubles gastro-intestinaux.

Les parasites, comme les vers, affectionnent les climats chauds et humides. Si Chaleur et Humidité s'accumulent dans les Intestins, les vers s'y multiplieront. C'est le cas pour les enfants dont la faiblesse de la Rate et de l'Estomac provoque un accroissement d'Humidité, et la Chaleur s'y accumule du fait d'une mauvaise circulation du *Qi*. Le traitement de la Rate et de l'Estomac, associé à une alimentation qui bannit les aliments provoquant accumulation de Chaleur et d'Humidité (*voir page 55*), permet de résoudre ce problème.

DES TRAITEMENTS INAPPROPRIÉS

Il s'agit d'une situation de plus en plus courante, car les traitements qui sont donnés ne prennent pas en compte les déséquilibres sous-jacents du *Qi* et du Sang. Ce point de vue remet en question la médecine occidentale et donne lieu à de nombreuses controverses. Cette forme de médecine supprime les symptômes en affaiblissant parallèlement le *Qi* et le Sang. Le sujet perd donc de l'énergie sans être réellement guéri, puisque dès l'arrêt du médicament les symptômes réapparaissent.

J'espère ici ne pas me faire mal comprendre du lecteur. Il existe des cas où il est clair que la médecine traditionnelle s'avère nécessaire, comme par exemple pour des maladies graves ou des situations où la personne est en danger de mort. Cependant, un traitement de longue durée avec de puissants médicaments chimiques a tendance à vider le malade de son énergie. Il semble plus approprié d'utiliser des méthodes plus douces, fortifiantes et rééquilibrantes.

Des médicaments chinois peuvent aussi être prescrits de façon inappropriée sur de longues périodes. J'ai vu des cas où ce type de traitement a engendré des maladies. Par exemple, le ginseng peut être néfaste, s'il est pris seul, en particulier pour les personnes qui ont une faiblesse au niveau du Sang, du fait du pouvoir réchauffant de cette plante. On peut alors constater une variété de symptômes, y compris une surchauffe de l'énergie du Cœur, avec des sueurs nocturnes, des sensations de chaleur dans la poitrine, des palpitations et de l'anxiété. L'important, c'est la mesure de l'énergie, du *Qi* et du Sang de la personne à soigner, et un traitement approprié qui redonnera au malade un équilibre, source de santé.

SANTÉ MENTALE ET ÉMOTIONNELLE

En Occident, il n'est pas rare de constater un surmenage des facultés mentales. De longues journées de travail, un coucher tardif, les repas pris sur le pouce ou irrégulièrement sont des pratiques de plus en plus courantes. Le *Qi* se fatigue, surtout celui de l'Estomac, de la Rate et du Rein. Nous n'avons pas le temps de nous reposer et de nous recharger ; même la nuit, nous absorbons pendant notre sommeil les bruits incessants de la ville et notre esprit ne peut se reposer.

La méthode la plus efficace pour devenir plus fort mentalement et émotionnellement est la méditation. Si vous souffrez d'un symptôme particulier, qu'il soit émotionnel ou mental, ses manifestations sont souvent puissantes, inconfortables et très dérangeantes. Cette émotion ou pensée particulière est alors plus forte que vous. Par des techniques de méditation et des méthodes d'accroissement de l'énergie, vous serez plus fort et ne vous laisserez plus vaincre par ces symptômes. Ils finiront par devenir contrôlables et disparaîtront.

Je vous encourage à considérer certaines des pratiques de méditation suivantes comme un moyen d'améliorer votre état de santé général et d'accroître votre bien-être. Vous pouvez également vous fortifier par la pratique d'exercices de *Qi Gong*, par des changements alimentaires et par le massage. Les exercices de *Qi Gong* décrits au chapitre IV sont particulièrement utiles pour la pratique de la méditation.

La méditation

De toutes les méthodes médicales chinoises, la méditation en est l'aspect le plus important. Dans un ouvrage de la dynastie Han, on peut lire qu'il est primordial de nourrir son esprit, nourrir son corps n'étant que d'une importance secondaire. L'esprit doit être « pur et tranquille » et les os « stables » ; ce sont là, croit-on, les fondements de la longévité. Les Tibétains partagent le même avis et disent que « l'esprit est Roi ». L'esprit est la partie la plus intime de notre être, et donc la plus essentielle, mais aussi peut-être la plus difficile d'accès. Cependant, c'est au niveau de notre esprit que les vrais miracles s'accomplissent. Il peut s'agir de notre santé, et il est arrivé que l'on réussisse à inverser le processus d'une maladie grave par des exercices de méditation ou de visualisation. Le plus souvent, ce type d'exercices augmente notre bien-être émotionnel et mental, car ils agissent directement sur notre capacité à transformer des états négatifs de l'esprit.

Il existe différentes branches en médecine chinoise, dont les deux plus importantes sont les écoles taoïste et bouddhiste. Le but ultime de ces deux systèmes philosophiques (que certains décriront comme des religions) est l'illumination – la réalisation de notre unité, de notre vraie nature, de notre faculté à être d'une sagesse et d'une compassion infinies (*voir aussi page 20*). La méditation est la méthode qui nous permet d'atteindre ce niveau d'accomplissement.

On peut pratiquer la méditation à différents niveaux : au niveau quotidien, juste pour se relaxer et éprouver de la joie, ou à un niveau plus spirituel, pour se détacher complètement de la souffrance, pour atteindre sa vraie nature, et pour faire resplendir sa « compassion ».

Qu'est-ce que la méditation ?

La méditation est tout simplement un niveau de l'esprit où l'on ne cherche pas à manipuler les pensées et les émotions, mais où on les laisse pénétrer librement. Certaines personnes font l'expérience de cet état de l'esprit lorsqu'elles sont absorbées par une tâche simple ou qu'elles se sentent particulièrement détendues. Si c'est votre cas, usez de votre expérience lorsque vous commencerez les exercices de la page 51. Si ce n'est pas votre cas, la pratique de la méditation vous permettra d'atteindre ce niveau de calme et de relaxation. Au fur et à mesure que nos pensées et nos émotions s'apaisent, la clarté naturelle de l'esprit se dévoile et son éclat naturel, la compassion, est alors en mesure d'émerger.

Mais qu'est-ce que « l'esprit » ? Il existe divers niveaux d'esprit ou de conscience, nous ne traiterons que deux de ces niveaux. La partie analytique de notre esprit, le jugement, est celle de notre vie de tous les jours, celle qui nous précipite dans toutes sortes de problèmes et de difficultés. Sa conception du monde a tendance à être dualiste, à distinguer le bien du mal, l'affection de l'aversion. C'est l'intellect qui réagit aux situations avec colère, irritation, impatience, jalousie, etc. Le niveau le plus intime de notre esprit a différentes dénominations selon les traditions spirituelles ou religieuses. L'esprit supérieur est comme le ciel de par sa nature, lumineux, clair, dégagé et d'une sagesse et d'une compassion infinies.

La méditation peut être apprise et pratiquée par tous. Les méthodes décrites dans cet ouvrage sont simples et conviennent aux personnes de toutes confessions, pour leur permettre de calmer et d'apaiser leur esprit. Quand vous commencerez à méditer, vous remarquerez que votre esprit semble plus actif et plus bruyant que d'ordinaire. Ceci sera la preuve que vous aurez bien commencé à méditer, car vous aurez pris conscience des « bavardages » internes qui passent généralement inaperçus dans notre vie quotidienne. Avec le temps, les pensées s'ordonneront et les émotions se calmeront.

LA POSTURE DE MÉDITATION

Le dos doit être droit pour que la colonne vertébrale reste bien verticale. C'est là le point le plus important en ce qui concerne la position à adopter pendant la méditation. Traditionnellement, on compare le dos à « une pile de pièces d'or », ou on dit qu'il doit être « aussi droit qu'une flèche ». Le bas du dos accuse une courbe naturelle, ne vous forcez pas à adopter une position ou à vous asseoir d'une manière contrainte : retrouvez votre verticalité naturelle. La tête sera légèrement inclinée vers le bas, le regard est droit, sans forcer (*voir illustration page suivante*). Dans la tradition qui m'est familière, les yeux restent ouverts, pour ne pas se couper du monde et pour au contraire intégrer l'entièreté de son expérience. Si pour commencer, vous êtes plus à l'aise avec les yeux fermés, laissez-les clos. Mais si le sommeil ou la fatigue s'emparent de vous, alors gardez-les légèrement ouverts pour maintenir votre attention. Si votre esprit est hyperactif, il est préférable de baisser les yeux.

Asseyez-vous sur une chaise ou par terre en tailleur. L'important est d'être à l'aise ; il n'est pas indispensable d'adopter une position en « lotus » au début. Relaxez votre corps, votre respiration, et toutes régions tendues, en particulier, le cou, les mâchoires et les épaules. Le bout de la langue touchera le palais afin de relier le courant d'énergie dans l'ensemble du corps. Respirez doucement par la bouche et le nez.

LA CONCENTRATION

On peut se concentrer de diverses façons pendant la méditation, cela permet à l'esprit de s'apaiser. Il est possible par la suite « d'abandonner » cette pratique lors que son esprit est plus stable, que l'on entre en méditation naturellement. Les deux méthodes décrites ici sont la concentration sur la respiration et la concentration sur un objet ; vous les retrouverez en détail page 51. La troisième méthode consiste à se concentrer sur un « mantra ». Le mantra est une parole qui protège l'esprit. Il s'agit d'une parole chantée, incarnant une qualité particulière. Un mantra courant en Chine est *Om Mani Padme Hum*, le mantra bouddhiste de la compassion. On le retrouve aussi dans le bouddhisme tibétain.

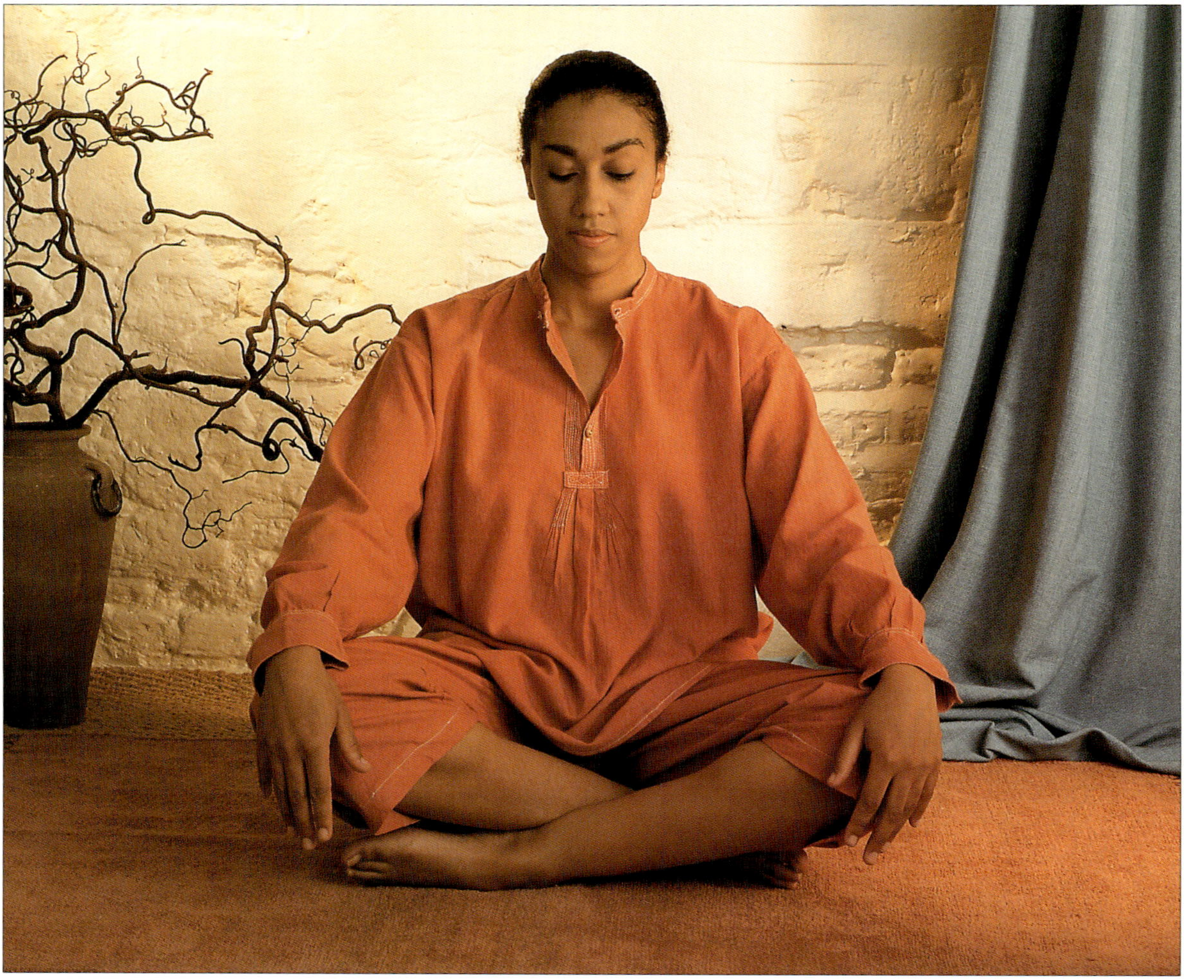

Ci-dessus : *Posture de méditation classique : le dos est droit, la tête légèrement inclinée vers le bas, le regard vers le sol ou droit, tout le corps est détendu ; l'important est de se sentir à l'aise.*
Ci-contre : *Quand vous commencez les exercices de relaxation respiratoires, posez une main en haut de la poitrine et l'autre sur l'abdomen pour contrôler l'immobilité du haut du corps pendant l'exercice. Avec la pratique, vous le ferez naturellement.*

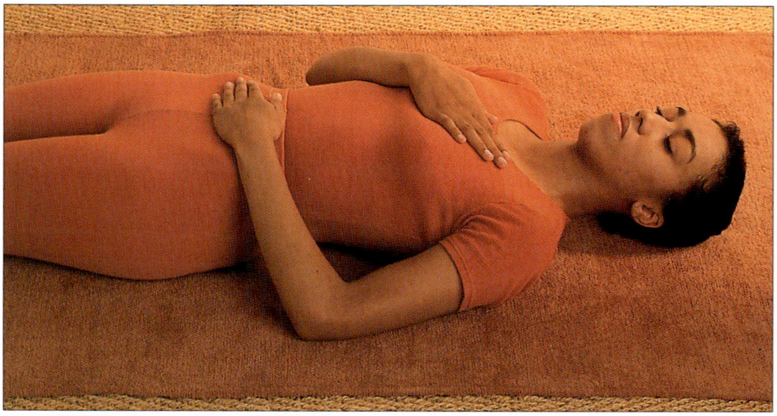

EXERCICES DE MÉDITATION

Respiration et relaxation

Il s'agit d'un simple exercice de respiration et de relaxation où l'on utilise à fond ses poumons. Il est connu sous le nom de « respiration abdominale ou diaphragmatique », et contribue à la relaxation. Faire descendre le souffle dans l'abdomen rend notre respiration plus effective et permet de relâcher des tensions profondes.

Mettez-vous dans la position décrite ou allongez-vous au chaud dans un endroit confortable. Inspirez en gonflant l'abdomen sans soulever la poitrine, qui doit rester immobile (*voir ci-contre en bas de page*). Le diaphragme est poussé vers le bas, les poumons se dilatent et se remplissent d'air. Expirez, l'abdomen rentre, expulsant l'air des poumons. Continuez l'exercice pendant quelques minutes et concentrez-vous sur l'air qui entre et sort du corps et sur votre abdomen qui monte doucement et redescend. Au fur et à mesure, avec la pratique, vous constaterez que votre respiration, votre corps et votre esprit sont plus détendus.

Se concentrer sur sa respiration

Mettez-vous en position de méditation et essayez cet exercice de concentration sur la respiration :

• Inspirez et expirez en prenant petit à petit conscience de l'air qui entre et sort.

• Inspirez et laisser le mouvement de la respiration agir sur vos contractions et détendre toutes les zones de tension et de malaise.

• Expirez et débarrassez-vous de ces tensions.

• Les pensées et les émotions commencent à vous envahir, ignorez-les, contentez-vous de les regarder naître puis disparaître, tels des nuages dans le ciel.

À chaque inspiration et expiration, vous vous sentez plus détendu. Concentrez-vous sur la respiration sans exagérer. Ne concentrez qu'une partie de votre esprit sur votre respiration, votre esprit doit rester ouvert et même vigilant.

Se concentrer sur un objet

Cet exercice est similaire. Vous pouvez choisir n'importe quel objet, de préférence quelque chose qui vous inspire : une fleur, une image, une représentation religieuse, une photographie ou une peinture de la nature — tout ce qui peut susciter pour vous un intérêt. L'esprit apaisé, commencez à vous concentrer sans forcer sur l'objet. Laissez votre esprit se détendre calmement. Si, par moment, vous vous sentez distrait, ramenez votre attention sur l'objet.

La visualisation

Mettez-vous en position de méditation et détendez votre corps et votre esprit. Vous allez à présent visualiser votre corps en bonne santé dans son entièreté. Inspirez en imaginant inspirer de la lumière blanche. C'est apaisant, rafraîchissant et énergisant. À chaque inspiration, vous inspirez de plus en plus de cette lumière apaisante. Concentrez-vous en particulier sur les zones de tensions ou à problèmes. Si vous souffrez d'un mal ou d'une maladie particulière, portez-y toute votre attention en concentrant la lumière sur la dite zone. Expirez et visualisez les tensions, les maux et les problèmes quitter votre corps et s'évanouir en fumée. À chaque expiration, davantage de fumée doit s'échapper.

Continuer l'exercice aussi longtemps que possible, jusqu'à ce que votre corps soit rempli de lumière blanche et qu'il soit totalement guéri. Tous les problèmes se sont évaporés, et votre corps resplendit d'une lumière apaisante et énergisante. Voici deux recommandations qui rendront votre pratique encore plus efficace :

• Quand vous terminez l'exercice, assurez-vous que vous sentez avoir évacué tous vos problèmes, n'en gardez pas pour la fois d'après.

• Faites cet exercice tous les jours pour en recueillir au maximum les bienfaits.

LA MÉDITATION DANS LA VIE QUOTIDIENNE

Tous les professeurs et les maîtres de méditation s'accordent sur le fait que la pratique régulière produit les meilleurs résultats. L'efficacité du processus de guérison d'un problème spécifique de santé, à partir de la méditation et de la visualisation, dépendra directement du temps passé à la méditation.

Il est vrai que lorsque l'on débute, il peut s'avérer extrêmement difficile de trouver le temps pour le faire. Notre vie quotidienne est très chargée, pleine de distractions, et la méditation est bien la dernière chose à laquelle nous consacrerions du temps, même si nous en connaissons les bienfaits. Pratiquez la méditation tous les jours pendant le temps que vous jugerez le plus approprié. Il n'existe pas de règle, au début, cinq ou dix minutes peuvent suffire. Vous la pratiquerez à n'importe quel moment de la journée, mais vous serez amené à découvrir que la méditation le matin est plus efficace car votre énergie est alors plus fraîche et plus forte. Traditionnellement, on pratique la méditation ou le *Qi Gong* au lever du soleil.

Choisissez l'endroit où vous allez méditer : un endroit que vous aimez chez vous ou dans votre jardin. La méditation à l'extérieur, en contact direct avec la nature, peut vous donner de l'inspiration et s'avérer extrêmement bénéfique. Vous pourriez peut-être réserver un endroit dans la maison ou dans votre chambre pour la méditation. Vous pourriez le décorer de fleurs, d'une belle image, y brûler de l'encens ou encore y placer un objet qui vous inspire. La méditation génère un environnement empreint de spiritualité, on peut contribuer à susciter une telle inspiration en créant un cadre extérieur propice. L'important, c'est de créer un espace qui permette la méditation, et de laisser son harmonie se refléter dans notre espace intérieur mental. Ainsi les pensées et les émotions s'apaisent pour laisser s'élever notre clarté intérieure.

Pour ceux qui voudraient en savoir plus

Les exercices de ce livre sont simples et faciles à pratiquer. Vous remarquerez au fil de votre pratique des changements évidents. Mais il est possible que vous atteigniez un niveau qui exige d'en savoir davantage ou qui vous incite à comprendre vos expériences ; il sera alors temps pour vous de trouver une personne pour vous l'enseigner. Vous ne suivrez son enseignement que si vous êtes certain de recevoir auprès d'elle ce dont vous avez besoin. Évaluez ses qualités, sa formation, et discutez avec elle de la tradition méditative qu'elle enseigne et de ses origines (*voir au chapitre VIII comment choisir un bon guide*). Vous pourrez trouver très utile de vous référer au *Livre tibétain de la Vie et de la Mort*, riche de conseils pratiques sur la méditation et l'esprit.

ALIMENTATION ET SANTÉ

Préparer la nourriture pour soi-même et ses proches fait partie des traditions les plus anciennes de l'humanité. Cette activité est intimement liée à notre santé et à la qualité de nos relations avec notre famille et nos amis. La façon dont nous préparons, cuisinons et mangeons joue un rôle important sur notre santé. En médecine chinoise, ce rôle est reconnu, et ce ne sont pas seulement les aliments en soi qui sont importants mais leur énergie. Cette vision découle de la conception chinoise du *Qi*, inhérent à toute forme d'existence. Le *Qi* de chaque aliment devient, par conséquent, un élément clé, au même titre que le mode de préparation et de cuisson, modifiant l'énergie. Actuellement, nous devons aussi prendre en compte d'autres facteurs, comme le mode de transformation et de conditionnement des aliments et les méthodes agricoles employées.

En Chine même, il n'est pas rare qu'un médecin prescrive un certain type d'aliment que le malade ira ensuite manger au restaurant d'à côté. Le restaurant prépare le plat en suivant l'ordonnance et ce dernier sera consommé dans l'unique but de guérir. Il n'existe pas en Occident de tels restaurants « de santé » ; ils symbolisent la conviction chinoise du lien essentiel entre notre alimentation et notre état de santé. Le traitement de la maladie par l'alimentation a une longue histoire en Chine. Il est déjà évoqué dans un ouvrage écrit en 300 avant notre ère, L*e Canon Interne de l'Empereur Jaune* (*Huangdi Neijing*) (*voir page 11*).

La thérapie diététique n'est qu'un exemple de la manière dont nous pouvons faire usage de notre connaissance de l'énergie pour équilibrer le *Qi* et le Sang. Avec la médecine chinoise, nous déterminons les conditions de notre propre énergie, elle nous donne ensuite les outils pour équilibrer cette énergie ou la maintenir en équilibre. La médecine chinoise cherche à refroidir ce qui est chaud et à réchauffer ce qui est froid. Si notre constitution est froide, il est utile de consommer des aliments chauds de nature et qui ont été réchauffés par la préparation. Si notre constitution est chaude, il convient de manger des aliments rafraîchissants. Vous remarquerez que les symptômes des déséquilibres spécifiques répertoriés au chapitre II renvoient à ces propriétés de chaud ou de froid. Dans ces cas, on conseillera de prendre certains aliments pour restaurer l'équilibre.

LES ÉNERGIES ALIMENTAIRES

En Occident, nous avons tendance à mettre l'accent sur tel ou tel aliment, et sur la quantité que nous absorbons. Certains aliments sont considérés comme nuisibles et sont évités, d'autres au contraire sont considérés comme sains, et on conseille d'en faire une grande consommation. Si nous nous attachons aux propriétés énergétiques de la nourriture, nous constatons que ce n'est plus la quantité qui importe, mais plutôt la façon dont nous combinons ou cuisinons les aliments. L'équilibre des aliments et des goûts est la plus saine approche diététique ; la modération en tout résume l'approche chinoise.

Les maîtres de méditation et de *Qi Gong* ont déterminé les énergies des aliments, en faisant l'expérience de leurs effets sur leur propre énergie. Ces mêmes méthodes ont été utilisées pour déterminer les énergies des plantes médicinales. La distinction entre un aliment et une plante médicinale est un tant soit peu artificielle, car dans certains cas les plantes médicinales sont utilisés comme aliments et dans d'autres les aliments sont utilisés comme des plantes médicinales. L'important est de prendre en compte nos propres énergies et de voir comment faire usage des plantes médicinales et des aliments pour les équilibrer.

La plupart d'entre nous prennent en compte, sans le savoir, les énergies alimentaires. L'agneau au romarin, le bœuf à la sauce au raifort, le canard à l'orange, le fromage de soja (*tofu*) au gingembre frais sont autant d'exemples de combinaison alimentaires complémentaires. On prend en considération diverses propriétés des aliments :

- le *Qi* : froid, frais, neutre, tiède, chaud ;
- le goût : sucré, épicé (piquant), aigre, amer, salé, aromatique, insipide ;
- l'organe influencé.

Le tableau page suivante indique les différents goûts et leurs effets. L'insipidité constitue une catégorie de goût qui n'est pas rattaché à un organe, et qui donc ne se trouve pas répertorié dans le tableau. Vous trouverez page 55 des exemples d'aliments et de leurs énergies (vous remarquerez que certaines nourritures peuvent avoir plus d'une fonction, le bœuf par exemple, nourrit le Yin et le Sang et réchauffe le Yang et le *Qi*).

Les goûts et leurs effets				
Goût	Organe affecté	Effet	Conséquence en cas d'excès	Exemple
Sucré	Rate	Fortifiant, soulage la douleur.	Formation d'Humidité et de Flegme, qui bloque la circulation du *Qi* et conduit au Cœur.	Miel, sucre.
Épicé	Poumon	Contribue à la circulation du *Qi* et du Sang.	Trop stimulant, endommage *Qi* et Sang.	Poivre noir, piment, piment de cayenne.
Acide	Foie	Arrête les sueurs, la diarrhée.	Rétention d'eau.	Vinaigre, citron.
Amer	Cœur	Soulage la fièvre, arrête la toux et la respiration sifflante, purgatif.	Affaiblit le *Qi*, desséchant.	Pissenlit, asperge.
Salé	Rein	Amollit et évacue les tumeurs.	Bloque la circulation du Sang.	Algue, sel.
Aromatique	Rate	Réveille le *Qi* de la Rate, soulage l'Humidité.	Desséchant.	Cardamome.

Recommandations particulières

Certains aliments ont un effet bénéfique sur les jeunes enfants, les femmes enceintes, les personnes âgées, et d'autres leur sont déconseillés. Les indications ci-dessous d'ordre général concernent chacune de ces catégories.

Nouveau-nés et jeunes enfants

Les enfants grandissent rapidement, ils ont donc besoin de sources de protéines comme la viande, les œufs ou les légumes secs accompagnés de beaucoup de végétaux. Suivez les conseils de l'alimentation saine donnés dans l'encadré ci-contre.

Les femmes enceintes

Si vous êtes enceinte, il vous faut éviter de consommer des aliments d'énergie chaude et épicés, comme les piments, la cannelle et le vin. Car en endommageant les fluides de corps, ils risqueraient d'affecter le fœtus. Il est courant de désirer tel ou

UNE ALIMENTATION SAINE POUR LES BÉBÉS ET LES JEUNES ENFANTS

À faire :

- *Allaiter si possible, lorsque la mère est détendue.*
- *Ne commencer l'allaitement mixte qu'à partir de six mois, et pas avant trois mois. Votre bébé saura vous faire comprendre lorsqu'il aura besoin d'aliments solides.*
- *Comme premier solide, donner du riz que vous aurez légèrement fait griller dans une casserole avant de le cuire à l'eau.*
- *Les céréales bien cuites et les légumes chauds seront la base de l'alimentation.*

À ne pas faire :

- *Allaiter tout de suite après un travail éprouvant ou après des relations sexuelles.*
- *Donner des aliments crus, y compris des fruits.*
- *Introduire plus d'un aliment nouveau par jour (laissez votre enfant s'accoutumer au nouveau goût).*
- *Donner des aliments vite prêts (snacks), conditionnés ou en boîtes.*
- *Donner des aliments froids, gras et très sucrés (auxquels on a ajouté du sucre).*

L'ÉNERGIE DES ALIMENTS

Énergie / Fonction	Aliments
Froid	Banane, crabe, pissenlit, pamplemousse, varech, mangue, sel, algue, soja vert germé, thé, tomate, châtaigne d'eau, pastèque, poivre gris.
Frais	Pomme, aubergine, orge, sarrasin, glume, concombre, laitue, marjolaine, millet, soja vert, champignons (de Paris), orange (mandarine), poire, menthe poivrée, radis, fromage de soja (tofu), épinards, mandarine, cresson, blé.
Neutre	Haricot aduki, abricot, bœuf, betterave, fève, chou, carotte, céleri, maïs, pomme sauvage, canard, œuf (de poule), figue, raisin, haricot vert, hareng, miel, haricot rouge, réglisse, lait (de vache), olive, ananas, petit pois, cacahuète, prune, porc, pomme de terre, citrouille, riz, seigle, sardine, navet, igname.
Chaud-tiède	Amande, anchois, asperge, basilic, cardamome, cerise, châtaigne, poulet, ciboulette, écorce de cannelle (*Gui Pi*), noix de coco, café, coriandre, datte, graines d'aneth, fenugrec, graines de fenouil, ail, gingembre (frais), agneau, poireau, lychee, malt, maltose, moule, mouton, muscade, oignon, écorce d'orange, pêche, prune (noire de Chine), coing, framboise, romarin, crevette, gourde, fraise, graine de tournesol, patate douce, tabac, vinaigre, noix, vin.
Chaud	Poivre noir, piment de cayenne, piment, écorce de cannelle (*Rou Gui*), gingembre (séché), paprika, truite.
Nourrit le Yin et le Sang	Pomme, abricot, asperge, haricot (aduki, vert, rouge), bœuf, betterave, fromage, palourde, crabe, pissenlit, datte, canard, œuf, raisin, miel, légumes verts à feuille, foie, malt, mangue, lait, ortie, huître, persil, petit pois, poire, ananas, porc, lapin, sardine, épinard, riz sucré, fromage de soja (*tofu*), tomate, cresson, pastèque, igname.
Réchauffe le Yang et le *Qi*	Basilic, bœuf, cerise, châtaigne, poulet, ciboulette, clou de girofle, noix de coco, datte, aneth, graines de fenouil, ail, gingembre, raisin, jambon, rognon, agneau, lentille, homard, maquereau, molasse, champignon (*shiitake*), muscade, avoine, pomme de terre, lapin, framboise, romarin, sauge, crevette, fromage de soja (*tofu*), gourde, patate douce, thym, noix, igname.
Engendre l'Humidité	Bière, banane, produits laitiers (lait de chèvre et fromages de chèvre sont préférables au lait de vache et aux fromages faits avec ce lait), aliments gras, viande (surtout les viandes grasses), jus d'orange, tofu (fromage de soja), blé (gluten, partie collante), sucre blanc, levure.
Évacue l'Humidité	Luzerne, orge, haricots (aduki, rouge), céleri, ail, citron, oignon, persil, citrouille, radis, seigle, navet.
Régule la circulation du *Qi*	Basilic, cumin, cardamome, carotte, piment de cayenne, ciboulette, clou de girofle, coriandre, graine d'aneth, ail, marjolaine, écorce d'orange et de mandarine, radis, curcuma.

tel aliment pendant la grossesse. Mais n'en mangez qu'en petites quantités. Si votre désir pour cet aliment disparaît, c'est qu'il venait du bébé et qu'il est désormais satisfait. Si, en revanche, il subsiste, c'est qu'il est dû à un déséquilibre énergétique. Continuer de consommer l'aliment en question risquerait de prolonger le problème ; il faut alors consulter un médecin pour rectifier ce déséquilibre.

Les personnes âgées

Il est particulièrement bénéfique aux personnes âgées de manger de produits laitiers, des œufs, des légumes, du sésame, des noix et de l'igname. Notre corps se dessèche avec l'âge. Au fur et à mesure que nous perdons le Yin (l'Eau), le Yang (le Feu) tend à être hyperactif, ce qui provoque des problèmes, comme l'hypertension. Les aliments mentionnés sont particulièrement bénéfiques car ils nourrissent le Yin. Les autres aliments à conseiller sont ceux qui engendrent l'Humidité (*voir page 55*) car ils augmentent les fluides corporels.

LES PRINCIPES DIÉTÉTIQUES CHINOIS

Les organes principaux qui sont en rapport avec la nourriture sont l'Estomac et la Rate. Ce sont eux qui transforment les aliments en *Qi* et en fluides avant de les faire circuler dans les autres organes. Il est primordial qu'ils fonctionnent harmonieusement pour que nous puissions tirer profit de la nourriture que nous mangeons. C'est en prenant soin de l'énergie de notre Estomac et de notre Rate que nous nous assurerons longévité et bonne santé. Il existe un certain nombre de principes d'ordre général applicables à tous.

Ce qu'il faut manger

En médecine chinoise, l'Estomac est comparé à une marmite chauffée par le *Qi* de la Rate : en mangeant des aliments chauds et légèrement cuits, l'énergie n'a plus besoin de « faire cuire » cette nourriture. Manger froid et cru pourrait être assimilé à faire un feu dans sa salle à manger puis l'éteindre en y versant de l'eau. Dans certaines situations, il convient de consommer de la nourriture froide, comme dans les climats chauds ou pour des raisons de santé bien spécifiques. Tout se passe comme si l'on versait de l'eau sur un feu devenu incontrôlable et menaçant de brûler toute la maison, ou alors sur un feu aux fumées nocives.

Consommer autant que possible des aliments purs et « énergétiques ». La nourriture sera de moindre qualité si elle a poussé sur une terre traitée avec des engrais chimiques, des pesticides et des herbicides. Le *Qi* de nourritures précuites, transformées et, d'une manière générale, dénaturées, a également subi une modification. Il est préférable de se nourrir d'aliments issus de l'agriculture biologique, cueillis le jour même ou aussi frais que possible et cuits juste avant d'être consommés. Un aliment cuit depuis plus de vingt-quatre heures est considéré comme « gâté ». En mangeant les produits locaux, vous serez sûrs de leur relative fraîcheur. À notre époque, la nourriture achetée dans les supermarchés et les hypermarchés a souvent voyagé des milliers de kilomètres pour arriver sur les étalages. En Occident, grâce aux principes de l'agriculture biologique et de la permaculture (véritable écosystème agricole), nous pouvons désormais acheter des aliments frais sains.

On peut manger toutes sortes de nourriture avec modération, à l'exception de certaines dont il faut soit suspendre, soit limiter la consommation, en particulier en cas de problèmes de santé spécifiques. Il s'agit pour la plupart d'aliments dotés d'une forte énergie ou difficiles à digérer, comme le café, les céréales raffinées (riz blanc et farine blanche), le sucre blanc et le sel.

Remplacez autant que possible le sucre par le miel pour son goût sucré et sa chaleur naturelle ; il peut en revanche favoriser l'Humidité (mucus) si on en fait une grande consommation. Le sucre blanc est raffiné et très sucré, il fatigue le Qi de la Rate et de l'Estomac, alors que le sucre roux est chaud et revigore en douceur.

La viande

On peut manger de la viande. Mais les viandes blanches, moins grasses, sont plus digestes. Les viandes rouges sont naturellement chaudes et recommandées pendant l'hiver. Il faut consommer de la viande comme si vous preniez un médicament, c'est-à-dire en quantité limitée. Par exemple, dans un ragoût, mettez beaucoup de légumes pour juste un peu de viande. Vous profiterez ainsi de la chaude énergie de la viande sans fatiguer ni alourdir votre digestion. Le porc est de nature froide. Il est souvent à l'origine de troubles digestifs, comme les diarrhées, car il refroidit le *Qi* de la Rate et de l'Estomac. Si vous en mangez, cuisez-le avec des herbes chaudes, comme le gingembre, la cardamome et le clou de girofle.

Les fruits

Les fruits sont d'une manière générale bons à manger, même s'il est préférable de les consommer cuits sous les climats froids. Les fruits cuits au four ou en compote avec du gingembre et de la cannelle renferment une énergie chaude excellente pour le *Qi* de la Rate et de l'Estomac. Les fruits tropicaux sont froids et ils rafraîchissent davantage l'énergie. Ils conviennent mieux aux climats tropicaux ou aux chaudes journées d'été. Manger de l'ananas ou du melon dans un pays froid pendant l'hiver, par exemple, revient à ignorer complètement à la fois l'énergie climatique et, l'énergie nutritionnelle.

Des besoins particuliers

Il convient de prendre en considération son cas personnel. Un travailleur manuel qui passe ses journées à l'extérieur en hiver aura besoin de manger davantage d'aliments dont la nature nous réchauffe. Si le *Qi* du Foie a tendance à se bloquer, il faudra consommer des aliments qui favorisent la bonne circulation énergétique. Si votre Sang est trop faible, vous prendrez des aliments qui nourrissent le Sang. Si vous arrivez à prendre conscience de votre propre santé, vous serez à même de décider ce qui vous convient le mieux. Ceci vaut aussi bien pour l'alimentation que pour les exercices physiques, la relaxation, le travail, et même les soins médicaux.

Les climats

Sous les climats froids, les gens ont souvent des problèmes au niveau du *Qi*, car l'énergie doit davantage œuvrer pour réchauffer le corps. Il est par conséquent important de protéger et de renforcer son *Qi* en consommant des aliments chauds. Par aliments chauds, nous voulons dire des aliments cuits rapidement, à savoir, sautés ou cuits à la vapeur. Les légumes resteront croquants et ne perdront pas leurs bienfaits, et la viande (coupée finement) cuira très vite. Essayez de faire des plats alléchants qui stimulent le goût. La bonne cuisine chinoise est un parfait exemple de combinaisons d'énergies, de goûts et de couleurs : elle nous nourrit avant même d'avoir été ingérée. Mélanger des aliments aux énergies différentes modifie les effets de la nourriture. Le fromage de soja (*tofu*), par exemple, est froid de nature, mais on peut le réchauffer en le cuisant avec de l'ail et du gingembre.

Sous les climats tropicaux, il est normal de manger des choses rafraîchissantes, comme des fruits tropicaux et des aliments crus. Mais il ne faut pas négliger de protéger l'énergie de la Rate. Les gens vivant sous ces climats ont souvent des problèmes au niveau du Sang, qui doit œuvrer davantage pour rafraîchir le corps. La tendance est à la surchauffe et à l'accumulation de toxines. L'ouverture des pores et la transpiration sont des moyens de se refroidir et de se désintoxiquer. C'est ce que font les aliments épicés par nature, comme les piments, en obligeant les Poumons à expulser vers l'extérieur l'énergie. En consommant de tels aliments sous des climats froids nous risquons de laisser le froid pénétrer le corps par les pores dilatés de la peau. Pensez à adapter votre alimentation en fonction de votre constitution et des facteurs climatiques dominants.

Quand manger

Il convient également de prendre en compte la quantité de nourriture absorbée et la période de la journée. Le meilleur moment pour faire un gros repas est le matin. « L'heure » de la Rate et de l'Estomac se situe entre 7 et 11 heures ; c'est alors que l'énergie de ces deux organes est la plus vigoureuse. C'est même la base du vieil adage anglais « *Breakfast like a king, lunch like a prince and supper like a pauper* » (Au petit déjeuner manger comme un roi, au déjeuner, comme un prince et au dîner, comme un pauvre). Comme l'Estomac et la Rate doivent se reposer le soir et pendant la nuit, il est préférable de ne pas trop manger au dîner, et si possible de cesser après 19 heures.

Comment manger

Des repas irréguliers, sautés ou pris en faisant autre chose risquent de vider la Rate et l'Estomac de leur *Qi*. Regarder la télévision en mangeant équivaut à ramener au niveau des yeux le *Qi* et le Sang, et impose un effort au Foie. L'Estomac ne peut plus « se concentrer » sur la nourriture. En revanche, manger en famille dans la détente et dans un environnement calme favorisera l'énergie de la Rate et de l'Estomac.

Le végétarisme

Le végétarisme connaît de nombreux adeptes en Orient et s'est beaucoup développé en Occident au cours des dernières années. L'énergie de la viande, de nature chaude, n'est pas négligeable sous un climat froid et humide. Il faut donc faire attention, si l'on n'en consomme pas, à compenser par d'autres méthodes pour gagner du *Qi*, par le *Qi Gong* ou par la méditation. Manger des légumes secs (haricots ou lentilles), des céréales et des noix au cours d'un repas au moins une fois par jour permet d'assurer l'absorption d'une quantité suffisante de protéines. Consommez aussi des aliments à l'énergie chaude, comme le gingembre, la cardamome, l'ail et la cannelle.

LES EFFETS DE LA CUISSON

Cuire trop longtemps les aliments détruit leur énergie. Par exemple, je mangeais, étant enfant, des légumes qui avaient bouilli pendant une demi-heure. Les traditions culinaires diffèrent de par le monde. Les Français, par exemple, ironisent abondamment sur la cuisine anglaise. Ils accusent les Anglais de cruauté envers l'agneau car ils le tuent deux fois : la première chez le boucher, la deuxième par la cuisson ; ils disent aussi que les Anglais ne connaissent que trois sortes de légumes, dont deux sont du chou ! Si ce sont là des lieux communs (d'ailleurs inexacts), ils n'en restent pas moins l'illustration de la prédominance de telle ou telle méthode de cuisson suivant les pays. Quelle que soit votre tradition culinaire, l'important est de combiner goûts et aliments (*voir pages 54 et 55*) pour garantir une alimentation saine et bénéfique à des organes particuliers.

Les divers modes de cuisson

La façon dont nous cuisons nos aliments influe également sur leur énergie. Les méthodes citées dans l'encadré ci-dessous vous donneront une idée des influences des modes de cuisson sur la santé.

MODE DE CUISSON

- Au four : *cuire au four traditionnel à feu doux est bon pour l'énergie de la Rate.*
- À la vapeur : *la nourriture est imprégnée d'eau et donc bonne pour les Poumons.*
- **En ragoût, à la poêle :** *les deux réchauffent.*
- **En friture, grillé ou au barbecue :** *cela augmente l'énergie des aliments et convient donc mieux aux climats froids et à l'hiver (bien que les barbecues soient réservés presque exclusivement à l'été).*
- **Au four à micro-ondes :** *il génère une forme puissante d'énergie, de nature Yang. Le* Qi *des aliments se disperse et le liquide sèche. Une consommation à long terme d'aliments cuits au micro-ondes affaiblit le* Qi *de la Rate et de l'Estomac, et provoque la Sécheresse du corps qui peut se manifester sous forme de Chaleur.*

UNE ALIMENTATION SAINE

Le régime indiqué ci-dessous est adapté à la santé et suit les principes de la médecine chinoise. Vous pourrez y apporter des modifications en fonction du climat, de la période de l'année et de votre cas personnel.

UNE ALIMENTATION SAINE

- *Faire trois repas par jour à heures régulières.*
- *Préférer la nourriture chaude, en particulier sous un climat tempéré et frais.*
- *Manger des produits frais, de préférence issus de l'agriculture biologique.*
- *Consommer des produits de saison, qui poussent dans votre région.*
- *Manger lentement dans une atmosphère détendue.*
- *Utiliser avec modération le miel et les fruits secs pour sucrer.*
- *Bien cuire les céréales.*
- *Manger des bouillies au petit déjeuner, à l'avoine ou au riz* (voir page 60, recette de la bouillie de riz).
- *Manger des soupes, des ragoûts, des plats mijotés. Vous pouvez manger avec modération de la viande rouge, en particulier par temps froid.*
- *Boire des tisanes pour faciliter la digestion, comme par exemple du fenouil, du gingembre et de la camomille. Les infusions de menthe sont conseillées après un repas, en particulier dans les climats chauds.*
- *Consommer beaucoup de légumes et de fruits frais. Dans les climats froids, les fruits seront cuits avec du gingembre et de la cannelle.*

À éviter :

- *Faire une surconsommation de café, d'alcools, de chocolats et autres stimulants (si vous êtes souffrant, il est préférable de les éviter complètement).*
- *Les aliments transformés (en boîtes de conserve, en paquets ou avec des additifs).*
- *Les céréales raffinées, le sucre blanc et les excès de sel.*

Recettes

Les principes de base que j'ai introduits dans ce livre sont couramment admis en Chine et sont en général appliqués dans la vie quotidienne. Les Chinois ajustent donc leur alimentation de manière à renforcer le *Qi,* nourrir le Sang et autres, si nécessaire. D'une manière générale, les aliments répertoriés page 55 peuvent être facilement intégrés à notre régime alimentaire pour obtenir le résultat escompté. Par exemple, si vous désirez alimenter le Sang, choisissez les aliments de la liste que vous consommerez sous forme de soupes ou incorporerez en plus grande quantité à vos recettes personnelles. Mais ne négligez pas pour autant les autres, car votre but est d'équilibrer le *Qi* et le Sang. Ne valorisez jamais un aliment au détriment d'un autre.

Les recettes données ici sont des recettes de base de soupes de légumes et de bouillie de riz que l'on peut tout à fait accommoder à sa manière et en fonction des effets désirés. Elles montrent comment mélanger des aliments et des herbes d'énergies différentes, et comment, dans certains cas, les plantes peuvent être prises pour des aliments à part entière et inversement. N'utilisez pas de casseroles en aluminium, préférez l'acier inoxydable, le verre ou la fonte. Utilisez autant que possible des produits issus de l'agriculture biologique ou de votre potager. Ne jamais cuire au micro-ondes car il disperse le *Qi* et sèche les fluides — vous n'obtiendrez aucun résultat satisfaisant !

SOUPE DE LÉGUMES

Il est courant en Chine de préparer des soupes dont on fait varier les ingrédients en fonction des besoins. J'ai fait de même à partir d'une recette de base.

INGRÉDIENTS

1 cuillère d'huile de sésame (ou d'huile d'olive de bonne qualité)
1 oignon émincé
15 g de gingembre frais râpé
4 petites pommes de terre
1 carotte
1 navet
1 l d'eau

MÉTHODE

Faire chauffer l'huile puis faire revenir quelques minutes l'oignon et le gingembre. Ajouter alors les légumes coupés en petits morceaux et faire revenir pendant deux minutes. Ajouter l'eau et porter à ébullition. Laisser cuire à feu doux trente minutes, puis assaisonner selon votre goût avec une pincée de sel, du poivre noir moulu et du persil haché.

Pour renforcer le Qi et faciliter la digestion

INGRÉDIENTS À AJOUTER

10 g de ginseng (Ren Shen)
10 g d'astragale jaune (Huang Qi)
3 g de zeste de citron (Chen Pi)
6 g de hoelen (Fu Ling)
6 g de cardamome (Sha Ren)
1/2 litre d'eau

MÉTHODE

Préparer la soupe de la recette de base. Dans une casserole séparée, porter à ébullition dans le demi-litre d'eau les autres ingrédients et faire réduire de moitié (250 ml d'eau). Cinq minutes avant la fin de la cuisson de la soupe de légumes, ajouter cette préparation.

Pour renforcer le Sang

INGRÉDIENTS À AJOUTER

10 g d'angélique chinois (Dang Gui)
15 g de lyciet (Gou Qi Zi)
1/2 litre d'eau

MÉTHODE

Préparer la soupe de la recette de base. Dans une casserole séparée, porter à ébullition dans le demi-litre d'eau les autres ingrédients et faire réduire de moitié (250 ml d'eau). Cinq minutes avant la fin de la cuisson de la soupe de légumes, ajouter cette préparation.

Bouillie de riz

Il existe de nombreuses variétés de riz. Vous pouvez utiliser du riz complet, mais il est difficile à digérer pour les personnes souffrant de paresse intestinale (si c'est votre cas, reportez-vous à la page 138 sur l'indigestion pour trouver des remèdes ou manger la soupe de légumes agrémentée des ingrédients qui renforcent le *Qi* et facilitent la digestion). Le riz complet ne gonfle pas comme le riz blanc et il cuit plus longtemps dans davantage d'eau. Vous pouvez aussi utiliser le riz blanc non traité mais évitez le riz traité que l'on trouve déjà emballé en sachets ou en paquets car il est dépourvu de la quasi-totalité de ses vitamines et minéraux. Le riz doit être bien cuit ; avant de le manger faites le test suivant : écrasez un grain entre le pouce et l'index. Si son milieu reste dur, c'est qu'il n'est pas assez cuit. Les recettes ci-dessous suffisent pour deux personnes.

INGRÉDIENTS

100 g de riz complet et 75 cl d'eau
ou
100 g de riz blanc non traité ou de riz basmati et 75 cl d'eau

MÉTHODE

Pour la bouillie au riz complet, faites tremper le riz pendant une heure (de préférence directement dans la casserole). Puis porter à ébullition et laisser cuire pendant deux heures jusqu'à ce qu'il soit bien cuit. Pour la bouillie de riz blanc, porter le riz à ébullition et laisser cuire trente minutes (on peut aussi utiliser du riz semi-gluant et des brisures de riz).

La proportion d'eau déterminera la consistance de la bouillie. La bouillie de riz se conserve et vous pouvez la faire réchauffer ; vous rajouterez de l'eau si nécessaire, car elle a tendance à épaissir en refroidissant.

Compléments

La bouillie de riz se mange telle quelle mais on peut lui rajouter des ingrédients en fonction de ce que l'on recherche. Soyez inventif ; le tableau ci-dessous indique quels sont les effets des divers ingrédients que l'on peut ajouter.

VARIANTES POUR LA BOUILLIE DE RIZ

Ajouter	Effet
Du sucre brun ou du miel avec des rondelles de gingembre frais.	Fortifie la Rate et le *Qi*.
Du miel et du lait.	Nourrit la Rate et l'Estomac.
Des légumes verts à feuille, des rondelles de gingembre frais et du foie d'agneau coupé en petits morceaux (optionnel).	Nourrit le Sang.
Des noix, des châtaignes et des rognons d'agneau coupés en petits morceaux (optionnel).	Fortifie le Rein.
Du pourpier.	Évacue Humidité et Chaleur.
Du soja vert.	Rafraîchit par temps chaud.

UN MODE DE VIE PLUS SAIN

Dans cette partie vous avez découvert seulement quelques-unes des méthodes de médecine chinoise qui garantissent la santé. Il faut mieux prévenir que guérir, et ces méthodes vous maintiendront en bonne santé.

Dans le monde d'aujourd'hui, il faut avant tout apprendre à harmoniser notre fonctionnement psychologique pour nous rendre plus forts et nous permettre de mieux supporter la vie, de plus en plus trépidante. La méditation est un excellent moyen, puisque c'est souvent *nos réactions* aux diverses situations, plutôt que les situations elles-mêmes, qui nous posent problème. Les exercices décrits page 51 peuvent être pratiqués par tous, et, avec le temps, vous pourrez profiter des bienfaits que procurent un esprit paisible et un corps détendu.

Si vous comprenez le fonctionnement du *Qi* et des organes du corps, il vous sera possible de choisir les aliments en fonction de votre cas, du climat sous lequel vous vivez et de la période de l'année. Vous découvrirez au chapitre VI les correspondances avec les plantes. La ligne de démarcation entre aliments et plantes est très subtile : dans certains cas, un aliment sera consommé pour ses vertus médicinales, et, dans d'autres, on utilisera une plante comme aliment nutritionnel (comme vous avez pu le constater dans les recettes données, aliments et plantes se combinent pour fortifier le *Qi* et le Sang). L'important est de manger de façon équilibrée et vous pourrez consommer davantage des aliments qui vous sont personnellement bénéfiques (*voir page 55*). Surtout, détendez-vous. Partager un repas avec les autres dans une atmosphère harmonieuse est une occupation saine en soi.

Chapitre IV

QI GONG

氣功

- *Origines et développement*
- *Fonctionnement du* Qi Gong
- *Gestes naturels* Qi Gong
- *Centres énergétiques majeurs*
- *Exercices de* Qi Gong *pour la santé et le bien-être*

Le Qi Gong est la pierre angulaire de la médecine chinoise. C'est une source fondamentale de santé et de bien-être, qui nous fait recouvrer la santé lorsqu'elle « décline » et qui nous permet d'élever les niveaux de fonctionnement et de « vitalité ». Alors que les autres aspects de la médecine chinoise commencent à être reconnus et bien implantés en Occident, le Qi Gong reste marginal. Mais cette situation est amenée à changer car de plus en plus de personnes prennent connaissance de ses bienfaits.

QU'EST-CE QUE LE QI GONG ?

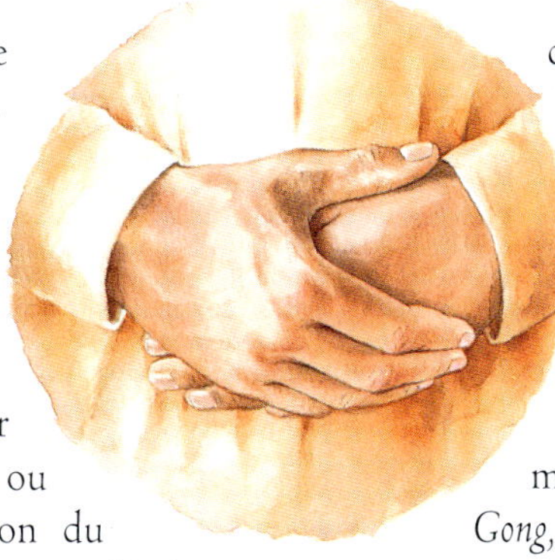

Vous êtes déjà familiarisé avec le terme « *Qi* » ; « *Gong* » est moins connu. Comme c'est le cas pour de nombreux mots chinois, il n'existe pas de traduction exacte. On l'interprète de diverses manières ; celle que je préfère est « culture ». Mais on peut aussi le traduire par « travailler avec », « développer » ou « conjuguer ses efforts avec l'action du temps ». « *Gong* » signifie principalement « développer une habileté ou un talent en se concentrant et en se mobilisant ».

Le *Qi Gong* et la méditation sont des activités *solitaires,* même si parfois, pendant la pratique, on transmet son énergie à une autre personne ou même à un groupe. Les autres modes thérapeutiques chinois, à partir des plantes ou du massage, influent sur le *Qi,* mais ils restent extérieurs à l'individu — ils *agissent* sur le corps.

Le *Qi Gong* est une série d'exercices qui utilisent des postures, des enchaînements de mouvements, la respiration, la méditation et l'action de l'esprit. Le *Qi Gong,* au même titre que la méditation, suppose « un entraînement ». Les exercices sont à pratiquer de préférence tous les jours, si l'on veut pouvoir profiter de leurs bienfaits. Il existe des centaines de styles, d'écoles et de traditions de *Qi Gong* : taoïste, bouddhiste, confucianiste, tibétain... En fait, tout système dans lequel on travaille l'énergie peut être qualifié de *Qi Gong*.

HISTORIQUE

La longue histoire du *Qi Gong* couvre toute l'histoire de la culture chinoise. Un cylindre sculpté de 380 av. J.-C. et un rouleau de soie récemment mis à jour datant de 168 av. J.-C. (*voir page suivante*) montrent clairement des personnages pratiquant des exercices, et les premiers médecins préconisaient l'efficacité du *Qi Gong* en tant que thérapie préventive. Le champ de connaissances du *Qi Gong* s'est accru au fil des âges. Longtemps resté secret en raison de sa puissance, il a pénétré, en tant qu'élément fondamental de la culture, la conscience commune.

Les exercices de *Qi Gong* faisaient partie de l'entraînement aux arts martiaux. Lorsque le fameux moine bouddhiste, Bodhidharma, partit pour la Chine, son message fut mal perçu par l'Empereur, et il se retira dans le temple Shaolin. Il remarqua que les moines étaient malades et en mauvaise santé, et, pendant dix ans, travailla à mettre au point des

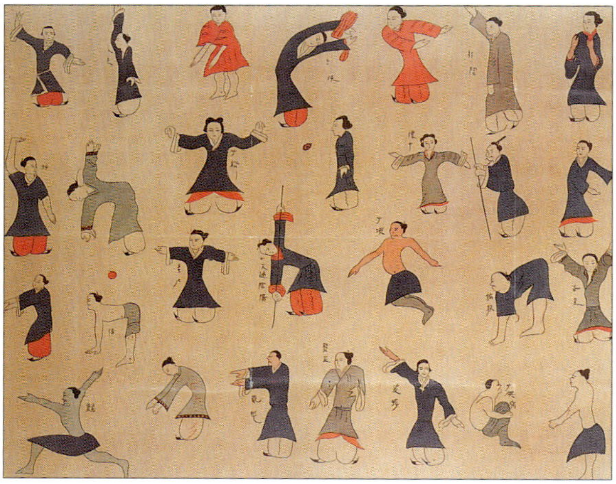

Daoyin Tu : dessins sur un rouleau de soie découvert dans la Tombe n° 3, Mawangdui, Changsha, Chine. La tombe date de 168 av. J.-C.

exercices de *Qi Gong* pour fortifier le corps. On rassemble sous le nom de « nettoyage de la Moelle des os » les exercices où l'on utilise le *Qi* pour laver et purifier la moelle osseuse, et donc le Sang, et sous l'appellation « *Qi Gong* de la chemise de fer », ceux qui « enveloppent » de *Qi* les tissus fibreux autour de chaque muscle, pour leur donner force, résistance et puissance. D'où l'image de la « une cuirasse ».

Au début du vingtième siècle, dans la course à la modernisation du pays et la frénésie technologique et scientifique, on a complètement occulté les arts traditionnels. Après la prise du pouvoir des communistes en 1949, on réintroduisit de nombreuses pratiques anciennes. Pendant la Révolution culturelle, elles furent discréditées et jugées contre-révolutionnaires ; c'est à cette période que le *Qi Gong* commença à se répandre en Occident, apporté par les nombreux maîtres qui avaient fui la Chine. On trouve désormais des maîtres partout dans le monde, et le *Qi Gong* est depuis quelques années reconnu pour ce qu'il est, et pour les bienfaits qui résultent de sa pratique.

LE BUT DE LA PRATIQUE DU QI GONG

Le *Qi Gong* concerne l'une de nos caractéristiques fondamentales — notre énergie. Il a de nombreuses applications, et s'intègre à de nombreuses activités : la forme, le sport, les arts martiaux, la santé et la guérison, la sexualité, le vieillissement et la longévité, le bien-être, le développement de ses capacités, la spiritualité, et même « l'entraînement à l'immortalité ». Chaque domaine nécessite des pratiques spécifiques de *Qi Gong*. Plus vous pratiquerez, plus vous serez capable d'évoluer vers les pratiques spirituelles.

Lorsque l'on débute, on a souvent peu conscience de son énergie et de la nature de celle-ci. Le *Qi Gong* est difficilement traduisible en mots — il faut le pratiquer et ressentir les résultats. Essayez de décrire et de définir votre énergie en usant de métaphores pour les sensations intérieures, comme la couleur, la température, le volume et la texture. Ayez confiance en votre expérience et laissez ces sensations former des images et des descriptions spécifiques. Rappelez-vous en.

Peut-être ferez-vous l'expérience d'un état d'être particulier pendant les exercices : il s'agit de « l'état *Qi Gong* ». Vous apprendrez alors à reconnaître ce que l'on ressent mentalement, émotionnellement et physiquement. C'est un état de concentration et de conscience de son système énergétique, qui nous permet de noter les différences et les subtilités des sensations, un état de conscience interne, de tranquillité et de calme.

En Occident, l'accent est mis sur l'individu, et donc sur qui nous sommes, nos sentiments et pensées (notre aspect subjectif). Le *Qi Gong*, au contraire, met l'accent sur notre aspect objectif, celui dont nous sommes en général inconscient ; il nous aide à nous concentrer sur ce que nous sommes et comment nous fonctionnons. Si nous arrivons à faire fonctionner correctement notre système énergétique, nous mettons alors automatiquement en ordre nos sentiments et « notre être ».

LE QI GONG NATUREL

Le *Qi Gong* est naturel ; vous le pratiquez déjà tous les jours quand vous prenez du repos ou quand vous vous rechargez. Certaines actions et certains mouvements nous redonnent inconsciemment un équilibre. Il s'agit d'actions que nous faisons tous, et qui nous sont familières (*voir encadré*). Nous remettons l'énergie en place là où elle manque, et la dissipons aux endroits où elle est bloquée.

GESTES NATURELS QI GONG

- *Se frotter le front lorsque l'on a un mal de tête*
- *Poser ses mains sur l'estomac après un repas*
- *Se frotter les yeux lorsque l'on a sommeil*
- *Taper des pieds pour se réchauffer*
- *Se frotter les mains pour se réchauffer*
- *Crier, rire, chanter, pleurer, gémir*

En en apprenant davantage sur votre système énergétique et le *Qi Gong*, en faisant attention à ce que vous faites et comment, vous parviendrez à travailler avec votre énergie et à la contrôler consciemment, au lieu d'être contrôlé et limité par elle.

LA MARCHE

Marcher est ce que fait toute personne douée de mobilité ; pour certains, il s'agit d'ailleurs de la principale forme d'exercice physique. En marchant, non seulement, vous utilisez les six méridiens principaux des jambes, mais aussi le point R1 sur la plante des pieds (*voir page 66*) de manière significative, puisqu'à chaque pas vous attirez en vous l'énergie terrestre. Vous pouvez le faire consciemment : il suffit d'augmenter l'énergie en vous concentrant sur ce point pendant la marche.

EXERCICE PHYSIQUE

Tout exercice physique contient une composante énergétique. Si les mouvements sont faits en général dans un but physique, au profit des muscles et des tissus, on les effectue aussi pour une raison énergétique, souvent inconsciente. Les athlètes, par exemple, pratiquent le *Qi Gong* Dur, des actions répétitives forcées, pour développer leur puissance et leur force, l'aérobic stimule l'ensemble du système énergétique. La danse est un moyen d'activer et de stimuler le *Qi* et peut générer toutes sortes de réponses internes selon le type de danse.

ÉCHANGE D'ÉNERGIE

Tout contact entre les personnes implique de l'énergie et un échange ; le Qi Gong nous aide à prendre conscience de notre énergie. Il existe quatre niveaux d'échange fondamentaux, répertoriés dans l'encadré ci-dessous.

NIVEAUX D'ÉCHANGE

a) Être dans le champ énergétique de quelqu'un : *lorsque votre champ énergétique est directement à l'intérieur de celui de quelqu'un d'autre (le champ se situe jusqu'à environ 1 mètre du corps), vous exercerez une influence réciproque sur vos champs énergétiques.*

b) Toucher : *toucher quelqu'un implique un contact physique intentionnel. Par ce contact, vous déchargez et transmettez l'énergie correspondant à vos intentions*

c) Prendre dans ses bras : *prendre quelqu'un dans ses bras, c'est aligner ses centres énergétiques internes principaux — les « Chaudrons » en médecine chinoise, plus connus sous le nom de chakras — pour que puissent s'effectuer des échanges d'énergie.*

d) La relation sexuelle : *elle implique un niveau d'échange profond entre les énergies yin et yang, pour compléter et équilibrer l'énergie de chacun des partenaires.*

LES PRINCIPAUX POINTS QI GONG

De nombreux points d'énergie sont utilisés en massage et en acupuncture. Mais dans le *Qi Gong*, il y en a très peu, il s'agit des foyers majeurs d'énergie. Il est essentiel, pour la pratique du *Qi Gong*, de les connaître et de les comprendre. Il vous sera utile de mémoriser leur nom et leur localisation ; vous trouverez aussi ici leurs noms chinois, car ils sont couramment utilisés. Ces points sont illustrés ci-dessous.

Le bout de la langue et le palais sont des zones importantes. Comme en méditation, la pointe de la langue sera placée sur le palais, derrière la rangée de dents supérieures, afin de relier les deux méridiens majeurs circulant vers le bas dans le dos, et vers le haut devant soi (le Vaisseau Gouverneur et le Vaisseau Conception).

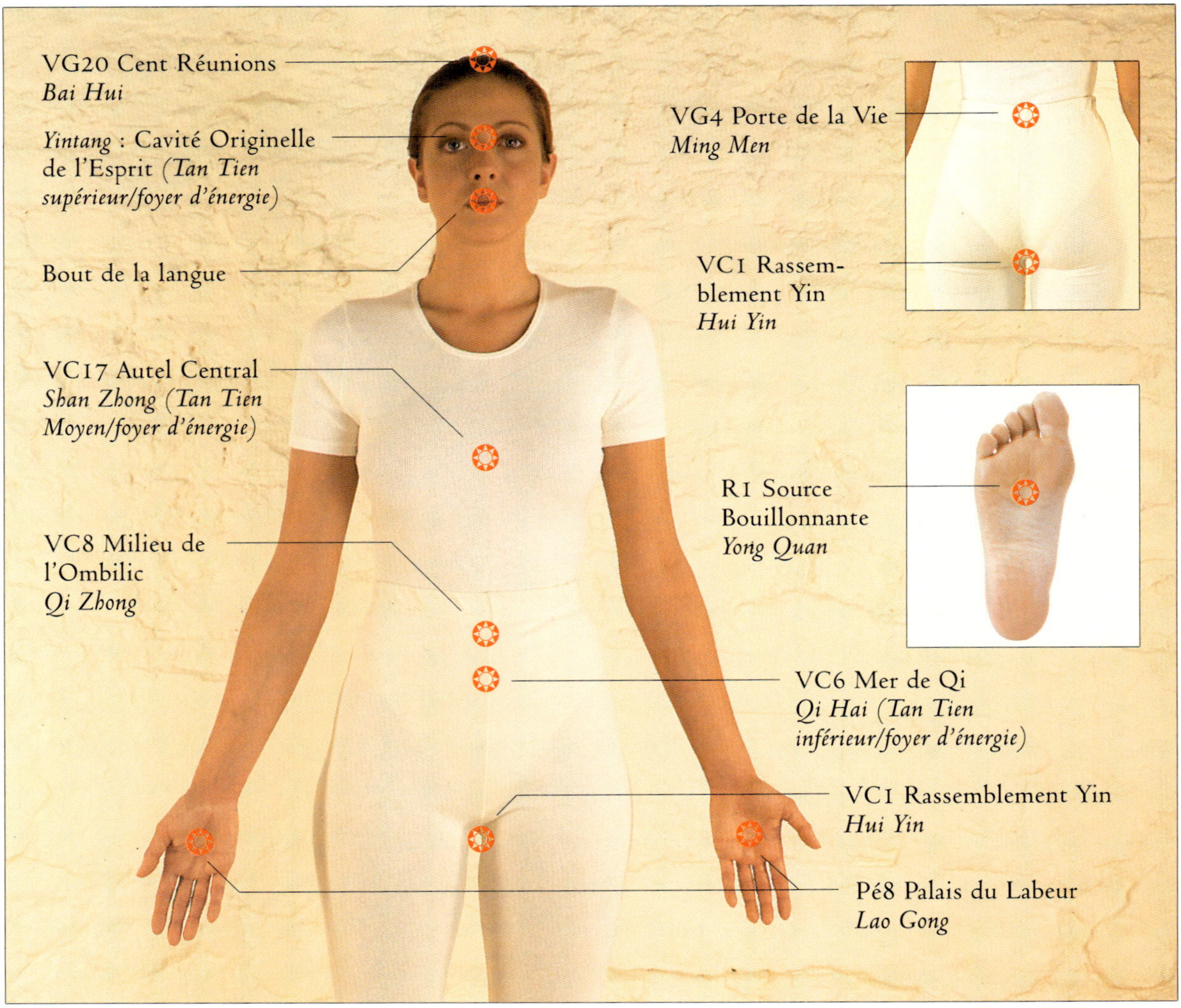

Recommandations pratiques

Les exercices suivants peuvent être pratiqués par toute personne en bonne santé. Ils ont été choisis et conçus pour vous permettre de goûter aux divers types de techniques. Ils sont tous bénéfiques à la santé et vous donnent une idée de ce que l'on peut ressentir lorsque l'on développe son énergie par le *Qi Gong*. Suivez les recommandations et réalisez les exercices doucement jusqu'à ce que vous les maîtrisiez. Quand vous les connaîtrez bien, vous les ferez à votre rythme, à votre manière, quand vous en sentirez le besoin (*voir les recommandations ci-contre*).

Trouvez par vous-même votre point médian — votre point de « tranquillité », le « centre » de vous-même. Apprenez à retrouvez un état neutre — à appuyer sur « le bouton Redémarrer », à vous « déstresser » et à vous purger. Avec la pratique, vous apprendrez à nettoyer, générer, augmenter, accumuler, purifier, raffiner, emmagasiner et préserver votre énergie. Plus vous vous familiariserez avec ces exercices et les sensations qu'ils génèrent, plus vous développerez votre capacité à lire votre propre système énergétique, à recevoir un *feed-back* et à faire une correction en cas de déséquilibre.

Recommandations générales

À faire :

- *Réservez-vous du temps afin de ne pas être dérangé pendant les exercices.*
- *Pratiquez de préférence à l'extérieur, vous bénéficierez de l'énergie de la nature.*
- *Choisissez un endroit beau qui vous inspire. Essayez au moins de vous mettre au soleil.*
- *Faites les exercices à jeun.*
- *Pratiquez tôt le matin, au réveil.*
- *Pratiquez le soir, avant le coucher.*
- *Concentrez-vous au maximum. Abordez les exercices avec le même respect et la même vénération que si vous étiez dans une église, un temple ou tout autre endroit sacré (ce qui est le cas !).*

À ne pas faire :

- *Faire les exercices juste après un gros repas.*
- *Pratiquer lorsque l'on se sent fatigué — reposez-vous d'abord.*
- *Trop en faire lorsque vous êtes malade ou que vous ne vous sentez pas bien. Abordez les exercices doucement, sans forcer, jusqu'à ce que vous sentiez vos forces revenir, et que vous vous sentiez capable de reprendre les exercices à un rythme plus normal.*

Et après ?

Vous apprendrez à ressentir votre *Qi* en pratiquant les exercices décrits dans les pages suivantes. Pratiquez-les régulièrement de la manière qui vous convient le mieux. Sélectionnez un ou deux exercices que vous trouvez particulièrement utiles et faites-en une pratique régulière quotidienne ; vous découvrirez vite qu'il vous permet de développer votre *Qi* et d'affiner la manière dont vous le ressentez.

Si vous voulez aller au-delà, il est conseillé de trouver un professeur qualifié pour poursuivre un entraînement personnel adapté ; renseignez-vous auprès de vos amis. Un professeur de *Qi Gong* est reconnu pour la qualité et le volume de son énergie, pour les résultats qu'il obtient et pour son habileté à transmettre son savoir (*voir page 157 les recommandations sur les professeurs et guides*). Vous recevrez des instructions qui vous seront adaptées, vous recevrez l'énergie du professeur et vous aurez un retour d'information, ce qui est important dans votre apprentissage.

Développez votre *Qi*, et vous vous construirez une base solide pour votre santé et votre bien-être. Vous vous sentirez mieux et plus heureux. Vous réussirez mieux votre vie et vous vous sentirez davantage valorisé par rapport à vous-même, à votre famille, à vos amis et aux autres. Le *Qi Gong* est un processus d'évolution personnelle et sociale. Pratiquez le *Qi Gong*, apprenez à générer, à utiliser et contrôler votre énergie et vous enrichirez votre vie.

Le Qi Gong de la Tranquillité

Rassembler l'énergie à l'ombilic

PRENDRE CONSCIENCE

DE SON

ÉNERGIE INTERNE

Cet exercice apaise l'esprit et vous permet de vous concentrer et de rassembler votre énergie. Vous pouvez le pratiquer seul en guise de méditation, ou au début ou à la fin d'autres exercices de *Qi Gong*. Il accroît le *Qi* et vous fait prendre conscience de votre énergie interne. Il vous permet de rester « centré » en ramenant l'énergie au centre physique. Il s'agit d'une pratique fondamentale commune à de nombreuses formes de *Qi Gong*, et c'est une des versions possibles du *Qi Gong* de la Tranquillité, aux vertus apaisantes. L'ombilic est le lieu le plus sûr de l'énergie ; c'est sa « Base ».

Asseyez-vous bien droit sur le bord de la chaise, les genoux écartés parallèles aux épaules, les pieds à plat au sol (vous pouvez vous allonger si vous préférez). Posez la main gauche devant vous, paume tournée vers l'extérieur, et la droite dessus, paume tournée vers l'intérieur, les deux paumes exactement en face l'une de l'autre. Les mains sont jointes et reposent devant vous. Vous scellez ainsi votre *Qi*.

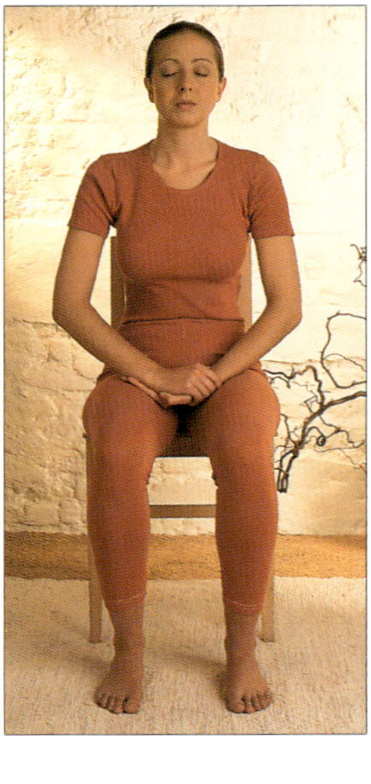

1 PRÉPARATION
Fermez les yeux, apaisez votre esprit et respirez profondément. Laissez votre esprit s'apaiser par lui-même. Visualisez un ciel bleu sans nuages. Respirez profondément, comptez vos inspirations et vos expirations. Diminuer le rythme de votre respiration. Concentrez-vous sur votre ombilic et commencez à y attirer l'énergie extérieure. Continuez jusqu'à ce que vous ressentiez de la chaleur ou toute autre sensation à cet endroit.

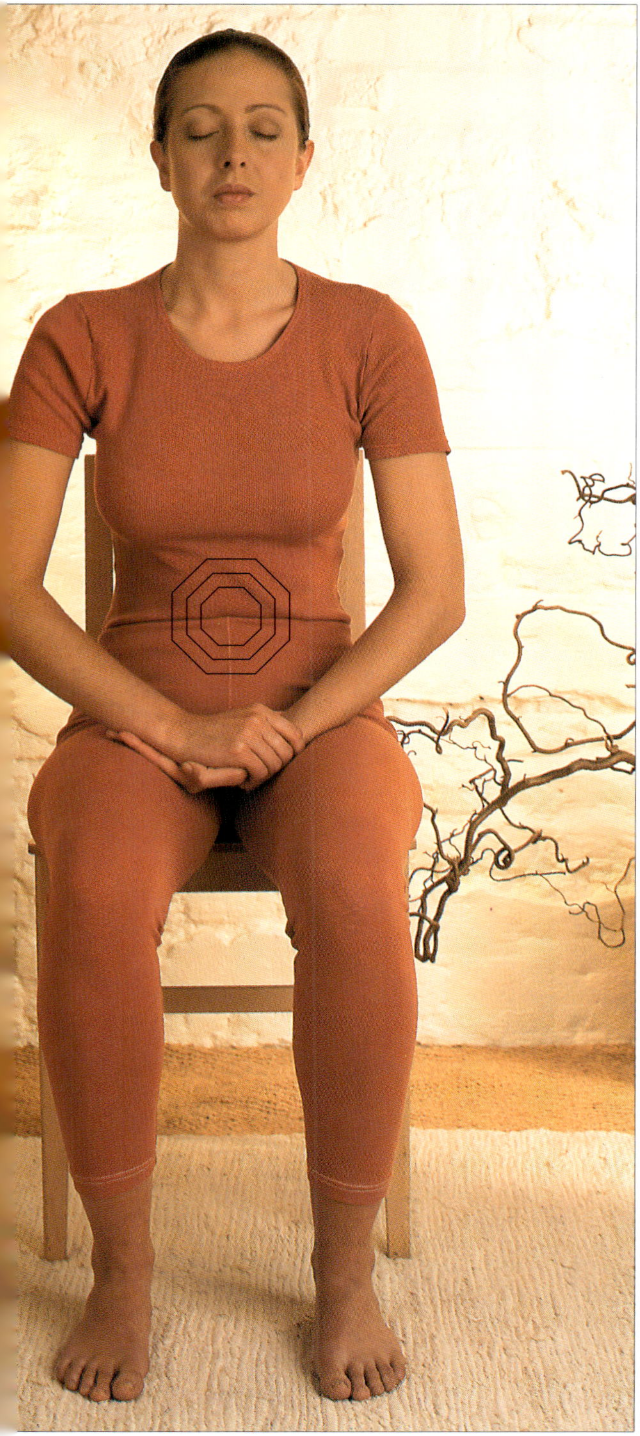

2 Formation du Ba Gua

Vous allez maintenant visualiser un Ba Gua, *trois octogones concentriques, autour de l'ombilic. Dans cet exercice, l'octogone extérieur fait 7 à 8 cm de largeur, le second 5 cm et l'octogone intérieur, au centre, 2 à 3 cm. L'élément important en visualisation est de « ressentir » la présence de ces visualisations. Ne vous inquiétez pas si vous n'arrivez pas à bien les « voir ». Avec la pratique, votre esprit se stabilisera et les visualisations deviendront de plus en plus nettes. Imaginez que vous tenez un feutre à grosse pointe souple. Commencez au-dessus du milieu de l'ombilic, à 4 cm. « Dessinez » vers la gauche autour de l'octogone dans le sens des aiguilles d'une montre* (illustration ci-contre). *Répétez l'opération avec les deux autres octogones, celui de 2 à 3 cm puis le celui de 1 cm.*

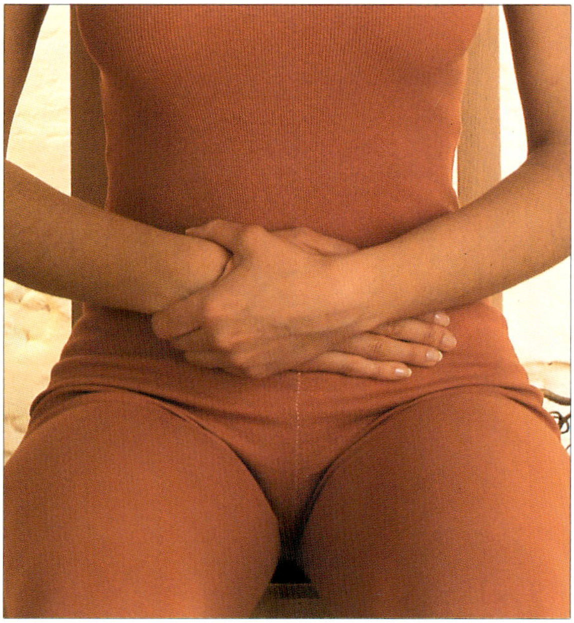

3 Le Sceau

Pour sceller, placez le centre de l'une de vos paumes sur l'ombilic et recouvrez la main ainsi placée avec l'autre main. La première main sera la gauche pour les hommes, et la droite pour les femmes. Concentrez-vous sur cette zone et inspirez à l'intérieur. En apprenant le contrôle de votre Ba Gua *vous apprendrez à contrôler toute votre énergie et à la ramener en son centre physique, l'ombilic. Vous vous sentirez calme, stable, éveillé et détendu.*

Purification

La fusion des cinq éléments

Purifier l'énergie négative pour cultiver « la Bonté »

La fusion des cinq éléments fait partie de ce que l'on appelle l'« Alchimie interne », traitant des « transformations internes » opérées par le *Qi Gong*. Dans cet exercice, l'énergie négative des cinq émotions majeures, la peur, l'anxiété, la colère, l'affliction et l'inquiétude, est extirpée de chacun des cinq organes principaux et purifiée, pour permettre de cultiver les vertus respectives de chaque organe et qui forment ensemble la « Bonté ».

La fusion des cinq éléments est un moyen pratique de cultiver sa Bonté. On peut l'assimiler à un système complet de psychothérapie que l'on effectuerait par soi-même. Nous donnons ici une version simplifiée de cette pratique d'une grande profondeur.

Asseyez-vous confortablement dans une position relaxante, fermez les yeux et laissez votre esprit s'apaiser. Concentrez-vous sur votre ombilic et dessinez un *Ba Gua* comme décrit dans les pages précédentes. Concentrez-y votre énergie. Vous êtes désormais prêt à purifier et à fusionner les cinq éléments dans l'ombilic ; concentrez-vous sur chaque organe dans l'ordre indiqué (*voir ci-contre*).

Ensuite, reconcentrez votre attention sur chacun des organes purifiés. Laissez la vertu positive monter de chaque organe et nourrissez-la dans le prochain, en suivant le cycle *Shen* (génération d'organes) : la générosité (les Reins), la douceur (le Foie), l'honneur et le respect (le Cœur), l'équité (la Rate), la droiture (les Poumons). Il s'agit de la base commune à tous les exercices de niveau supérieur.

1. LES REINS : POUR PURIFIER LA PEUR

- *Concentrez votre attention sur vos Reins.*
- *Les émotions négatives sont la peur, la timidité, la paranoï*
- *Ressentez la qualité du* Qi *dans vos Reins. Ressentez l'énergie froide-noire de la peur être extirpée de vos Reins et évacuée. Sortez la peur de vos Reins pour l'amener dans le* Ba Gua *de l'ombilic et l'y maintenir.*

---

2. LE CŒUR : POUR PURIFIER L'ANXIÉTÉ

- *Concentrez votre attention sur votre Cœur (qui inclut aussi le Péricarde).*
- *Les émotions négatives sont l'anxiété, la précipitation, l'impatience.*
- *Avec votre esprit, extirpez de votre Cœur l'énergie chaude-rouge de l'anxiété pour l'amener dans le* Ba Gua *et l'y maintenir.*

---

3. PURIFIER LA PEUR ET L'ANXIÉTÉ DANS LE BA GUA

Activez votre Ba Gua *comme s'il s'agissait d'un tourbillon d'énergie. Sentez la peur et l'anxiété se mêler et se décomposer en leurs éléments purifiés, tout comme un poison que l'on décompose en ses molécules inoffensives. Remarquez comment vous ressentez votre énergie une fois purifiée.*

---

4. LE FOIE : POUR PURIFIER LA COLÈRE

- *Concentrez votre attention sur votre Foie.*
- *Les émotions négatives sont la colère, la frustration et le ressentiment.*
- *Ressentez l'énergie tiède-verte de la colère être extirpée de votre Foie et évacuée. Amenez l'énergie de la colère de votre Foie dans le* Ba Gua *de l'ombilic et l'y maintenir.*

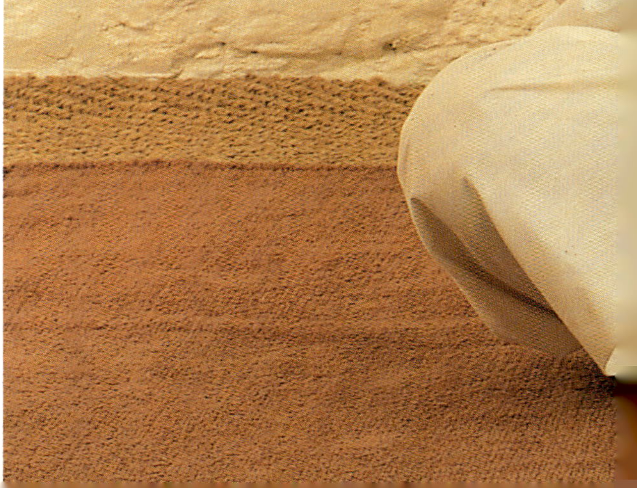

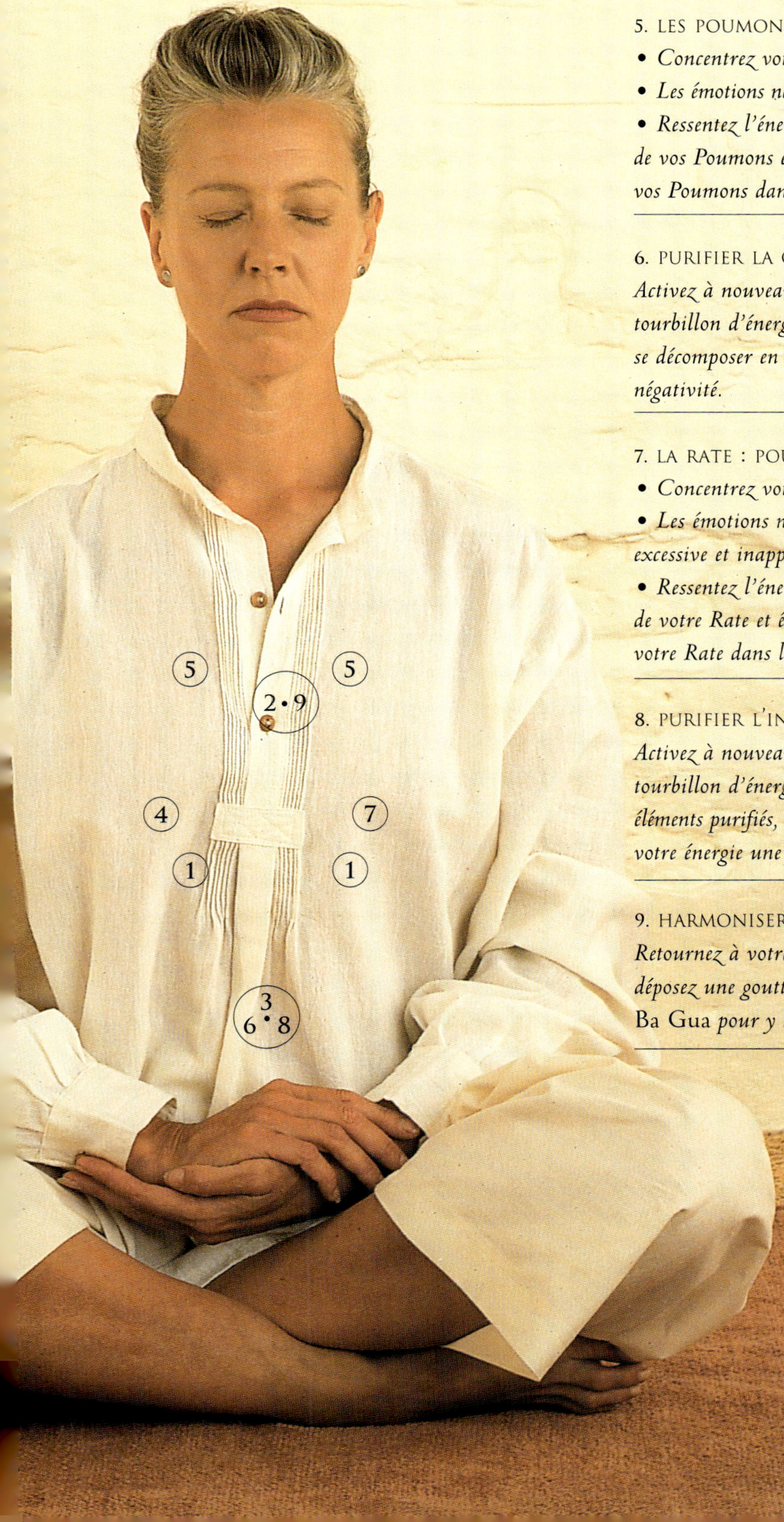

5. LES POUMONS : POUR PURIFIER L'AFFLICTION

- *Concentrez votre attention sur vos Poumons.*
- *Les émotions négatives sont l'affliction, la tristesse et le chagrin.*
- *Ressentez l'énergie fraîche-blanche de l'affliction être extirpée de vos Poumons et évacuée. Amenez l'énergie de l'affliction de vos Poumons dans le* Ba Gua *de l'ombilic et l'y maintenir.*

---

6. PURIFIER LA COLÈRE ET L'AFFLICTION DANS LE BA GUA

Activez à nouveau votre Ba Gua *comme s'il s'agissait d'un tourbillon d'énergie. Sentez la colère et l'inquiétude se mêler et se décomposer en leurs éléments purifiés, lavés de toute négativité.*

---

7. LA RATE : POUR PURIFIER L'INQUIÉTUDE

- *Concentrez votre attention sur votre Rate.*
- *Les émotions négatives sont l'inquiétude, la compassion excessive et inappropriée.*
- *Ressentez l'énergie douce-jaune de l'inquiétude être extirpée de votre Rate et évacuée. Amenez l'énergie de l'inquiétude de votre Rate dans le* Ba Gua *de l'ombilic et l'y maintenir.*

---

8. PURIFIER L'INQUIÉTUDE DANS LE BA GUA

Activez à nouveau votre Ba Gua *comme s'il s'agissait d'un tourbillon d'énergie. Sentez l'inquiétude se décomposer en ses éléments purifiés, inoffensifs. Remarquez comment vous ressentez votre énergie une fois purifiée.*

---

9. HARMONISER L'ÉNERGIE

Retournez à votre Cœur et par l'action de votre esprit, déposez une goutte de joie et d'amour de votre Cœur dans le Ba Gua *pour y harmoniser l'énergie purifiée.*

AUGMENTER ET ACCUMULER

La Boule de pierre dorée

AUGMENTER SON ÉNERGIE LORSQUE L'ON A BESOIN D'UN COUP DE FOUET

Dans cet exercice, on utilise l'énergie contenue entre les paumes pour fortifier son *Tan Tien* inférieur, l'un des foyers d'énergie primordiaux du corps, abritant le *Jing*. Cet exercice augmente l'énergie de tout le système et est excellent lorsque l'on se sent fatigué ou vidé, ou que l'on a besoin d'un coup de fouet.

Vous répéterez cette série d'exercices (étapes 3 à 7), trois, sept, vingt-et-une fois ou plus (ces nombres de répétition sont traditionnellement considérés favorables, et donc donnent plus de pouvoir à l'exercice — vous pouvez néanmoins le faire autant de fois que vous le souhaitez). Concentrez votre attention sur le *Tan Tien* inférieur. Construisez votre *Jing*. Répétez cet enchaînement un même nombre de fois dans le sens inverse.

Pour vous préparer à l'exercice, tenez-vous debout, détendu, les pieds écartés parallèles aux épaules, les bras lâches le long du corps. Laissez votre esprit s'apaiser.

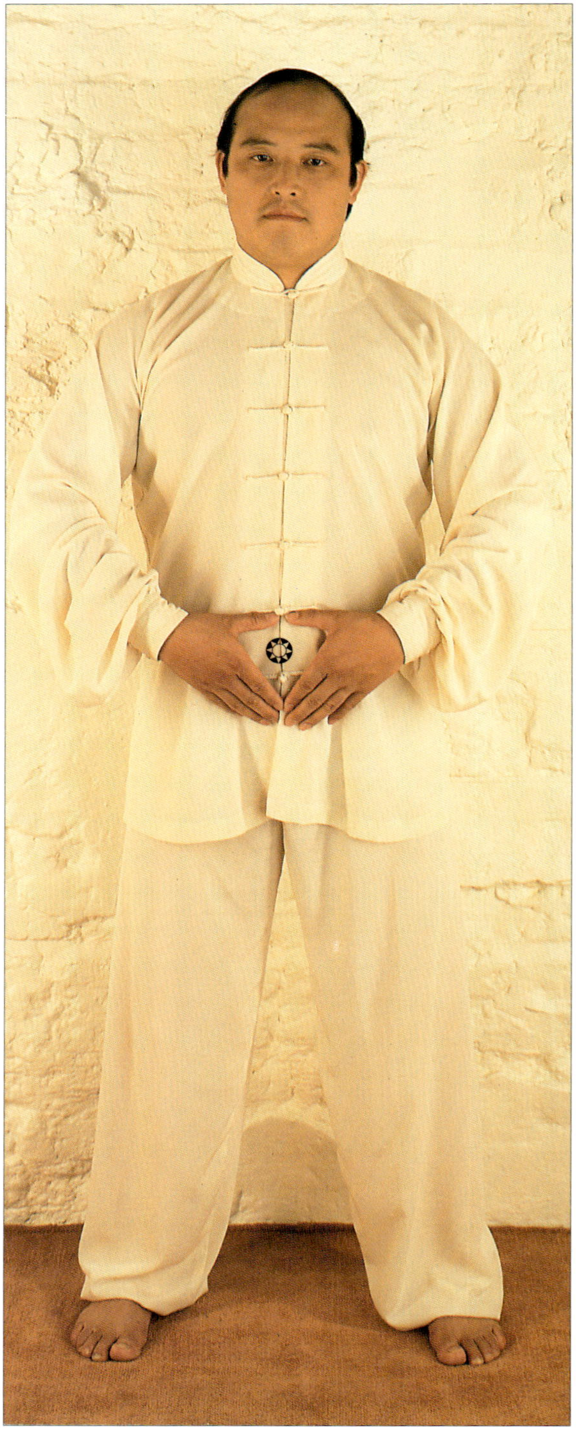

1 *Tenez vos mains devant vous. Les extrémités de vos pouces se touchent à hauteur de l'ombilic, les bouts des deux index en dessous. Le point situé sur la ligne médiane de votre abdomen au milieu de la zone entre vos doigts et vos pouces est le champ énergétique du* Tan Tien *inférieur.*

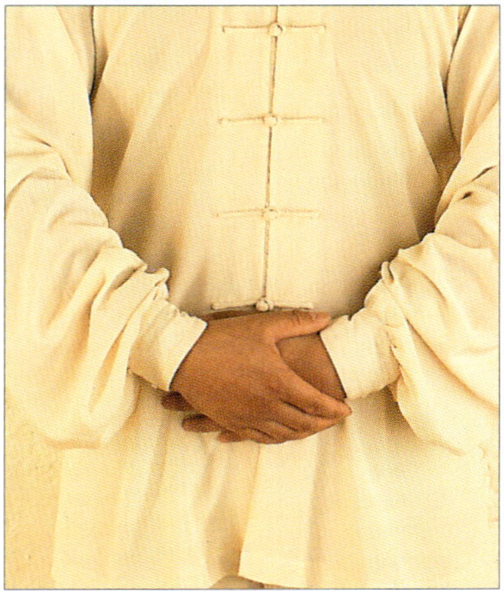

2 *Une fois le* Tan Tien *inférieur localisé, placez vos mains dessus, paumes tournées vers l'intérieur (main gauche en dessous pour les hommes, main droite pour les femmes). Sentez l'énergie et la chaleur s'accumuler dans ce foyer d'énergie.*

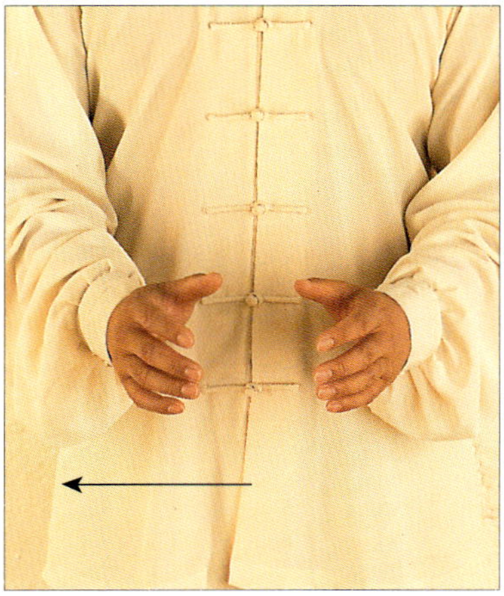

3 *Tournez les paumes et maintenez-les face à face à une distance de 10 à 15 cm, comme si vous teniez dans vos mains une « Boule dorée ». Sentez la chaleur et le* Qi *se concentrer entre vos paumes ouvertes. Levez-les jusqu'au niveau de l'ombilic et déplacez-les sur la droite.*

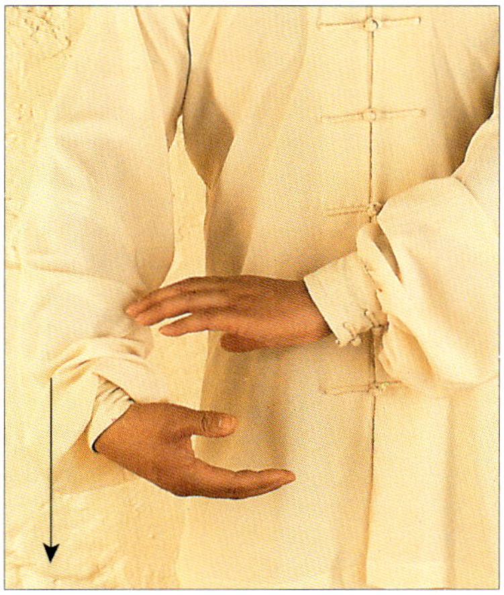

4 *Tournez la* Boule, *de façon à ce que la paume de la main droite se trouve en dessous, paume de la main gauche audessus tournée vers l'intérieur. Puis faites descendre la boule en ligne droite sous le* Tan Tien, *au niveau des index qui marquaient la limite inférieure du* Tan Tien.

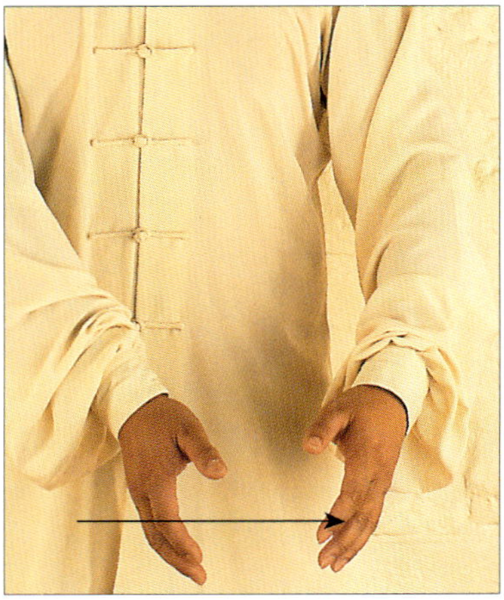

5 *Une fois la* Boule *descendue, tournez à nouveau les mains pour qu'elles se fassent face et faites-les passer de droite à gauche ; c'est la base du « carré » que vous êtes en train de former autour du* Tan Tien *inférieur.*

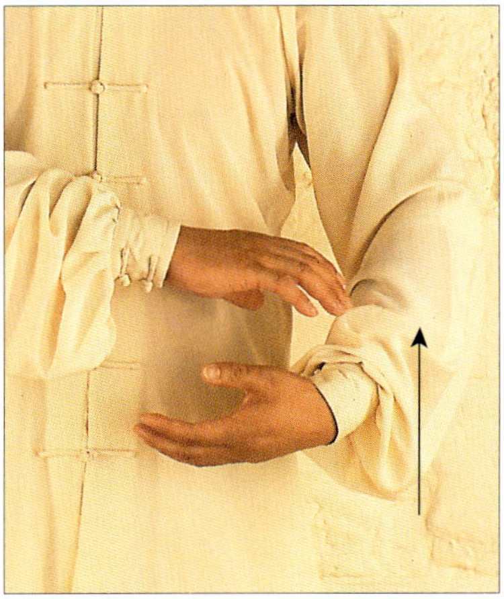

6 *Refaites pivoter les mains, paume droite au-dessus de la gauche, toujours à une même distance. Faites les remonter doucement à la verticale jusqu'à l'ombilic.*

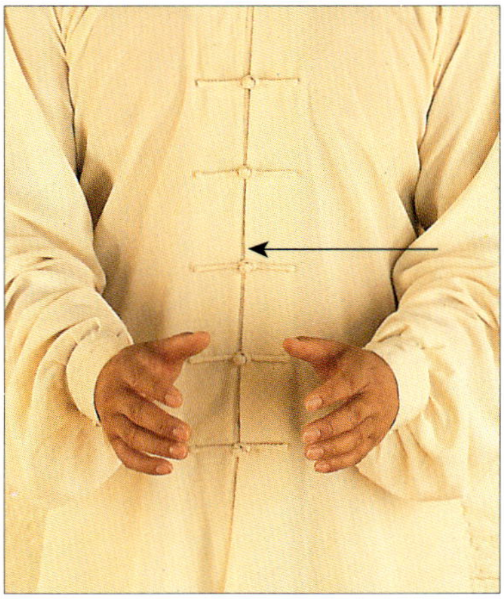

7 *Pivotez les paumes à nouveau pour qu'elles se trouvent face à face, puis faites-les glisser à droite pour compléter le carré autour du champ énergétique. Répétez cette étape un même nombre de fois dans les deux directions. Pour terminer, posez les mains sur le* Tan Tien, *comme indiqué à l'étape 2 ; concentrez-y l'énergie.*

LE MASSAGE

Se masser le long des méridiens

STIMULER SON ÉNERGIE

POUR ASSURER

UNE BONNE CIRCULATION

Le massage sur les méridiens stimule la circulation de l'énergie, élimine toute obstruction du courant de *Qi* et supprime toute congestion et blocage. En activant la circulation des méridiens, cette technique favorise l'écoulement régulier et harmonieux de l'énergie.

Vous pouvez faire cet exercice assis ou debout. Laissez votre esprit s'apaiser, fermez les yeux ou gardez-les ouverts. Concentrez le *Qi* dans vos paumes. Passez les paumes au-dessus des méridiens sans toucher la peau, doucement et avec assurance, d'un côté puis de l'autre. Imaginez que vous expiriez par les paumes, « draguant » le *Qi* le long des méridiens.

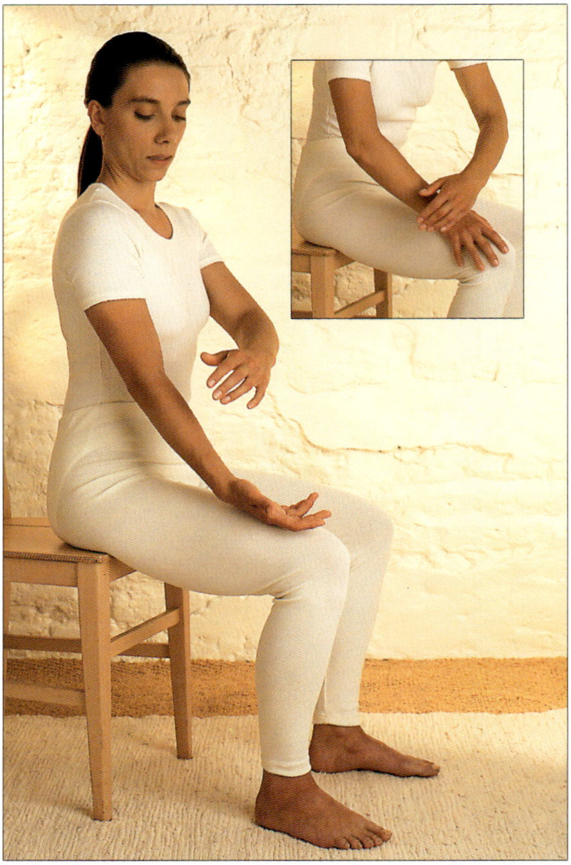

1 *Pour commencer, descendez avec la paume le long du tronc vers l'intérieur du bras jusque dans la main* (ci-dessus), *pour stimuler les méridiens du Cœur, du Péricarde et du Poumon.*

2 *De l'extrémité de vos doigts vers l'extérieur du bras jusqu'à la tête* (illustration en cartouche ci-dessus). *Continuez au-dessus de la tête, comme illustré dans la cartouche de droite. Ceci active les méridiens de l'Intestin Grêle, du Triple Réchauffeur et du Gros Intestin.*

3 *Depuis la tête, redescendre en diagonale puis le long de l'extérieur de la jambe jusqu'au pied* (illustration ci-contre). *Ceci active les méridiens de la Vessie, de la Vésicule Biliaire et de l'Estomac. Descendez la paume droite jusqu'aux doigts de pied et en diagonale à l'intérieur du pied. (La deuxième partie de cette étape est illustrée sur l'autre jambe par souci de clarté ; vous continuerez sur l'intérieur de la même jambe.)*

VARIATIONS

Soyez créatif :

- *Changez de vitesse et d'intensité : rapide, lent, avec légèreté, avec force.*
- *Descendre le long de la face interne des bras puis remonter le long de la face externe ; descendre le long de la face externe des jambes, puis remonter le long de la face interne.*
- *Utilisez les deux mains ensemble pour le tronc, le dos et les jambes.*
- *Faites l'exercice uniquement par la pensée.*
- *Coordonnez vos gestes avec votre respiration.*
- *Faites-le une fois, ou aussi longtemps que vous le souhaitez.*
- *Faites-le comme une danse au ralenti.*
- *Faites-le sur quelqu'un d'autre.*

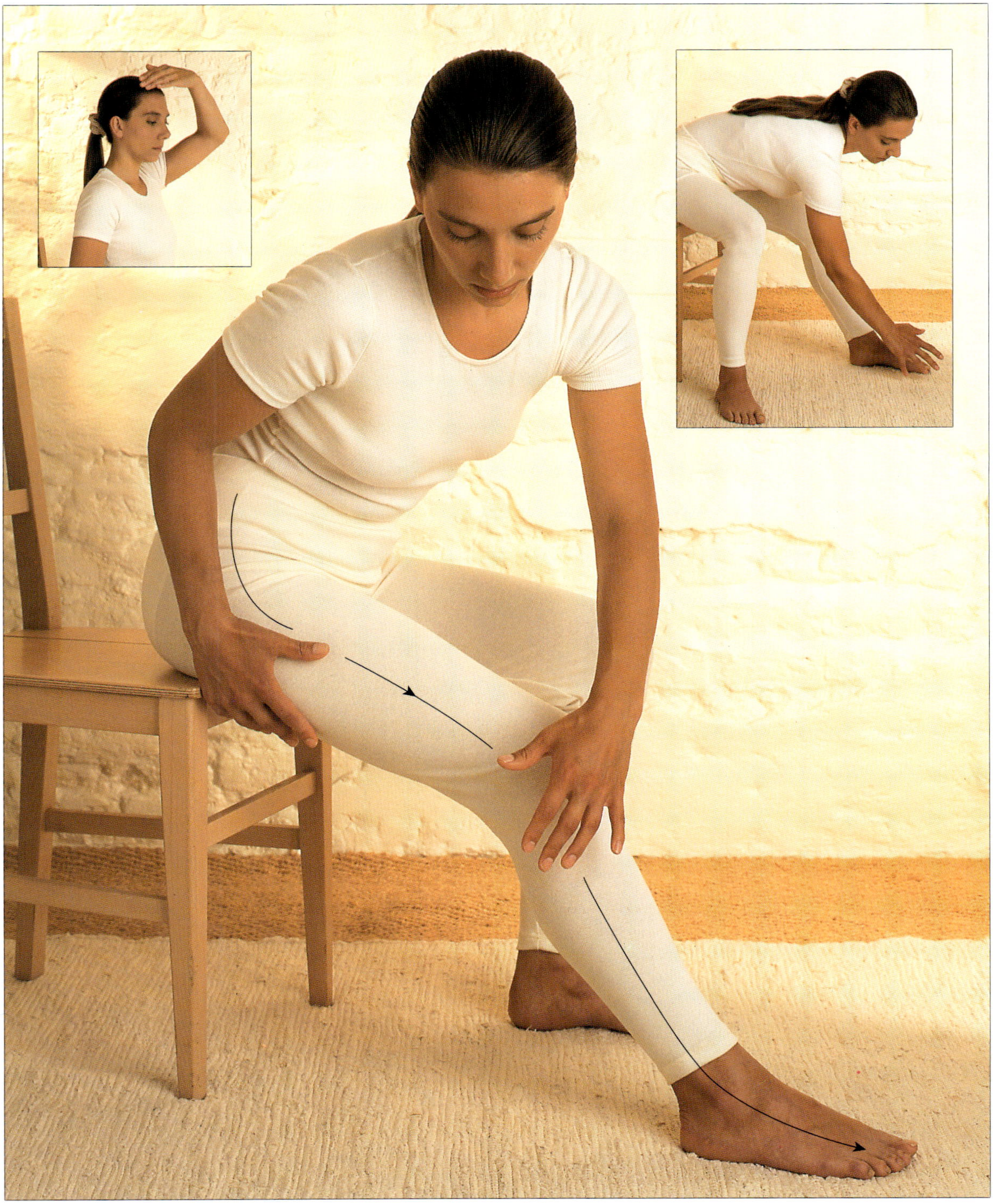

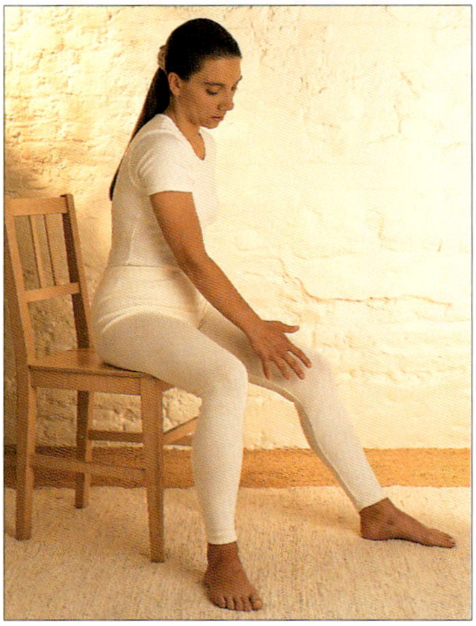

4 *De l'extrémité des doigts de pied, remontez de l'intérieur de la jambe jusqu'au tronc, pour stimuler les méridiens du Rein, du Foie et de la Rate* (à gauche).

5 *La série se termine une fois la paume revenue au niveau du tronc* (à droite). *Vous pouvez répéter l'exercice autant de fois que vous le désirez, mais faites en sorte de le faire un même nombre de fois pour chaque côté.*

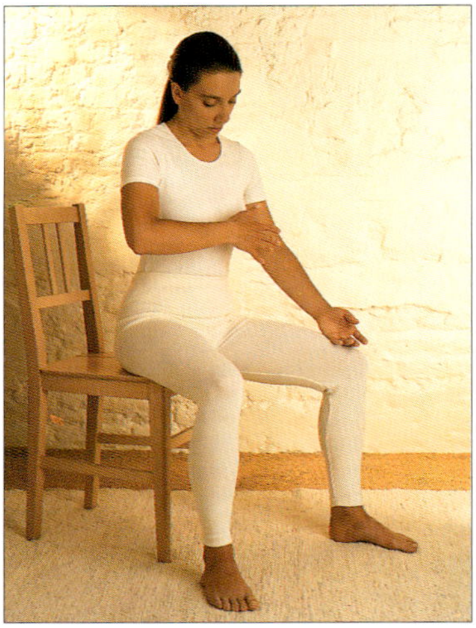

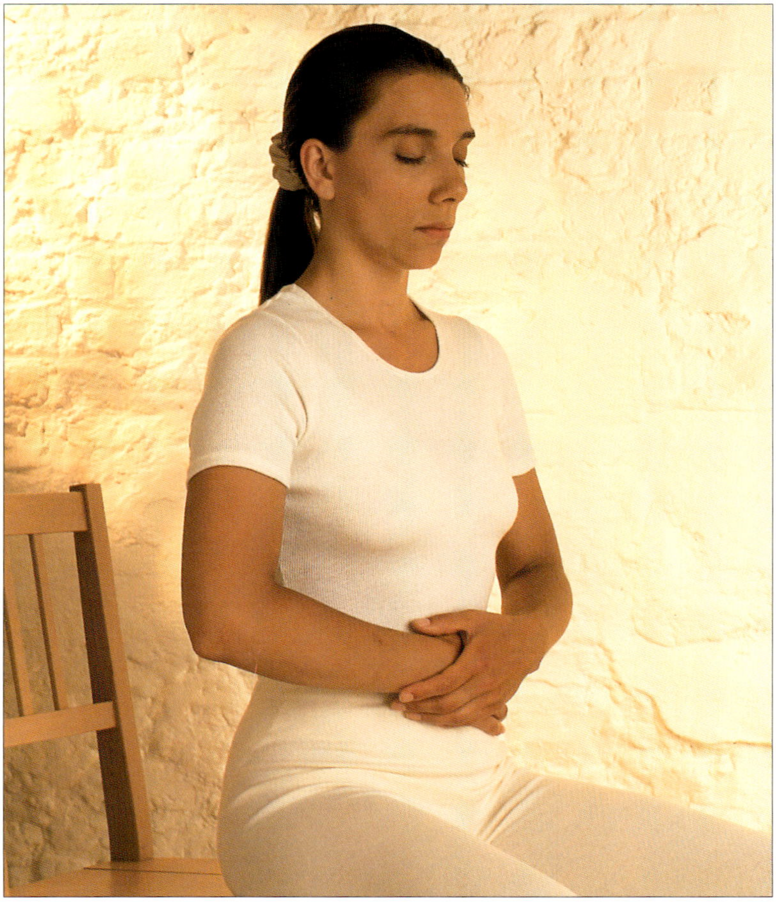

6 CONCLUSION
Une fois l'exercice terminé, ramenez les mains et les points du Palais du Labeur des paumes (Pé8 - voir page 66) *sur le* Ba Gua *à l'ombilic* (*rappelez-vous, main gauche d'abord pour les hommes, main droite d'abord pour les femmes*). *Rassemblez votre esprit en cette zone pour vous recentrer. Notez ce que vous ressentez pour pouvoir vous en souvenir. Vous venez d'utiliser l'énergie de vos paumes pour faire circuler celle de vos méridiens, sous le contrôle et la direction de votre esprit.*

LE QI GONG EXTERNE

Les trois Tan Tien

SE DONNER DE L'ÉNERGIE, SE RECHARGER ET S'ÉQUILIBRER POUR AFFRONTER LA JOURNÉE

Cet exercice vous donnera l'énergie nécessaire pour vous préparer à affronter la journée, quoi qu'elle vous réserve. Il vous apporte une énergie neuve, fraîche, à extérioriser et construit en les équilibrant vos trois foyers d'énergies majeurs : *Jing*, *Qi* et *Shen* (l'Essence, l'Énergie et l'Esprit). Il purge votre système de l'énergie négative, usée. Il est excellent à pratiquer au lever ou après une douche, mais vous pouvez le faire quand vous voulez, simplement pour vous recharger et retrouver un équilibre.

Suivez les instructions à la lettre. Quand vous connaîtrez bien l'exercice et que vous serez à l'aise, pratiquez-le comme vous le sentirez et en fonction de ce que vous recherchez.

Avant de commencer, tenez-vous debout, détendu, les genoux légèrement fléchis et les épaules lâches. Les bras sont le long du corps. Fermez les yeux et laissez votre esprit s'apaiser. Notez ce que vous ressentez. Détendez-vous. Respirez lentement et profondément avec votre abdomen inférieur.

Une fois les étapes 1 à 7 terminées, ramenez les paumes au-dessus de l'ombilic, l'une par-dessus l'autre, comme à l'étape 1. Ce point est le VC8 (*voir page 66*). Concentrez votre attention en ce point, inspirez et expirez lentement, sentez la zone sous vos paumes se gonfler et se contracter légèrement au rythme de votre respiration. Rassemblez votre énergie en cette zone et concentrez-vous sur les sensations générées. Lorsque vous vous sentez prêt, ouvrez les yeux tout doucement et retournez vers le monde extérieur. Vous pouvez maintenant commencer votre journée, frais et rechargé.

1 RASSEMBLER SON ÉNERGIE À L'OMBILIC

Posez les mains sur l'ombilic, l'une sur l'autre, afin que le foyer d'énergie du centre de vos deux paumes soit exactement en face de l'ombilic. Pour les hommes, la main gauche sera la première, celle posée sur l'ombilic, la droite au-dessus ; pour les femmes, ce sera l'inverse.

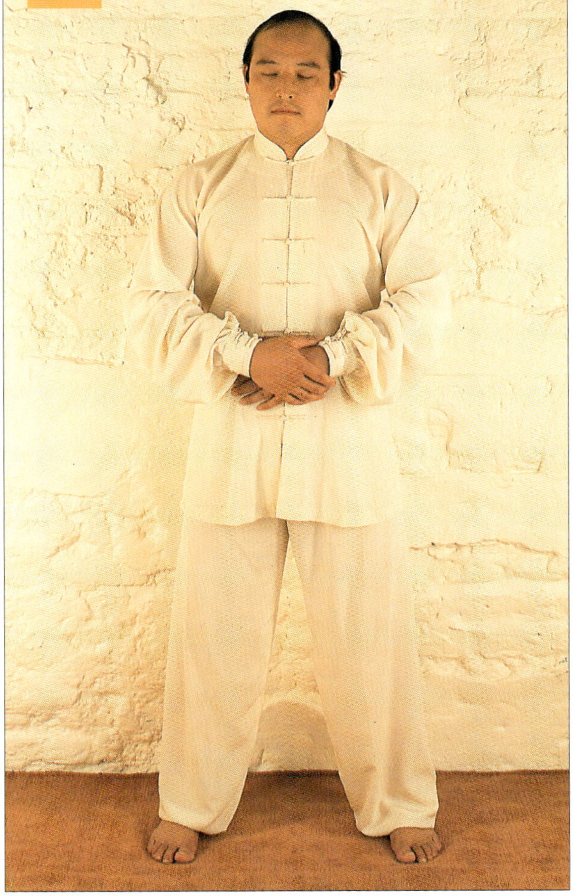

Concentrez-vous sur ce foyer d'énergie dans vos paumes, inspirez et expirez lentement. Attirez cette énergie vers votre ombilic ; vous le sentez plus chaud, plus brillant, plus plein, plus léger.

2 Rassembler le Qi Externe du ciel

Levez lentement les bras de chaque côté du corps, paumes tournées vers le haut. Tout en inspirant, attirez par la pensée l'énergie externe du ciel, du soleil, de la lune, des étoiles et des cieux dans vos bras.

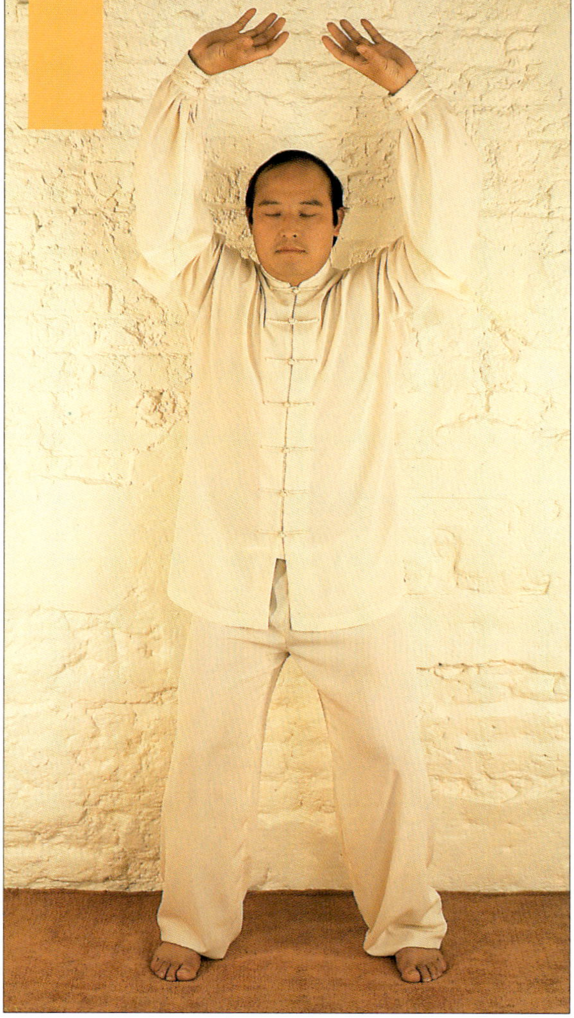

Expirez et déconnectez votre pensée pour garder cette énergie capturée dans vos paumes. Attirez-en davantage en inspirant à nouveau. Répétez l'exercice sur trois cycles de respiration, ou jusqu'à ce que vos paumes soient pleines d'énergie.

3 Diriger son énergie vers le sommet de la tête

Retournez les paumes vers l'intérieur, pour qu'elles se trouvent face au sommet de votre tête. Il s'agit du point VG20 (voir page 66).

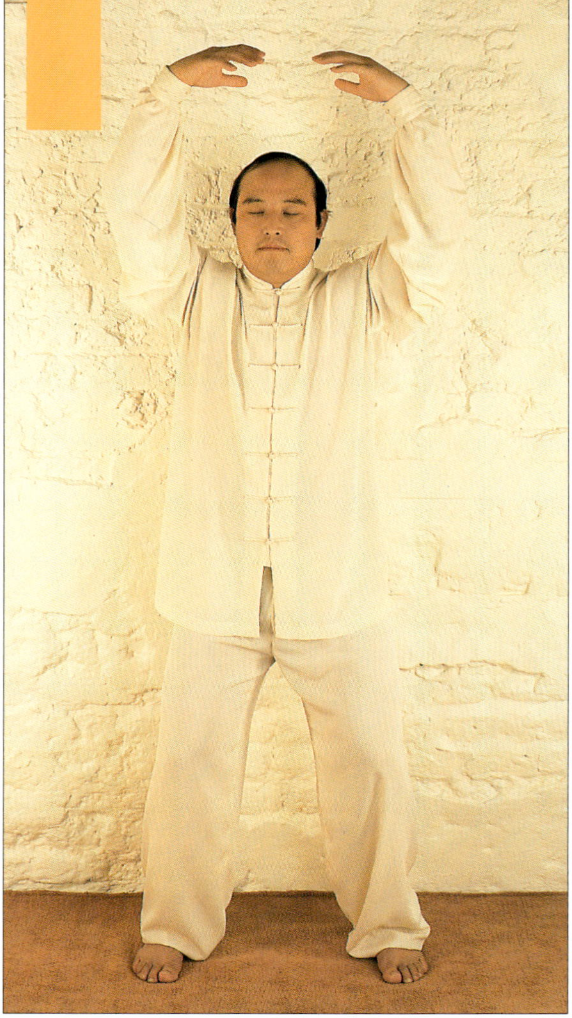

Dirigez-y l'énergie de vos paumes en expirant. Laissez l'énergie rayonner vers le sommet de votre tête ; concentrez votre attention en ce point, et sentez l'énergie s'intensifier. Répétez l'exercice sur trois cycles de respiration.

4 Amener l'énergie vers le Tan Tien supérieur

Lentement, baissez vos bras devant vous, les paumes tournées vers vous, à 8 ou 10 cm l'une de l'autre, jusqu'à ce que le point au centre de vos paumes soit en face du point situé sur la ligne médiane entre vos deux sourcils (Yintang - voir page 66). *C'est le* Tan Tien *supérieur, le centre* Shen.

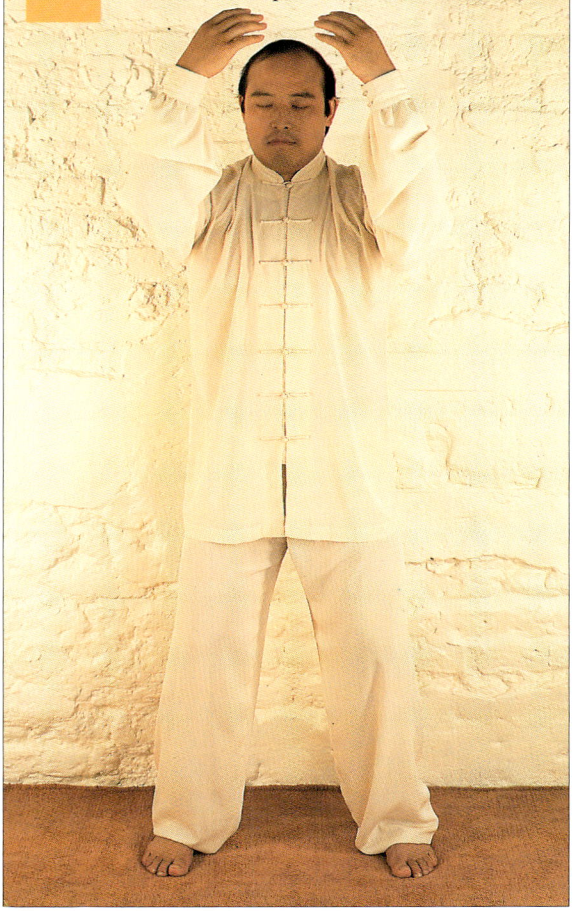

Expirez et dirigez votre énergie sur ce point ; votre cerveau et votre esprit s'activent. Soyez-en conscient et sentez l'énergie augmenter. Répétez l'exercice sur trois cycles d'inspiration et d'expiration.

5 Ramener son énergie au Tan Tien médian

Lentement, baissez à nouveau les bras, paumes toujours tournées vers vous, jusqu'à ce que le point au centre de vos paumes soit en face du milieu de votre poitrine. C'est le point VC17 (voir page 66), *le* Tan Tien *médian, foyer du* Qi.

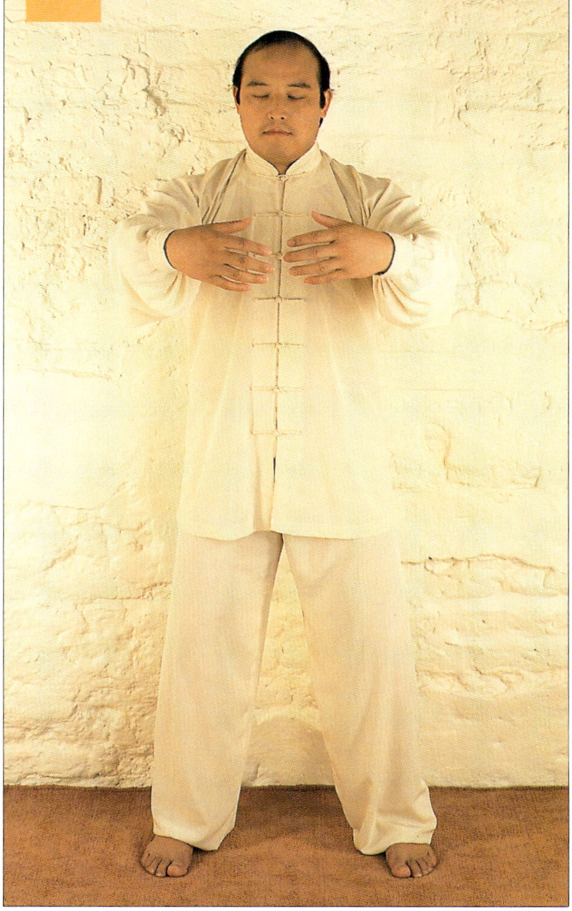

Ce point active, stimule et développe le Cœur, le thymus et le système immunitaire. Expirez et attirez l'énergie en ce point. Répétez l'exercice sur trois cycles d'inspiration et d'expiration.

6 Ramener son énergie au Tan Tien inférieur

Lentement, baissez encore les bras, paumes toujours tournées vers vous, jusqu'à ce qu'elles se trouvent en face du point situé de 5 à 7 cm de l'ombilic, le point VC6 (voir page 66).

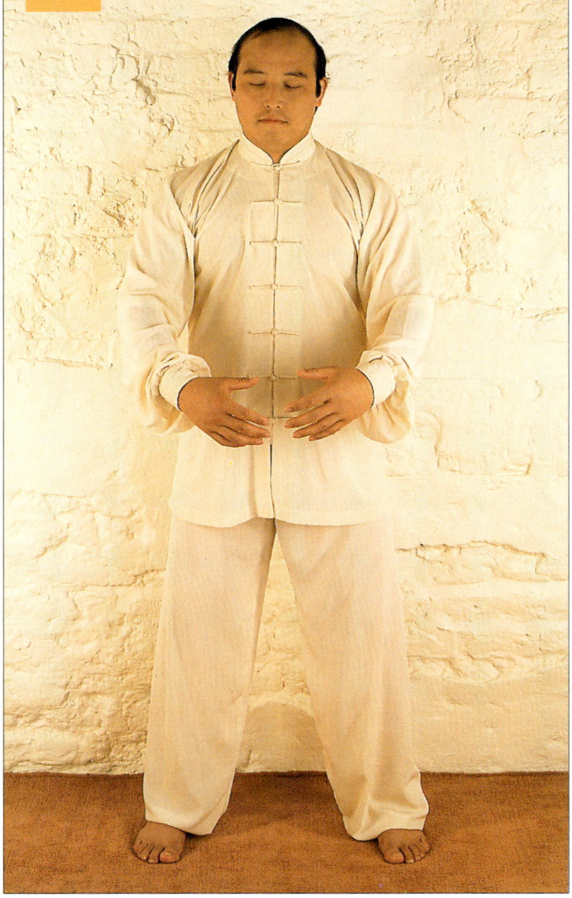

Cette zone est le Tan Tien *inférieur, foyer et base du* Jing. *Expirez lentement en dirigeant l'énergie en ce point. Répétez l'exercice sur trois cycles d'inspiration et d'expiration.*

7 Faire sortir l'énergie par les pieds

Continuez très doucement de baisser les mains, en dirigeant le Qi *du centre de vos paumes jusqu'au niveau du bassin. Les bras sont lâches, le long du corps. Par la pensée, continuez à diriger l'énergie le long de vos jambes jusqu'au point situé à la plante des pieds (R1* — voir page 66).

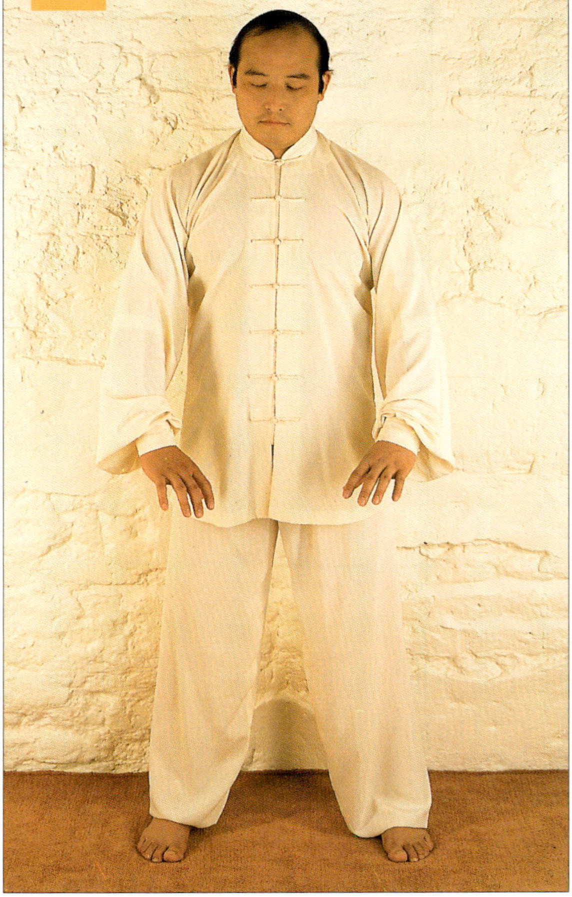

Continuez de diriger l'énergie plus bas, jusqu'à un mètre sous vous. Ceci vous permettra d'évacuer l'énergie négative ou gâtée de votre système à l'extérieur de votre champ énergétique personnel.

LE QI GONG INTERNE

L'Orbite microcosmique

ACTIVER SES FOYERS D'ÉNERGIE ET LES INTÉGRER AU SYSTÈME

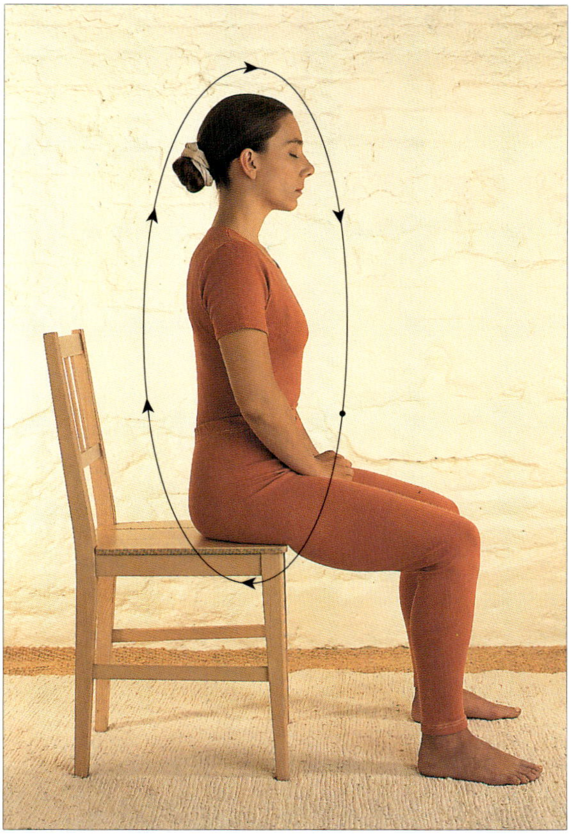

Le circuit de haut en bas autour de la ligne médiane de notre corps devant et derrière est l'Orbite microcosmique. C'est l'un des circuits primordiaux en *Qi Gong*, commun à tous les styles, formes et traditions du *Qi Gong*, car il coordonne et intègre l'ensemble des méridiens de notre corps. Il est très significatif que cette orbite utilise les Vaisseaux Conception et Gouverneur, qui comptent parmi les Huit Merveilleux Vaisseaux (*voir page 24*). Les points d'énergie utilisés, concernent et activent les foyers internes profonds que sont les « Chaudrons » (chakras).

Cet exercice intègre l'ensemble du système et est considéré comme une technique de base pour passer aux exercices de haut niveau d'alchimie interne. Abordez-le en douceur, puis, au fur et à mesure, vous augmenterez le temps consacré à l'exercice et son intensité. Concentrez votre attention sur chacun des points spécifiques pendant une durée à chaque fois identique et sur un même nombre d'inspirations et d'expirations.

Plus tard, quand vous serez davantage expérimenté et que votre sensibilité sera accrue, vous serez capable de « lire » votre énergie à n'importe quel point, et de l'y maintenir plus ou moins longtemps en fonction de vos besoins. Une fois votre maîtrise développée, vous pourrez varier le temps consacré à l'exercice et concentrez votre attention pendant des cycles variables d'inspiration et d'expiration en fonction des points particuliers.

1 PRÉPARATION
Asseyez-vous sur le bord de la chaise. Relâchez le cou et les épaules. Le dos est droit pour ne pas gêner la circulation du Qi et du Sang. Si vous avez des problèmes de dos, asseyez-vous de manière à être à l'aise. Les pieds sont bien à plat au sol, devant vous, légèrement écartés (au niveau des épaules). Joignez les mains devant vous, la gauche ouverte, la droite la recouvrant. Fermez les yeux et concentrez votre attention à l'intérieur de vous-même. Formez un Ba Gua *autour de l'ombilic* (voir pages 68-69) *et concentrez-y votre esprit jusqu'à ce que vous ressentiez chaleur et énergie. Vous allez maintenant vous concentrer sur les points du corps qui forment le circuit complet de l'Orbite microcosmique, comme indiqué dans l'illustration ci-dessus.*

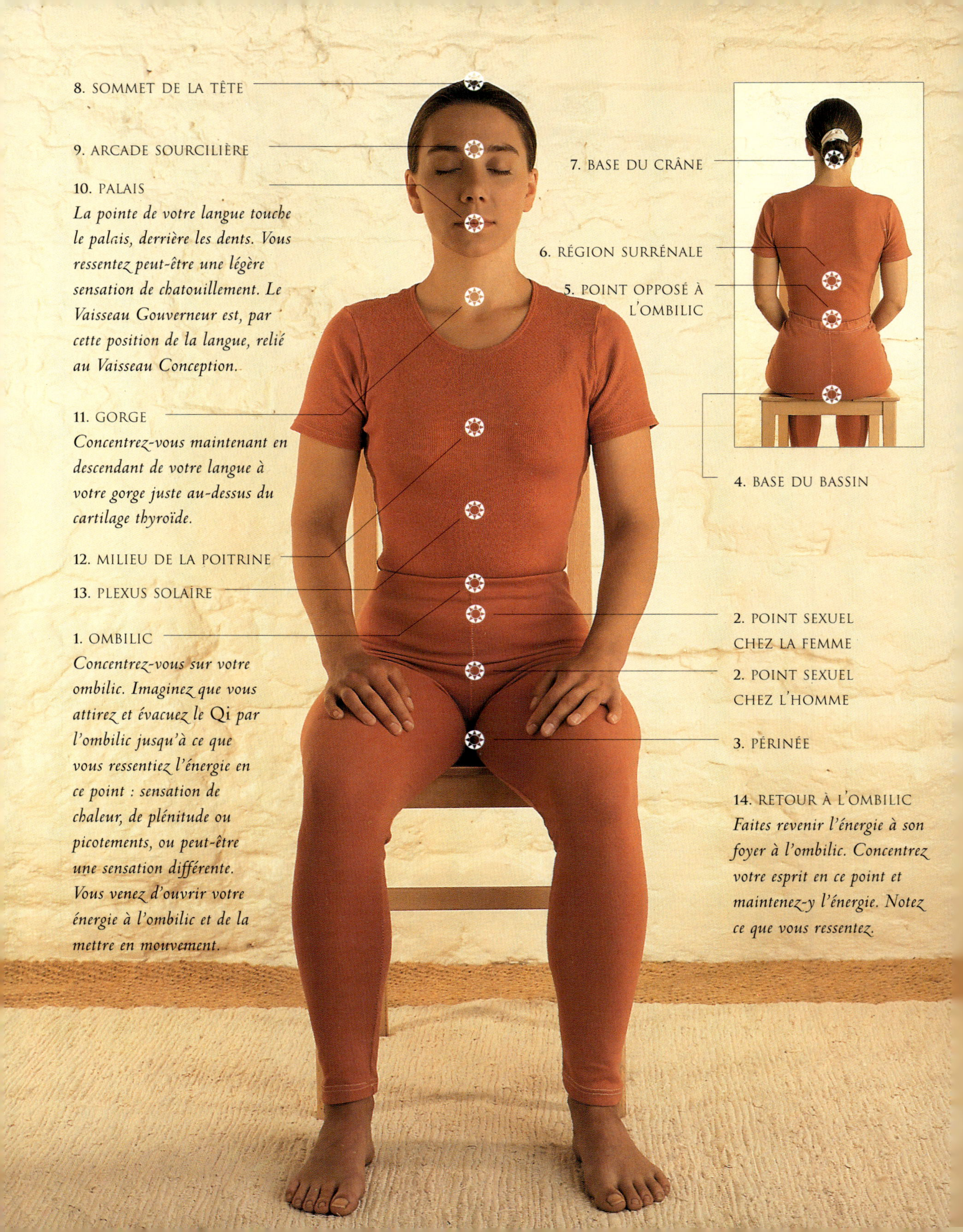
8. SOMMET DE LA TÊTE
9. ARCADE SOURCILIÈRE
10. PALAIS
La pointe de votre langue touche le palais, derrière les dents. Vous ressentez peut-être une légère sensation de chatouillement. Le Vaisseau Gouverneur est, par cette position de la langue, relié au Vaisseau Conception.
11. GORGE
Concentrez-vous maintenant en descendant de votre langue à votre gorge juste au-dessus du cartilage thyroïde.
12. MILIEU DE LA POITRINE
13. PLEXUS SOLAIRE
1. OMBILIC
Concentrez-vous sur votre ombilic. Imaginez que vous attirez et évacuez le Qi par l'ombilic jusqu'à ce que vous ressentiez l'énergie en ce point : sensation de chaleur, de plénitude ou picotements, ou peut-être une sensation différente. Vous venez d'ouvrir votre énergie à l'ombilic et de la mettre en mouvement.
7. BASE DU CRÂNE
6. RÉGION SURRÉNALE
5. POINT OPPOSÉ À L'OMBILIC
4. BASE DU BASSIN
2. POINT SEXUEL CHEZ LA FEMME
2. POINT SEXUEL CHEZ L'HOMME
3. PÉRINÉE
14. RETOUR À L'OMBILIC
Faites revenir l'énergie à son foyer à l'ombilic. Concentrez votre esprit en ce point et maintenez-y l'énergie. Notez ce que vous ressentez.

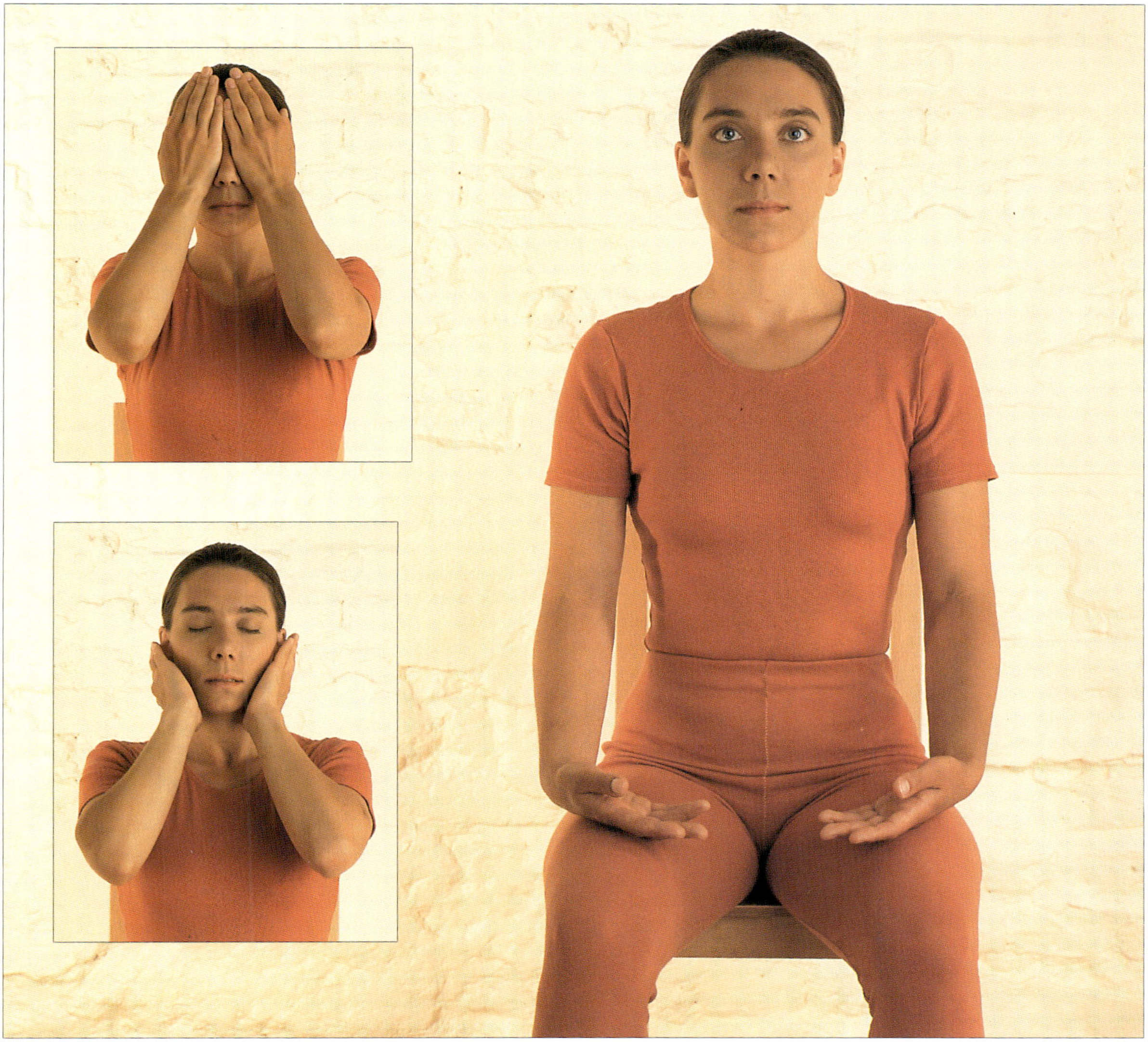

2 Concentrer son attention

Vous allez maintenant concentrer votre attention en différents points le long du circuit en suivant l'ordre donné (ci-contre). *Inspirez et expirez un même nombre de fois (trois ou quatre) à chaque point. Maintenez à chacun de ces points votre esprit, votre attention et votre concentration, pour y rassembler votre énergie (sur toute la zone). Gardez tout le long de l'exercice vos mains jointes sur les genoux (elles sont sur les cuisses dans l'illustration par souci de clarté).*

3 Sceller son énergie

Pour finir, enfermer l'énergie dans l'ombilic (voir étape 6, page 76). *Puis frottez les paumes l'une contre l'autre et posez-les sur vos yeux* (voir cartouche supérieure). *Sentez leur chaleur calmer et rafraîchir vos yeux. Lavez-vous le visage avec l'énergie de vos paumes* (voir cartouche inférieure). *Posez les mains sur les cuisses, ouvrez doucement les yeux et reconnectez-vous à votre environnement. Votre énergie circule désormais comme il se doit : sentez-la, travaillez avec son concours, développez-la, cultivez-la et appréciez-la.*

CHAPITRE V

LE MASSAGE CHINOIS

按

摩

- *L'efficacité du massage chinois*
- *Développement des techniques familiales et cliniques*
- *Les bienfaits du massage* An Mo
- *Massage* An Mo *à faire chez soi*
- *Massage chinois pour les enfants*

Le massage thérapeutique chinois est très différent du massage pratiqué en Occident. Au niveau professionnel, il est utilisé pour traiter les déséquilibres spécifiques de Qi et de Sang diagnostiqués par le praticien. Dans son usage quotidien, le massage est employé pour fortifier le Qi et le Sang, et pour favoriser leur circulation harmonieuse dans le corps. En Chine, on pratique régulièrement le massage pour se maintenir en bonne santé et pour soigner des symptômes mineurs. Les méthodes données ici sont faciles, et vous pouvez les pratiquer avec vos amis et vos proches pour qu'ils puissent profiter eux aussi de leurs bienfaits.

L'EFFICACITÉ DU MASSAGE CHINOIS

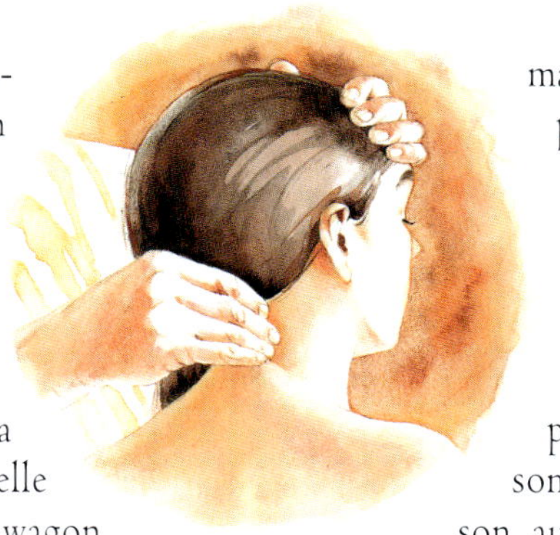

L'histoire suivante démontre l'efficacité du massage chinois. En Chine, une femme voyageant en train éprouve tout d'un coup une douleur intense dans les côtes. La douleur est localisée au niveau des flancs et remonte jusqu'au milieu du dos ; son intensité est telle que la femme ne peut plus bouger. On appelle le contrôleur qui trouve dans un wagon situé à l'autre bout du train un docteur en médecine occidentale. Le médecin diagnostique des coliques hépatiques, mais il n'a à disposition ni médicaments pour soulager la douleur de cette femme ni équipement qui lui permette de l'opérer. De toute façon, un train est loin d'être un environnement stérile.

Le train continue sa route lorsqu'une acupunctrice entre en scène. Elle diagnostique des coliques hépatiques provoquées par de l'Humidité-Chaleur dans le Foie et la Vésicule Biliaire. Elle pourrait poser des aiguilles sur divers points situés au niveau des côtes inférieurs et sur les jambes, mais, malheureusement, elle n'a sur elle aucune aiguille ni aucun autre équipement.

Un docteur en massage thérapeutique chinois entend parler du cas. Il confirme le diagnostic de l'acupunctrice et opte pour certaines techniques de massage de points d'énergie avec le pouce. Doté heureusement de ses deux pouces, il se met au travail immédiatement. Il applique la technique vigoureuse de « la méditation à un doigt » sur le point de la Vésicule Biliaire, sous le genou, pendant quarante-cinq minutes avec son pouce droit, tout en massant avec son autre pouce en alternance les points situés sur la douzième côte à gauche et à droite.

Lorsque le train arrive à destination, la malade ne ressent pratiquement plus aucune douleur, et elle peut marcher jusqu'à l'hôpital de médecine chinoise le plus proche pour être examinée et recevoir un traitement.

Cette anecdote illustre les trois points suivants :

- Le massage chinois thérapeutique peut être pratiqué n'importe où, n'importe quand, sans équipement particulier.
- Il n'est en aucun cas inférieur à l'acupuncture, même pour soigner les maladies internes.
- Si d'autres points et techniques sont utilisés, ou si le malade n'a reçu qu'un massage ordinaire, le traitement est pratiquement inutile. Le massage thérapeutique n'est précis que s'il est appliqué correctement, en fonction d'un véritable diagnostic qui s'appuie sur la médecine chinoise.

Historique

On trouve la plus ancienne allusion au massage en Chine dans le *Canon Interne de l'Empereur Jaune (Huangdi Neijing)*. Ce texte mentionne douze techniques de massage différentes et leurs applications cliniques. Il existe encore des textes plus anciens qui l'évoquent, comme l'attestent les références qui leur sont faites dans des œuvres plus récentes. On donnait, dans ces temps reculés, le nom de *An Mo*, qui signifie littéralement « pression et frottement », aux techniques de massage en se référant aux deux pratiques les plus courantes à l'époque.

Dès le deuxième siècle de notre ère, les plantes médicinales chinoises furent employées sous forme de pommades pour accompagner les traitements *An Mo* spécifiques. Ces pommades, dont la composition dépendait du diagnostic, étaient appliquées sur certaines parties du corps ou sur des points particuliers pour traiter à la fois les maladies internes et les affections externes.

Les périodes de développement

Pendant la dynastie des Tang (618-906 apr. J.-C.), on ouvrit dans les centres médicaux impériaux un service *An Mo*. C'est à cette époque que *An Mo* devint le mode de traitement privilégié des maladies infantiles, ce qui est encore vrai aujourd'hui. À la même époque, le Japon adopta officiellement la médecine chinoise, y compris le massage thérapeutique sous le nom de *An Ma*.

Durant les activités militaires des dynasties Song et Yuan (960-1368 apr. J.-C.), les techniques de massage *An Mo* se spécialisèrent dans le traitement des blessures de guerre. La méthode chinoise de massage thérapeutique pour remboîter les os, qui laisse du mouvement à l'os déboîté, élimine les complications qui surviennent après le traitement et qui sont courantes avec les autres méthodes.

La dynastie des Ming (1368-1644 apr. J.-C.) marque un nouvel essor du massage thérapeutique, avec le massage clinique, qui prit le nom de *Tui Na*, littéralement « poussée et prise », d'après deux de ses techniques. À partir de cette période, le terme *An Mo* ne convint plus qu'au massage ordinaire non-clinique.

An Mo et Tui Na aujourd'hui

Aujourd'hui, *An Mo* se réfère exclusivement au massage que tout le monde peut pratiquer, chez soi avec sa famille ou au bureau avec ses collègues. C'est un massage à visée relaxante, qui permet d'évacuer les tensions de la vie moderne, d'améliorer son état de santé, de renforcer son immunité. La maladie a ainsi moins de chance de se développer. *An Mo* est aussi efficace pour soigner les petits maux quotidiens. De plus, les enfants réagissent bien au massage et l'apprécient ; en Chine, on masse les enfants très jeunes.

Tui Na, en revanche, se réfère exclusivement au massage thérapeutique clinique professionnel, pratiqué par les médecins chinois dans les hôpitaux de médecine traditionnelle chinoise ou dans des cabinets ou des centres médicaux. Certaines des techniques de *Tui Na* sont particulièrement difficiles et nécessitent un apprentissage de plusieurs années. De plus, le *Tui Na* n'est pratiqué qu'en fonction d'un diagnostic officiel de médecine traditionnelle, et exige donc de la part du praticien une profonde connaissance de la théorie médicale, indissociable de *Tui Na*.

LES BIENFAITS DU AN MO

An Mo met l'accent sur la prévention de la maladie ou intervient dès les prémices de la maladie, avant que les symptômes chroniques ne soient déclarés. *An Mo* renforce l'état psychologique et le système immunitaire en encourageant l'esprit et le corps à émettre des réponses « saines » aux stimuli. Le contact avec la surface du corps peut atteindre les niveaux les plus profonds de l'esprit – avec beaucoup plus d'efficacité que les mots. Le blocage du Qi et du Sang entraîne douleurs ou malaise et un dysfonctionnement de l'ensemble du système. Or le massage, plus que toute autre thérapie, agit directement sur les méridiens, favorisant une bonne circulation du Qi et du Sang à travers le corps. Lorsque les méridiens sont, de façon régulière, débloqués, et que les organes vitaux sont nourris abondamment, on se sent plus à l'aise, et, d'une manière générale, plus énergique et en meilleure santé.

La partie analytique de notre esprit (*voir page 49 pour davantage de détails sur ce sujet*) répond de façon constante aux sensations, soit avec amour, soit avec aversion, en aimant ou en haïssant. Lorsque cette partie de notre esprit est active (ce qui est le cas presque tout le temps, même si nous n'en avons pas conscience), une certaine sensation émerge à la surface de notre corps. De même, lorsque se produit une sensation en surface du corps, notre mental réagit en l'aimant ou en la détestant. C'est cela le vrai stress : sa propre réaction par rapport au monde, plutôt que l'effet que le monde produit sur soi. C'est pourquoi la méditation est si bénéfique, car elle transforme fondamentalement nos réactions en sensations, qu'elles viennent de l'extérieur ou de l'intérieur de nous-mêmes.

Par le toucher qui engendre des sensations à la surface du corps, *An Mo* stimule la mise à nu d'états émotionnels pour mieux les évacuer, au lieu de les laisser à couvert et se multiplier, et fermenter dans les profondeurs de notre être. Le toucher, fait avec amour et compassion, peut générer des réponses similaires dans le corps et l'esprit.

Bonté et Compassion

La personne qui fait un massage *An Mo* donne non seulement de son art, mais transmet aussi son *Qi*. Ce *Qi* est « un don » de l'univers, qui vient de la nourriture que nous consommons, de l'air que nous respirons. Si l'un de vos proches tombe malade, se sent mal à l'aise ou a besoin de soutien, il est normal que vous partagiez ce don avec lui. C'est une tradition de la médecine chinoise, très proche des pratiques spirituelles de compassion et qui s'inspire du désir de soulager la souffrance. Le massage est le moyen physique le moins contraignant de donner aux autres son *Qi*, de verser ses vibrations internes dans le corps de quelqu'un d'autre.

La qualité du *Qi* transmis est plus importante que le *Qi* en soi. La compassion et la bonté aimante sont les racines d'un *Qi* sain. Il est donc utile de cultiver des sentiments bienveillants sans attendre quoi que ce soit en retour, pendant le massage. Car faire don de son *Qi* avec compassion a une influence bénéfique physique et psychologique sur la personne qui le reçoit mais aussi sur soi-même.

La personne que vous avez massée se sent mieux disposée à la fois envers vous et envers le monde en général. En développant vos propres facultés de compassion, vous développerez la bonté envers les autres. On note également un autre phénomène : celui qui fait *An Mo* perçoit les vibrations bienveillantes de celui qui le reçoit pendant le massage. Recevoir et donner étant les bases même de la relation familiale et de l'amitié, il ne peut en résulter que davantage d'harmonie dans l'existence.

An Mo pour ses amis et ses proches

Ce qui suit est une série d'exercices à pratiquer quotidiennement dont vous pouvez vous servir chez vous pour masser vos amis et vos proches. Elle est excellente pour le bien-être et la détente ainsi que pour renforcer son système immunitaire. Elle durera plus ou moins longtemps — en fonction de l'aisance de celui qui la pratique et de celui qui la reçoit — en général entre vingt minutes et une heure (*voir aussi « Durée du Massage », ci-dessous*). Elle est présentée sous forme d'étapes, dont chacune correspond à une technique différente mais courante de massage An Mo. Chacune de ces techniques répond à une fonction différente et, une fois que vous les maîtriserez, vous serez en mesure de créer vos propres variantes en fonction de vos besoins. Si certaines apparaissent deux fois, c'est que leur répétition est nécessaire pour garantir leurs effets.

La plupart de ces techniques nécessitent le port d'un vêtement de coton non serré ou l'application d'une serviette de coton sur la zone à traiter pour éviter de malmener la peau. Cet usage est optionnel pour les techniques qui sont, dans les illustrations, pratiquées à même la peau (à l'exception de celles où l'on utilise baume ou talc — *voir ci-contre les renseignements concernant les moyens utilisés*). Elles sont montrées ici sans la serviette par souci de clarté.

DURÉE DU MASSAGE

Il n'existe pas de temps défini à respecter pour la plupart de ces techniques. D'ailleurs, imposer une contrainte de temps fausserait l'interaction consciente entre celui qui donne et celui qui reçoit le massage. Ce qu'il faut, c'est que le temps passé sur chaque technique soit naturel et intuitif — beaucoup sont surpris de la facilité avec laquelle on acquiert cette intuition. Bien sûr, plus vous progresserez, et plus votre intuition s'affinera.

PRÉCAUTIONS À PRENDRE

Lorsque vous faites un massage *An Mo*, assurez-vous que vous ne forcez pas. Pratiquez les techniques avec lesquelles vous vous sentez à l'aise et que vous comprenez bien. Avec l'expérience, vous acquerrez des capacités sans même chercher à le faire. En réalité, c'est le fait de ne pas chercher qui fera le succès de votre massage. La méditation et le *Qi Gong* sont des « façons d'être » plutôt que des « savoir-faire ». Si vous arrivez à développer une attitude analogue pendant *An Mo*, votre massage sera plus efficace car votre Qi et votre Sang circuleront avec davantage d'harmonie. La qualité énergétique de celui qui prodigue le massage se reflète chez celui qui le reçoit.

Avant de commencer, familiarisez-vous avec toutes les informations données ci-dessous pour savoir quand il est préférable d'avoir recours à un professionnel.

CONSULTER UN PROFESSIONNEL

Rappelez-vous que *An Mo* est un traitement préventif plutôt qu'un moyen de soigner. Si vous n'êtes pas sûr de l'état de la personne que vous allez masser, il est préférable de consulter un professionnel. Il vous conseillera sur les techniques que vous pouvez pratiquer chez vous avec vos proches ou amis. Pour tout problème mineur sans rapport avec *An Mo* ou pour des états de santé plus difficiles, il est préférable de demander conseil auprès d'un professionnel du massage clinique *Tui Na* et de la médecine chinoise (*pour davantage de renseignements sur le* Tui Na, *voir page* 99).

CONTRE-INDICATIONS

Dans certaines situations, il convient de ne pas donner de massage An Mo, ou du moins faut-il le pratiquer avec certaines limitations, dont voici la liste :

- **Problèmes cardiaques et de tension** : *éviter de masser la poitrine, l'abdomen ou le haut du dos, ce qui risquerait de provoquer une congestion. Le sujet sera de préférence confortablement installé sur des coussins, de manière à ce que le tronc se trouve surélevé. Ne massez que les bras, les jambes et la tête.*

- **Blessure sur la colonne vertébrale** : *masser la colonne si elle est endommagée est le travail d'un spécialiste. Ne le faites que si vous avez reçu la formation nécessaire.*

- **Cancer** : *le bon sens voudrait que le massage de la tumeur cancéreuse accélère le développement du cancer par le sang et la lymphe. Or si cela est possible lorsque le massage est profond, un massage léger, en surface, pratiqué loin de la zone cancéreuse, peut sans risque apporter un soulagement précieux. Poser ses mains sur le ventre de la personne, avec ou sans la technique de Vibration, apportera sans danger un soulagement appréciable des « tourbillons » dans l'estomac dont souffrent généralement les malades du cancer. Si vous craignez de donner un massage à un malade du cancer, prenez conseil auprès d'un professionnel.*

MOYENS UTILISÉS

Il est inutile de vous procurer une large gamme de produits pour commencer le massage avec des pommades chez soi. Vous pouvez utiliser avec beaucoup d'efficacité des produits courants ou faciles à se procurer, dont vous trouverez ci-dessous une sélection.

Huile de sésame grillée

Disponible dans les supermarchés, les magasins diététiques et les magasins chinois ou asiatiques, elle a une action nourrissante sur la digestion et hydratante sur la peau. À utiliser de chaque côté de la colonne vertébrale et sur la partie supérieure du ventre en cas de déficience au niveau du *Qi* de la Rate, en particulier chez les enfants.

Talc pur

Disponible dans les pharmacies chinoises, chez les herboristes et les docteurs en *Tui Na*, le talc possède des propriétés d'assèchement de l'Humidité et de dissipation de la Chaleur-Eté ; il est excellent également pour les enfants. À utiliser avec les techniques de poussée de chaque côté de la colonne vertébrale dans le bas du dos en cas de diarrhée provoquée par l'Humidité, en particulier pendant l'été.

Vinaigre

Utiliser du vinaigre de riz, un produit bon marché que vous trouverez dans un magasin chinois, pour traiter les blessures *(voir page 140)*. La technique de lissage permettra au vinaigre de pénétrer sous la peau pour détendre les tendons, activer le Sang et dissiper tout gonflement. La glace soulage momentanément la douleur, mais elle aggrave en même temps le mal dans la zone à traiter, car elle est froide et bloque la bonne circulation du *Qi*. Il est préférable, après le massage, de baigner le membre blessé dans le vinaigre de riz pendant vingt à trente minutes. Si la zone est rouge, ajoutez au vinaigre des fruits de gardénia écrasés ; leur action rafraîchissante soulagera l'inflammation manifestée sous forme de chaleur et de rougeur.

Baume

Les baumes chinois courants peuvent être utilisés pour prolonger l'action sur un point une fois le massage terminé. Le Baume essentiel, au parfum agréable, est excellent appliqué avec la technique du pétrissage. Le Baume du Tigre peut être appliqué de la même manière ou sur des zones plus larges. Appliquer la méthode de polissage ou de lissage sur les zones de douleur musculo-osseuse à condition qu'il n'y ait pas de rougeur.

L'EFFLEURAGE

Cette technique comporte deux actions : la tonification et la dispersion. La tonification est pratiquée en cas d'une faiblesse du *Qi* de la Rate, et la dispersion lorsqu'on constate une accumulation d'Humidité ou une stagnation du *Qi* ou de nourriture dans l'abdomen. Si on observe les deux phénomènes, à savoir, faible *Qi* de la Rate (*voir page 35*) et accumulation d'Humidité (*voir page 36*), il faut combiner les deux manœuvres, tonification et dispersion.

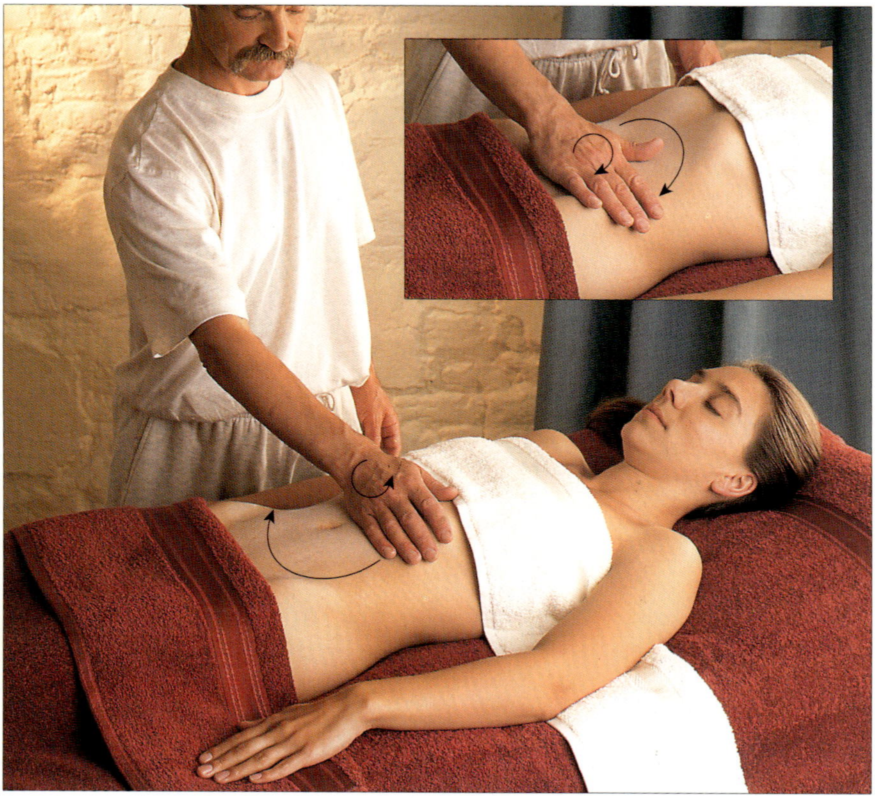

1 Tonification : *posez la paume de la main de votre choix sur la partie supérieure de l'abdomen. On fait des petits cercles à partir du coude dans le sens inverse des aiguilles d'une montre, au rythme de deux à trois à la seconde. On les associe à un mouvement de plus grande amplitude à partir de l'épaule dans le sens des aiguilles d'une montre, et qui dessine des cercles plus larges tout autour du ventre.*

2 Dispersion (voir cartouche) : *inversez simplement la direction du mouvement des petits cercles de manière à ce qu'ils s'accordent avec les plus grands.*

LE LISSAGE

Il permet de disperser le *Qi* du Foie et de soulager les ballonnements et les douleurs. Le « lissage » s'effectue avec la pulpe de la première phalange du pouce.

3 *Posez la main sur la partie supérieure de l'abdomen, juste au-dessous des côtes. Lissez avec le poignet, doigts écartés dans un mouvement oscillatoire rapide. Le coude se déplie et se replie pour diriger les mouvements d'allées et venues de la main d'un côté de l'abdomen à l'autre.*

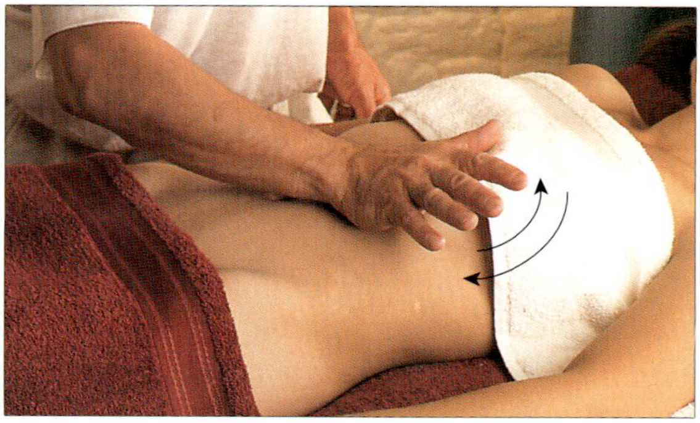

LA PRESSION

Cette technique permet de relaxer les sinus et de débloquer les méridiens. La pression est exercée au moyen de la base de la paume des deux mains, qui sont placées au début sur la partie externe de la cuisse.

4 Penchez-vous en expirant de manière à appuyer sur la cuisse de tout votre poids, puis relâchez en inspirant. Laissez une main en haut de la cuisse, et faites glisser au fur et à mesure la seconde, jusqu'au genou.

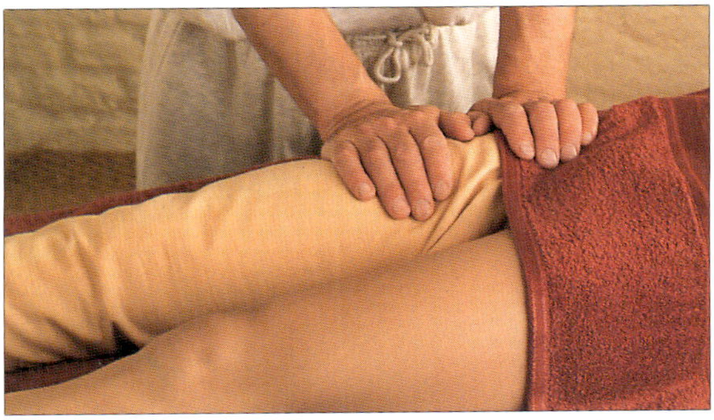

5 Passez de la cuisse à la jambe. La main qui se trouvait en haut de la cuisse est maintenant en haut du mollet. Continuez d'exercer le mouvement de pression tout le long de la jambe. Puis amenez la main immobilisée au niveau du mollet sur le pied et passez de l'autre côté pour masser l'autre jambe. Procédez de la même manière en gardant toujours la même main qui travaille.

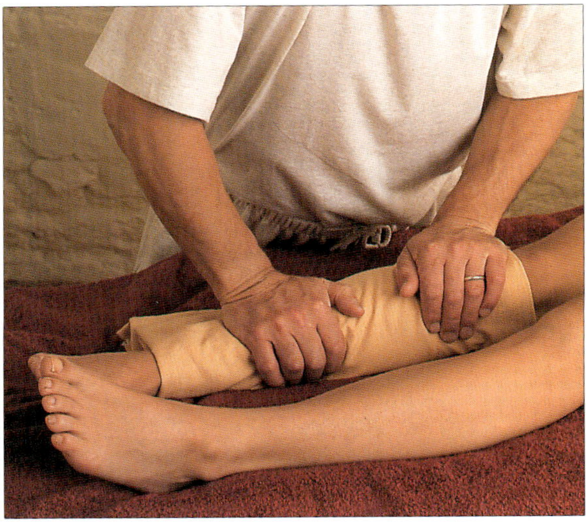

LE PÉTRISSAGE

Cette technique permet de relaxer les sinus, de débloquer toute obstruction, de revigorer la circulation Sanguine, de dissoudre les engorgements et d'arrêter la douleur. Les Chinois pétrissent la pâte par mouvements circulaires plutôt qu'en la faisant tourner. Ils font exactement la même chose dans le massage.

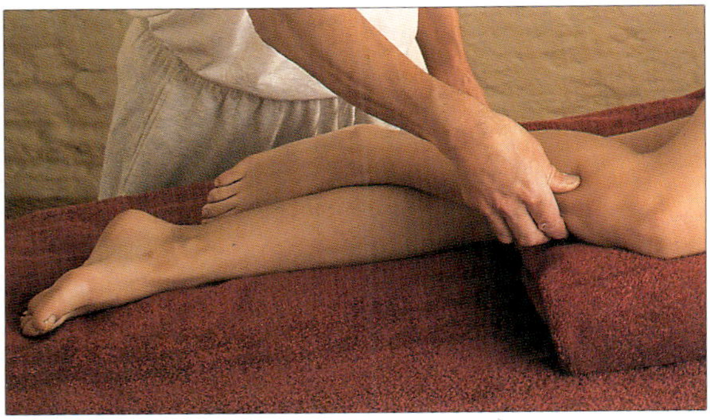

La pression doit être suffisamment forte pour casser verticalement le gluten de la pâte. Le mouvement circulaire assure le démantèlement au niveau latéral et permet de couvrir toute la surface. Le pétrissage se pratique de trois façons : avec le pouce, avec l'index chevauchant le majeur, et avec la base de la paume.

Appuyez fortement pour produire la douleur dite « *De Qi* », ou « atteindre le *Qi* », signe que l'on a bien activé le point et signe de la présence de *Qi*. On éprouve une sensation d'engourdissement ou de picotement, ou une sensation « électrique ». Plus la sensation est forte et plus le *Qi* l'est aussi.

6 Pétrissez VB34 (voir page 27) *avec le pouce, pour faire circuler le* Qi *du Foie et relaxer les tendons* (*les deux autres modes de pétrissage sont illustrés page 95*).

RAMER

Cette technique ouvre les méridiens qui traversent les articulations des épaules, permettant de libérer la circulation du *Qi* entre les extrémités supérieures et le reste du corps. Dans une barque, la rame est maintenue en un point pivot tandis que la main actionne la rame en un mouvement circulaire. La même technique est appliquée aux bras, le sujet en position assise. Répétez les étapes 7 à 9 trois ou quatre fois pour un bras avant de passer à l'autre bras, les mains cette fois-ci dans l'autre sens.

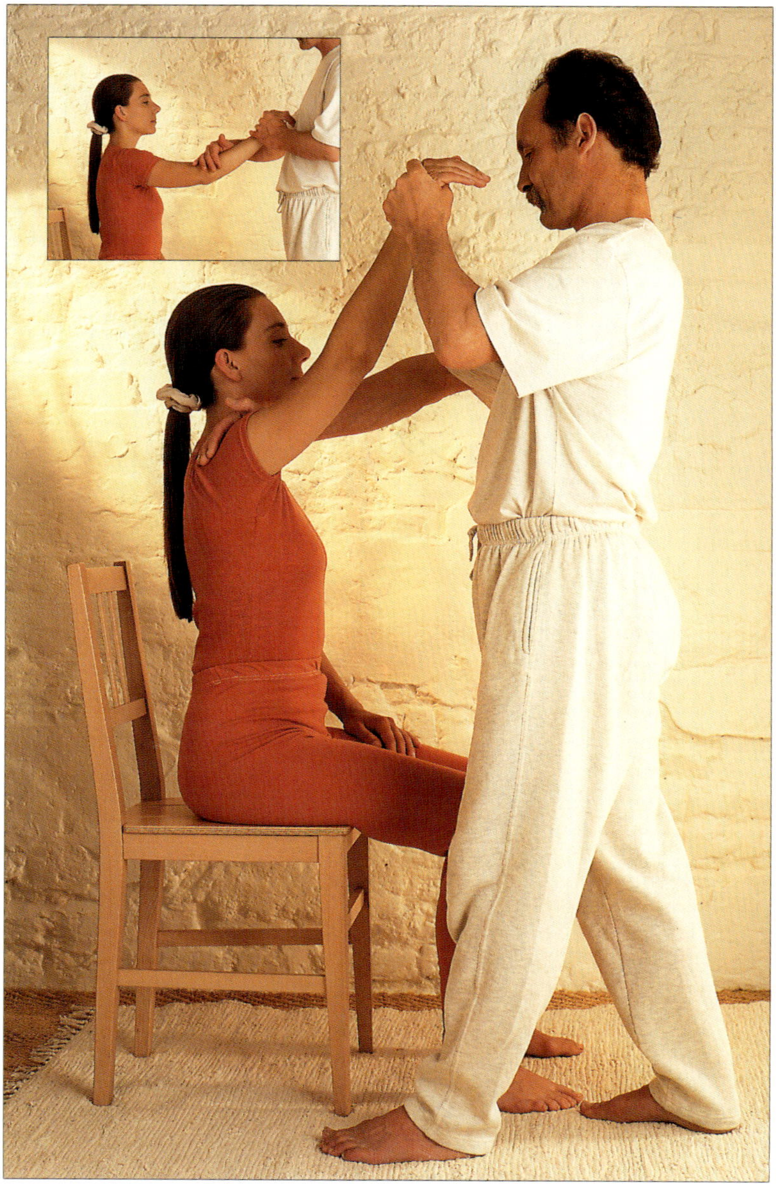

7 *Debout devant le sujet, maintenez son poignet droit dans votre main gauche, votre main droite reposant en haut du bras. Ramenez le bras vers vous* (voir cartouche). *Faites un pas en avant pour lever le bras et faites glisser votre main droite au niveau de l'épaule.*

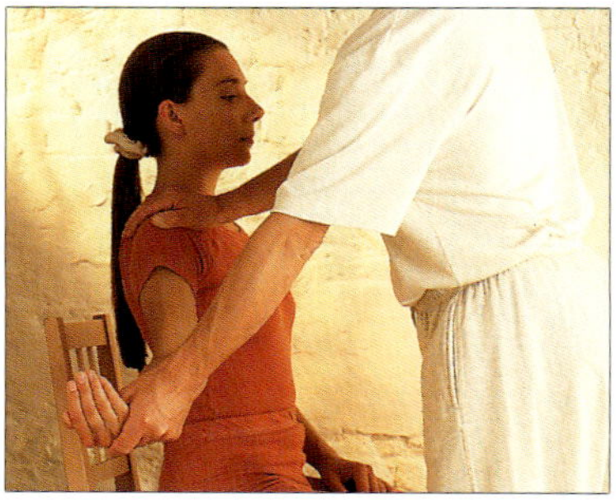

8 *Conservez votre appui sur l'épaule et rapprochez-vous à nouveau jusqu'à ce que vous sentiez une résistance dans le bras.*

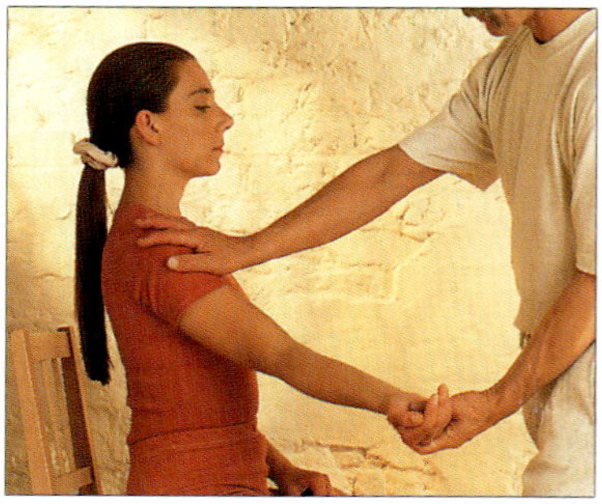

9 *Reculez-vous en abaissant le bras vers vous, votre main droite reprenant sa position initiale sur le bras.*

LA PRISE

Cette technique produit des effets différents en fonction de l'endroit où elle est appliquée. La prise au niveau des membres n'a pour effet que de détendre les muscles, alors que la prise sur des points spécifiques aura des effets différents en fonction des points. La prise se fait avec trois ou cinq doigts, selon la zone à masser. La prise à cinq doigts est pratiquée sur les régions plus larges. La technique de la prise sur les deux points cités dans l'exemple est particulièrement efficace.

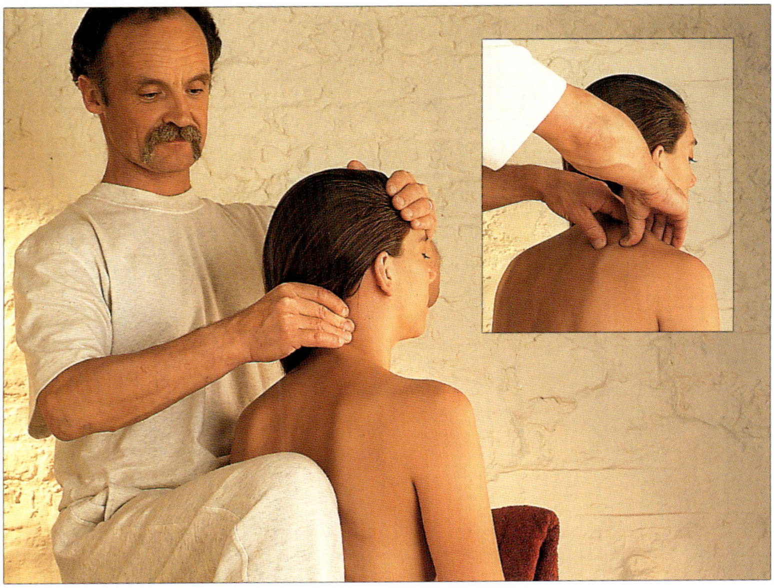

10 *Avec le pouce, le majeur et l'annulaire, saisissez les muscles de la nuque au point VB20* (voir page 28) *; les doigts doivent rester bien droits sinon vous risquez de faire mal au sujet, puis lâchez prise. Recommencez jusqu'à ce que le sujet ressente la zone comme dégagée. La prise en ce point soulage le cou, fait circuler le Qi du Foie et fait briller les yeux.*

11 *Saisissez le point VB21* (voir page 28) *avec les cinq doigts de la main pour réguler le Qi et le Sang dans les méridiens* (voir cartouche). *Gardez les doigts droits et ne saisissez pas trop fort.*

LE FROTTEMENT

Appliqué sur les flancs, le frottement facilite la circulation du Qi dans la poitrine et les côtes. On peut aussi l'appliquer sur les membres, et cette technique détend alors les muscles. Le sujet portera (si ce n'est pas déjà le cas) un ample vêtement de coton. Le mot chinois pour frottement veut dire aussi « se frotter des mains » , et comporte l'idée d'un mouvement alterné des mains, comme dans la technique présentée ici.

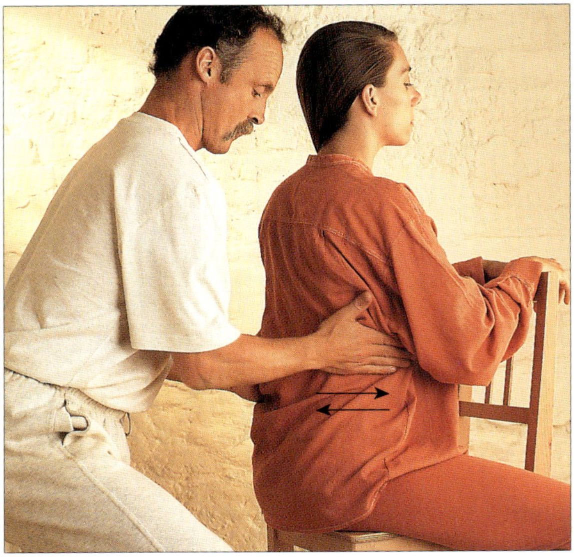

12 *Debout derrière le sujet, placez les mains bien droites et fermes sur les flancs. Par un mouvement très rapide d'avant en arrière, frottez vigoureusement de chaque côté, les mains chacune dans un sens différent. Assurez-vous que la pression n'est ni trop dure ni trop molle.*

LE POLISSAGE

Cette technique permet de disperser le Froid, de soulager les niveaux externes du corps et d'augmenter le Yang clair (la bonne énergie Yang positive). Le dos et le fessier du sujet doivent être découverts, et le massage se fait avec du talc pur ou du baume (*voir page* 89). Votre paume, droite si vous êtes droitier ou gauche si vous êtes gaucher, est en contact avec la peau du sujet sans exercer de pression. Appuyer trop fort ne produit pas beaucoup de chaleur. En effleurant la peau, vous générerez en revanche une grande chaleur avec seulement trois ou quatre mouvements, ce qui est suffisant.

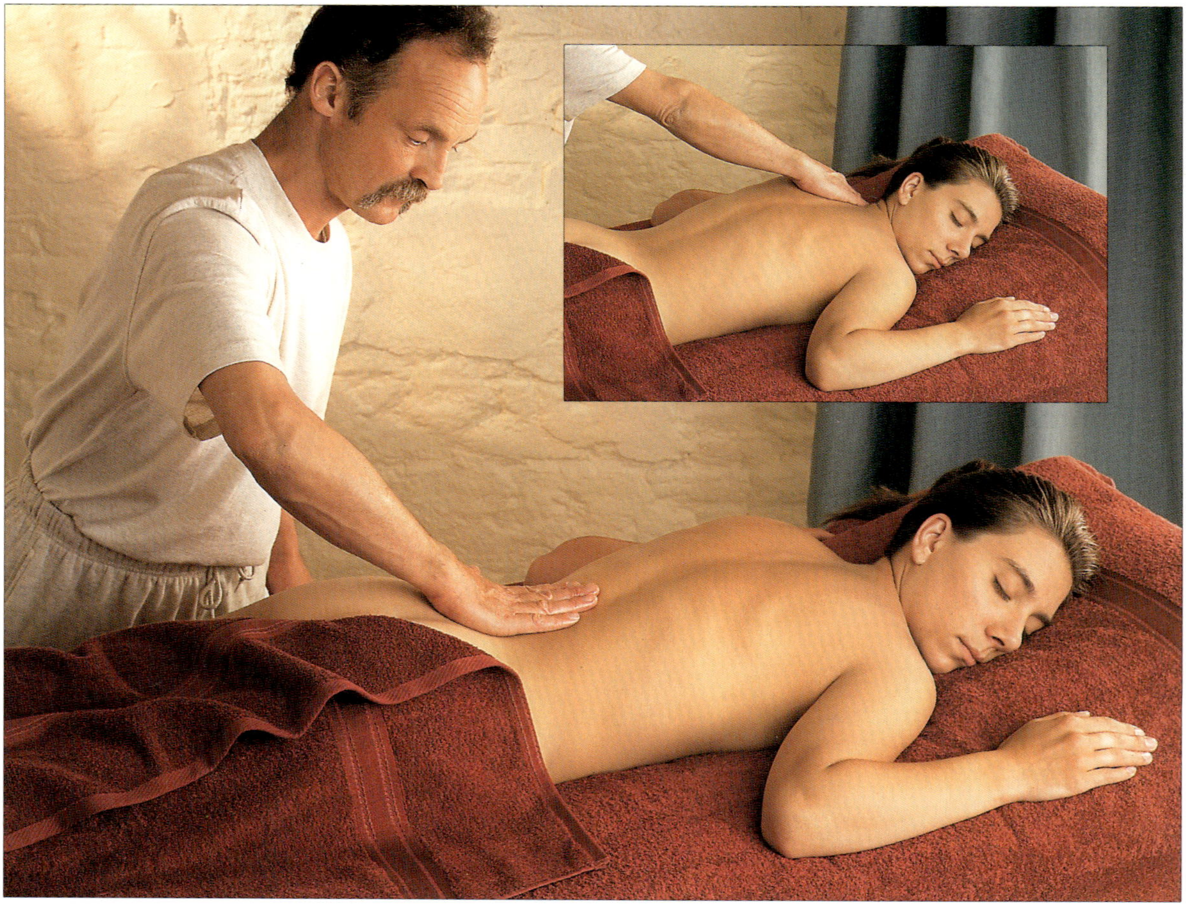

13 *Enduisez-vous la main du produit choisi puis répartissez-le le long de la colonne vertébrale et sur un côté. Depuis le haut du fessier, remontez rapidement un côté de la colonne avec votre main jusqu'au point VB21* (voir page 28) *avant de redescendre à nouveau. La vitesse du mouvement est donnée par l'articulation de votre épaule. Rapide, le mouvement épouse les contours du corps du sujet. Une fois la technique de polissage terminée sur un côté de la colonne, répétez pour l'autre côté mais gardez la même main pour travailler.*

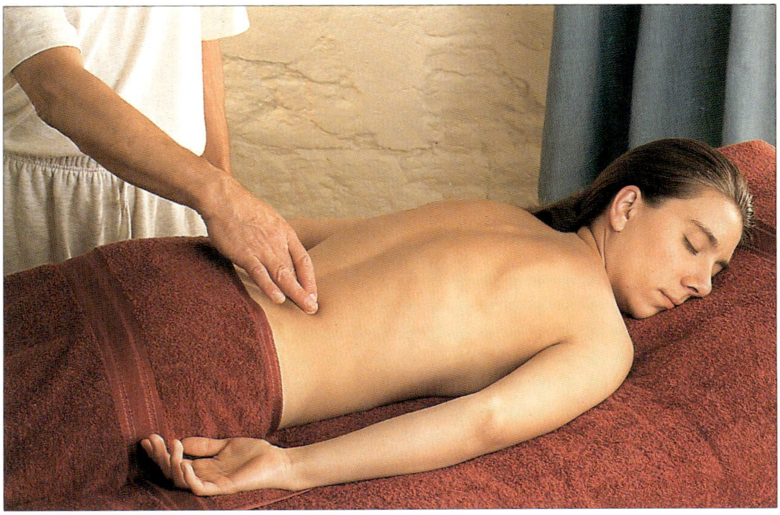

14 PÉTRIR

Vous avez déjà utilisé le pouce pour pétrir la jambe. Usez de la même technique au point V23 (voir page 28) *avec l'index chevauchant le majeur* (voir ci-contre). *Cette technique permet de fortifier le Rein. Rappelez-vous d'exercer une forte pression descendante pendant le mouvement de pétrissage circulaire.*

15 *Faites la même chose avec la base de la paume au point V18* (voir page 28) *pour fortifier et réguler le Foie* (voir ci-dessous).

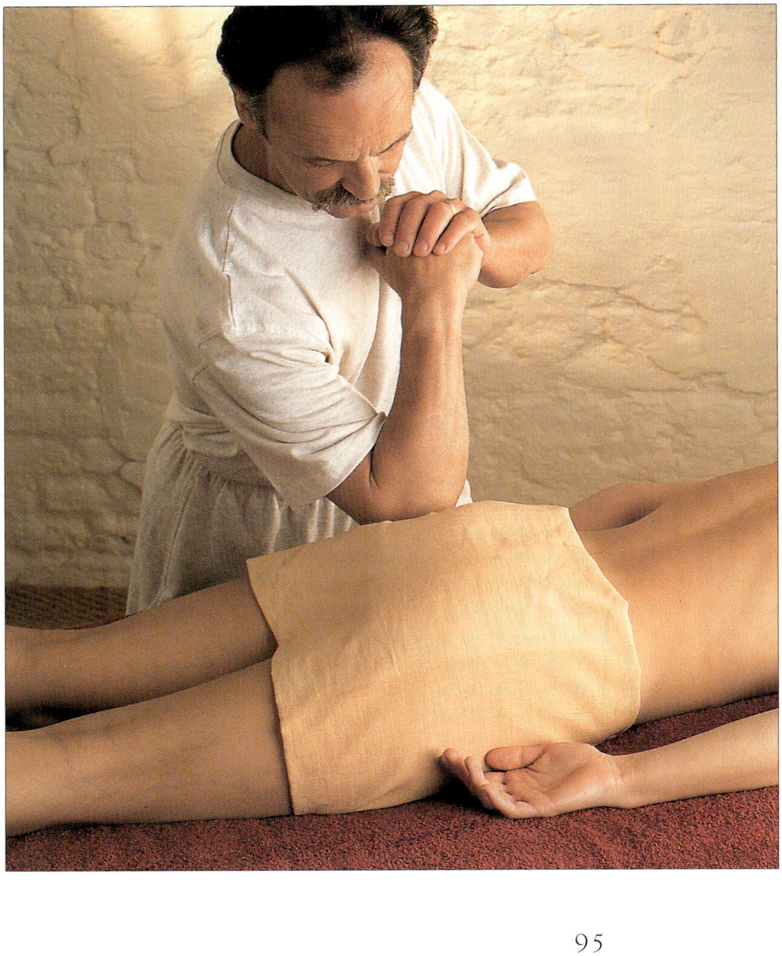

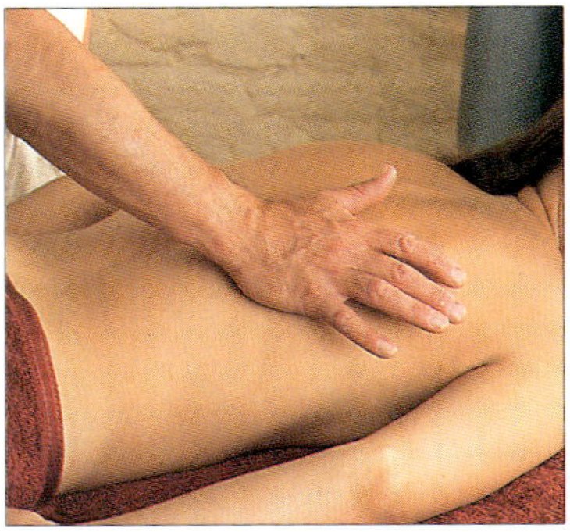

16 LA SURPRESSION

Il s'agit d'une variante plus forte de la pression où l'on utilise le coude à la place des mains. Posez le coude sur la dépression circulaire située sur le côté du fessier (VB30 — voir page 27) *et appuyez. Si la dépression n'est pas visible, demandez au sujet de se tourner sur le côté et de plier la jambe pour la faire apparaître. La suppression provoque une forte sensation « d'atteindre le Qi ». On peut la pratiquer également au point VB30 en cas de blocage de la hanche ou pour soulager une douleur qui descend dans la jambe.*

17 La prise

La prise se fait avec cinq doigts tout le long de la face postérieure des jambes, pour détendre les muscles. La prise doit être ferme pour être efficace. Restez à l'écoute des sensations du sujet : la technique ne doit produire qu'une légère douleur thérapeutique.

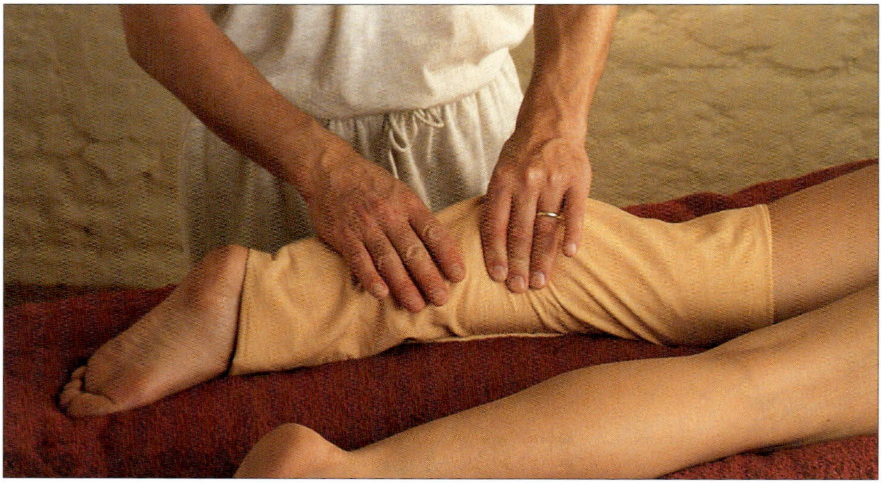

18 La pression

Lissez les jambes en appliquant la technique de la pression avec les paumes tout le long de la face postérieure des jambes. Pour détendre les sinus et débloquer les méridiens, répétez la pression. Cette technique simple peut être utilisée sur beaucoup de parties du corps. Usez du poids de votre corps pour exercer une pression naturelle. L'effet sera plus intense que si vous n'exerciez qu'une pression purement musculaire.

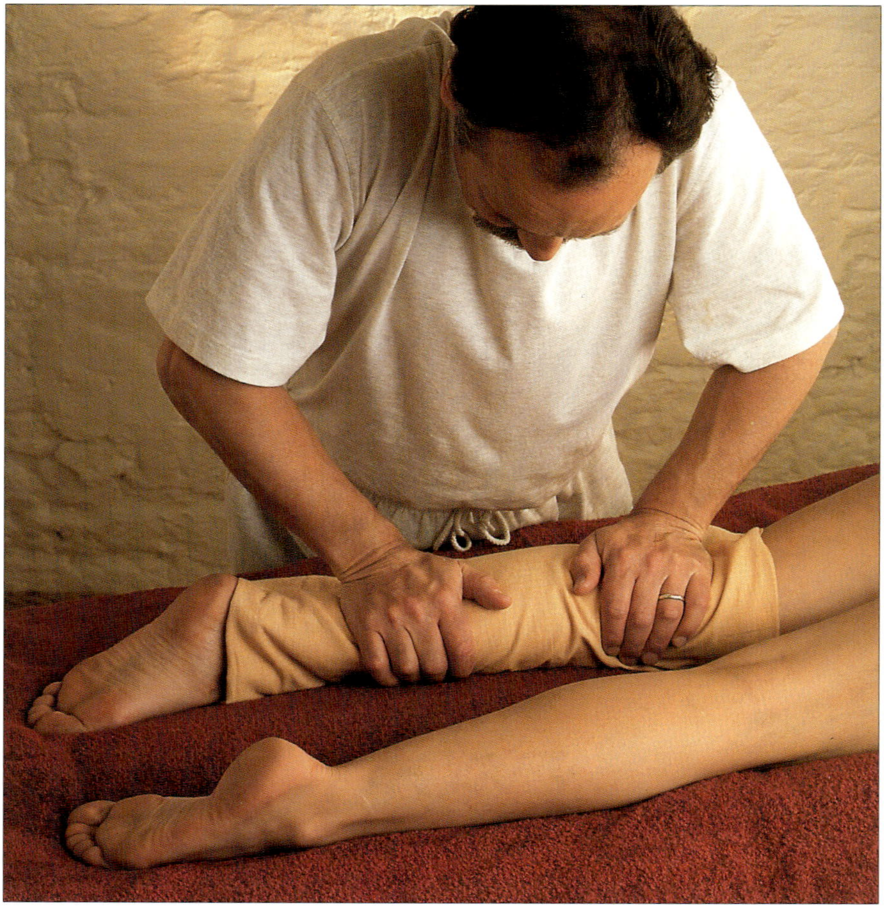

19 Le polissage

Cette technique utilisée sur le visage active le Qi et le Sang dans les méridiens. Le sujet se met sur le dos. Posez sur le front la base de la paume au niveau du pouce et effectuez un mouvement de polissage d'un côté du front à l'autre (voir ci-contre) *avec un mouvement latéral du poignet. Puis redescendez le long de chaque joue avant de remonter au milieu du front* (voir ci-dessous). *Le mouvement oscillatoire de la main est rapide, mais la pression légère. Faites attention de ne pas toucher le sujet avec vos doigts pendant le mouvement de polissage.*

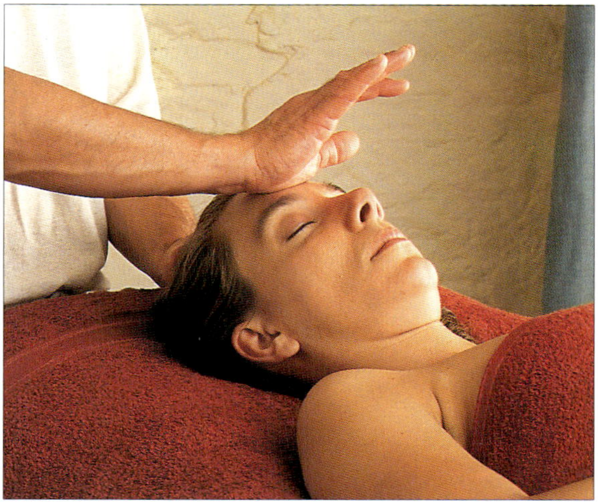

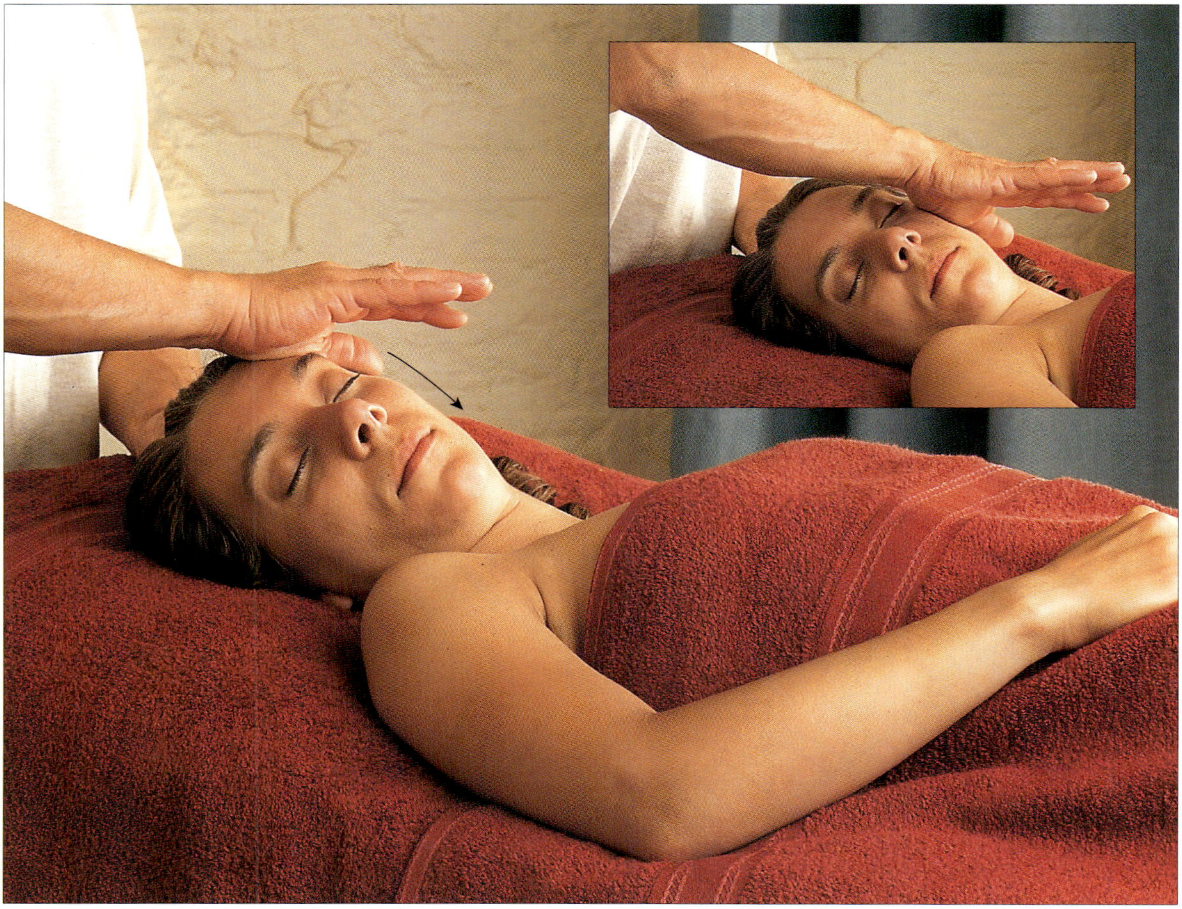

LA VIBRATION

Cette technique permet d'activer les points et de réguler le *Qi* dans les organes internes. La vibration appliquée sur la partie extérieure de l'estomac soulage les douleurs stomacales et les ballonnements ; sur la partie inférieure, elle soulage les règles douloureuses et les crampes (on peut aussi l'utiliser sur la poitrine en cas de sensations d'étouffement en haut du tronc). Le sujet ressentira une vibration profonde, interne, pendant le massage. Pour ce faire, vos doigts doivent être bien serrés et bien droits mais sans exercer aucune pression. Tendez au maximum tous les muscles de votre bras pour le rendre aussi dur que possible. Tendez jusqu'à ce que le bras commence à vibrer. La vibration doit s'effectuer de haut en bas, et non latéralement, et doit être à peine visible à l'œil nu.

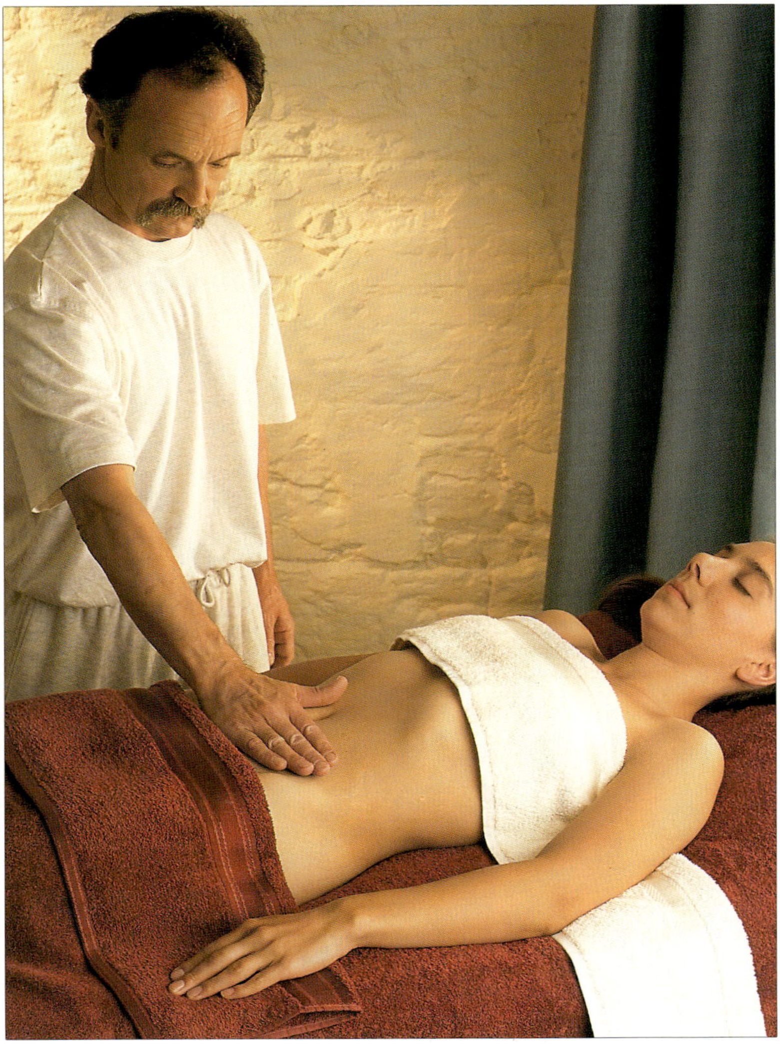

20 *Debout ou à genoux près de la hanche du sujet, posez votre main sur la partie inférieure ou supérieure du ventre* (voir ci-contre). *Tendez le bras et les doigts, comme décrit plus haut, pour créer la vibration. Le sujet ressentira au plus profond de son ventre cette sensation.*

21 *Déplacez-vous vers les pieds et, l'index chevauchant le majeur, posez le doigt au point R6* (voir page 27), *soit un pied après l'autre, soit sur les deux à la fois avec les deux mains. Puis utilisez la technique de la vibration pour activer en douceur ce point fortifiant et apaisant.*

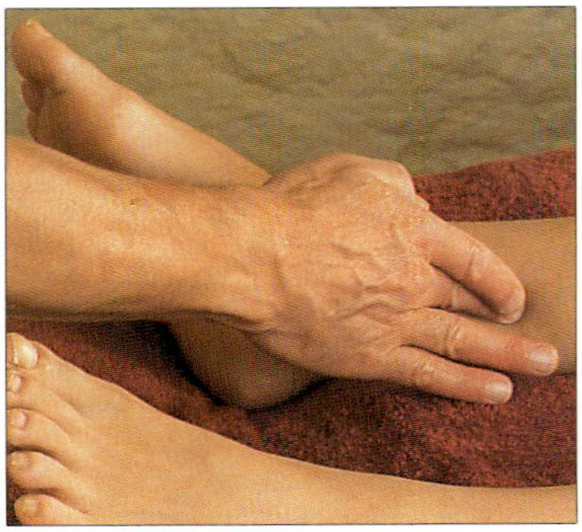

Tui Na : le massage clinique

En Chine, dans tout hôpital de médecine chinoise existe un service de *Tui Na*, toujours très populaire auprès des patients bien que le traitement soit plus cher que l'acupuncture. Il n'est pas rare de commencer à faire la queue pour le *Tui Na* dès 5 heures du matin, avant l'ouverture à 8 heures.

Comme vous avez pu le lire au début de ce chapitre, *Tui Na* est utilisé pour soigner des maladies précises. Si le traitement majeur pour les problèmes internes est la phytothérapie, *Tui Na* est plutôt réservé aux problèmes musculaires et osseux ; mais les partisans du *Tui Na* l'utilisent aussi pour traiter les maladies internes.

Les techniques de *Tui Na* mentionnées dans ce chapitre ne représentent qu'une brève sélection de l'ensemble des techniques dont dispose le professionnel. Il en existe bien davantage : certaines sont faciles à acquérir, quelques-unes requièrent un long entraînement sur un sac de riz avant de les pratiquer sur un être humain. Les professionnels de *Tui Na* possèdent une combinaison originale de particularités à première vue opposées. Tout en partageant avec les autres praticiens de médecine traditionnelle chinoise la discipline rigoureuse et raffinée du diagnostic, c'est souvent leur amour pour les activités physiques intenses qui les attire vers *Tui Na*. La force physique qu'ils cultivent se trouve contrebalancée par leur aspiration à la perfection dans la maîtrise de leur art et leur désir de soigner.

Tui Na apporte des réponses pertinentes à tous les problèmes musculaires et articulatoires, ainsi qu'aux désordres internes, comme les dérèglements menstruels et les palpitations. De par son expertise dans toutes les manipulations, l'art traditionnel de *Tui Na* pourrait être considéré comme le père de l'ostéopathie et de la chiropraxie. Même si *Tui Na* ne peut s'appliquer à tous, sa gamme de soins est beaucoup plus étendue que bien d'autres formes de massage thérapeutique dans le monde, et il constitue en tant que tel un mode de traitement essentiel en médecine chinoise.

Le massage chinois chez les enfants

Tui Na est en médecine chinoise un mode de traitement privilégié pour les bébés et les jeunes enfants, au contraire de la phytothérapie et de l'acupuncture. Du point de vue médical, les enfants diffèrent des adultes pour diverses raisons : le système digestif d'un enfant, par exemple, doit constamment fonctionner à sa capacité maximale pour soutenir la croissance. Autrement dit, toute surcharge du système digestif peut entraîner un grippage du système et conduire à un blocage. Ce blocage engendre ensuite divers problèmes : diarrhées, maux de dents, troubles du sommeil (l'enfant se réveille la nuit), colères, vomissements, maux d'estomac — la liste est encore longue. Les méridiens des enfants n'étant pas encore complètement formés, ils sont donc légèrement différents de ceux de l'adulte, et ont leurs propres points.

Vous trouverez illustré dans les pages suivantes le traitement rapide du blocage digestif chez les jeunes enfants. Cette technique peut être utilisée de la naissance jusqu'à l'âge de quatre ans. Le blocage digestif n'est pas l'unique cause de symptômes chez les enfants, mais son traitement pourrait très bien se révéler efficace en de nombreuses occasions. Cette technique peut être pratiquée en toute sécurité par quiconque. Comme pour toute maladie, si les symptômes persistent ou s'aggravent, ou si vous êtes inquiet, contactez immédiatement un professionnel.

Le traitement du blocage digestif chez le jeune enfant

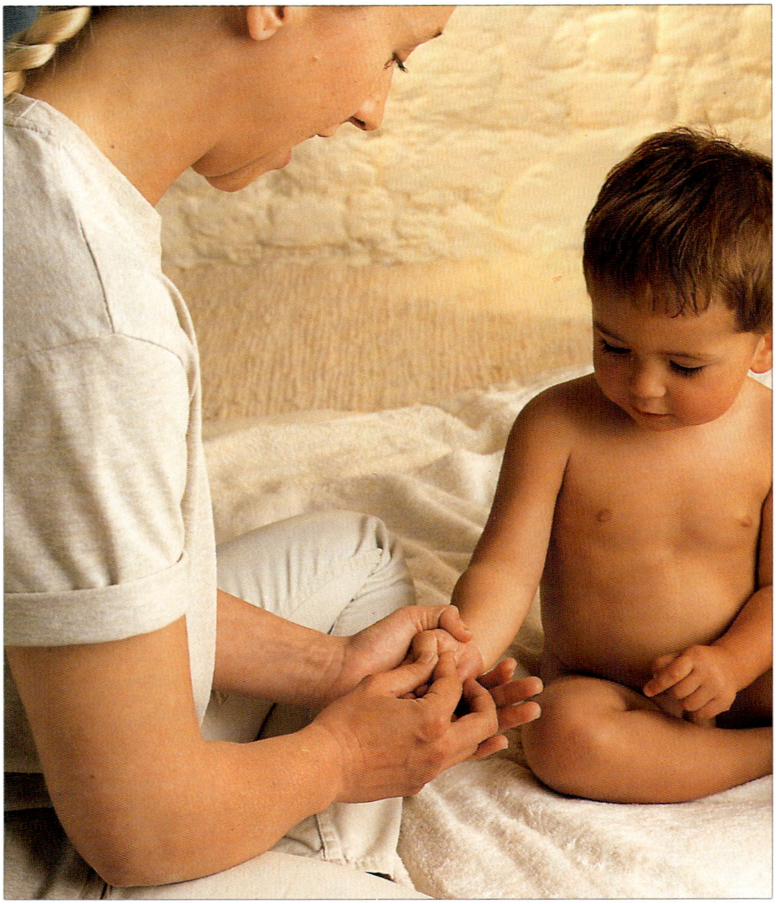

1 Pousser le méridien de la Rate

Maintenez dans une main les doigts de l'enfant, le pouce légèrement rentré (voir ci-contre). *Avec la partie externe de la phalange supérieure du pouce de votre autre main, exercez un mouvement de poussée sur la partie externe de la phalange supérieure du pouce de l'enfant. Faites ce mouvement rapidement 100 fois pour débloquer la Rate, et 100 fois dans le sens inverse pour fortifier la Rate. Votre pouce doit rester à angle droit par rapport à la direction du mouvement.*

2 Pousser le méridien de l'Estomac

En maintenant la main de l'enfant de cette manière, répétez la technique 100 fois dans la partie intérieure et inférieure du pouce (voir ci-dessous). *Cette fois-ci, contentez-vous de pousser en direction du bout du pouce pour diminuer le blocage dans l'Estomac.*

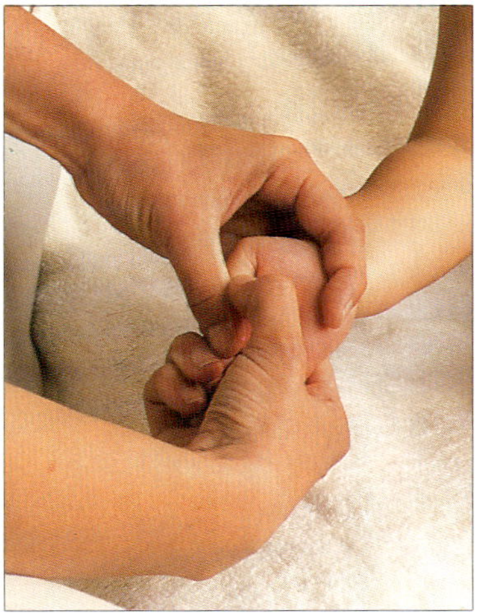

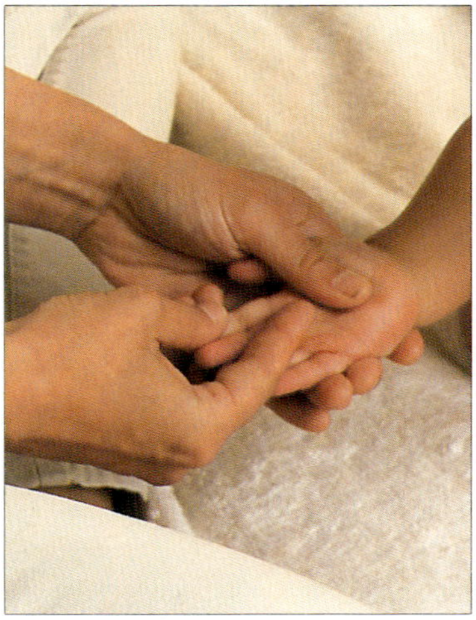

3 Pousser le méridien du Foie

Maintenez entre le pouce et l'index, la phalange supérieure de l'index de l'enfant (voir ci-contre à gauche). *Utilisez la technique de poussée vers le bout de l'index pour débloquer le méridien du Foie. Faites-le 100 fois.*

4 Pétrissage ponctuel des articulations des doigts

Dans cette technique, appuyez avec votre ongle du pouce sur la première phalange de chaque doigt tout en exerçant le mouvement circulaire propre à la technique du pétrissage (voir ci-contre à droite). *Répétez trois fois sur chaque doigt des cinq doigts des deux mains pour ouvrir les orifices et débloquer la circulation des aliments.*

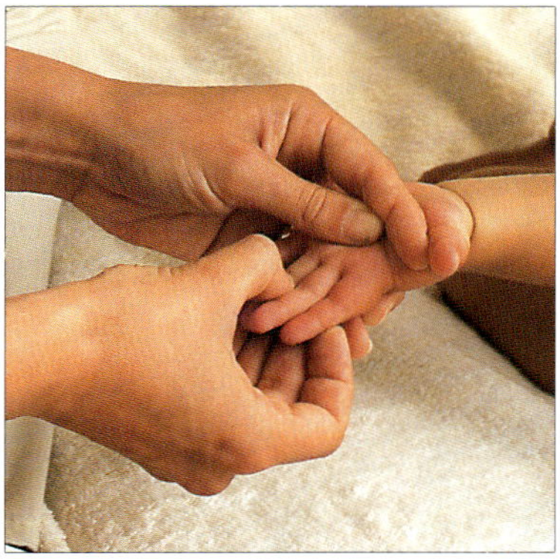

5 Effleurage du ventre

En usant de la technique de l'effleurage des adultes, massez dans le sens des aiguilles d'une montre puis dans l'autre par petits cercles (après un grand cercle dans le sens des aiguilles d'une montre tout autour du ventre pour les deux séries) pour fortifier et débloquer la Rate et l'Estomac (voir en bas à gauche).

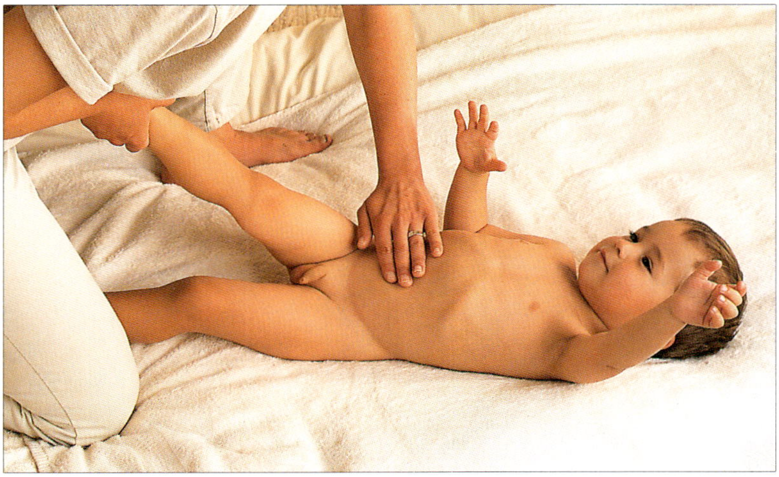

6 Pétrir V20

Appliquez du talc sur la colonne vertébrale. Posez votre index et votre majeur chacun sur un point V20 (voir ci-dessous) *; la localisation de ces deux points est identique à celle des adultes* (voir page 28). *Poussez vers le bas, pas trop fort, tout en exerçant le mouvement circulaire de la technique du pétrissage. Ceci fortifiera et débloquera la Rate. Pour finir, vous pouvez appliquer un peu de baume sur l'un des deux points V20 pour prolonger l'action du traitement.*

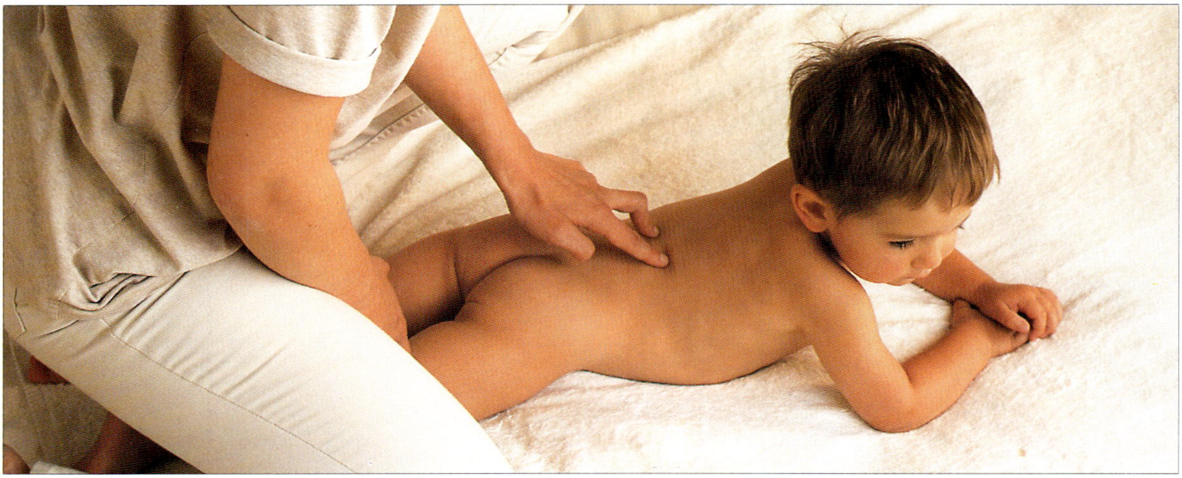

Chapitre VI

LES PLANTES MÉDICINALES

药草

- *L'usage des plantes en médecine chinoise*
- *Énergie et action des plantes*
- *Modes d'administration et effets*
- *Se soigner par soi-même avec les plantes*
- *Plantes et préparations médicinales utiles*

La médecine chinoise possède deux méthodes majeures pour soigner les déséquilibres énergétiques : l'acupuncture et les plantes médicinales. En Chine, on y a traditionnellement recours lorsque la méditation, les modifications du régime alimentaire, les exercices et le massage ont échoué. Les plantes sont une méthode à la fois puissante et douce pour retrouver l'équilibre du corps et de l'esprit ; de plus elles ont prouvé au fil des siècles qu'elles étaient à la fois sans danger et efficaces.

PRINCIPES GÉNÉRAUX

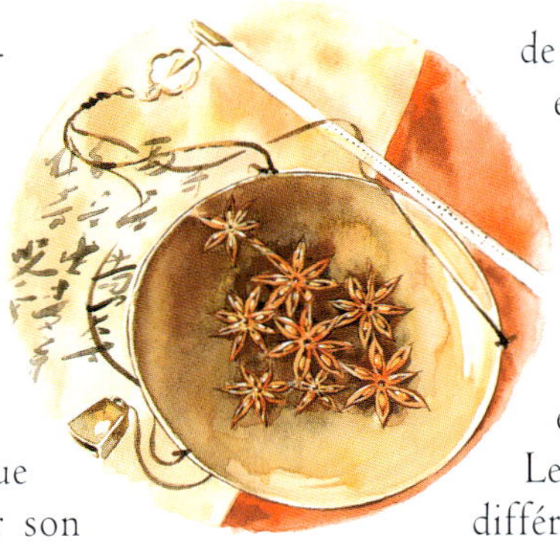

L'herboristerie traditionnelle chinoise ne comprend pas seulement des plantes, mais inclut également des substances variées : minéraux, coquillages, animaux, insectes (*voir page suivante pour davantage de détails*). L'herboriste chinois dispose de plus de trois mille substances, même si en pratique il n'en garde à sa disposition, pour son usage quotidien, que trois cents.

La clé pour maîtriser l'usage des herbes chinoises est de comprendre que toutes les substances sont administrées en fonction de l'énergie - le *Qi* et le Sang. Chacune est dotée d'une énergie particulière. En correspondance avec l'énergie du malade, elle lui fera recouvrer la santé. Les deux éléments fondamentaux sont donc l'énergie du malade et celle de la substance. Autrement dit, le choix et le mode d'administration des plantes sélectionnées seront fonction des besoins du patient.

Comme vous le savez désormais, la médecine chinoise, d'une manière générale, rafraîchit ce qui et chaud et réchauffe ce qui est froid. Les plantes ne sont pas utilisées différemment. Un diagnostic précis de l'équilibre énergétique est le plus sûr moyen de s'assurer de la justesse de la prescription. Vous pouvez également utiliser sans danger les herbes et préparations répertoriées plus loin dans ce chapitre, pour les symptômes mentionnés. Faites bien attention à suivre correctement les conseils d'utilisation et à respecter scrupuleusement les dosages.

HISTORIQUE

La phytothérapie chinoise remonte aux origines même de la médecine chinoise. Le texte le plus ancien date de 168 av. J.-C., *Préparations pour cinquante-deux formes de mal (Wu Shi Er Bing Fang)*. Il mêle des préparations médicinales aux pratiques chamaniques, telles que les incantations. Encore une fois, ceci souligne les véritables origines de la médecine chinoise, fortement ancrée dans des croyances plus apparentées à celles des alchimistes de l'Europe médiévale qu'à la pensée traditionnelle occidentale.

Un très ancien recueil de préparations fut publié vers 200 apr. J.-C. par Zhang Zhong Jing sous le titre *Shang Han Lu (Discussion sur les troubles causés par le Froid)*. Ce recueil très complet comprend trois cents prescriptions courantes à l'époque, dont beaucoup

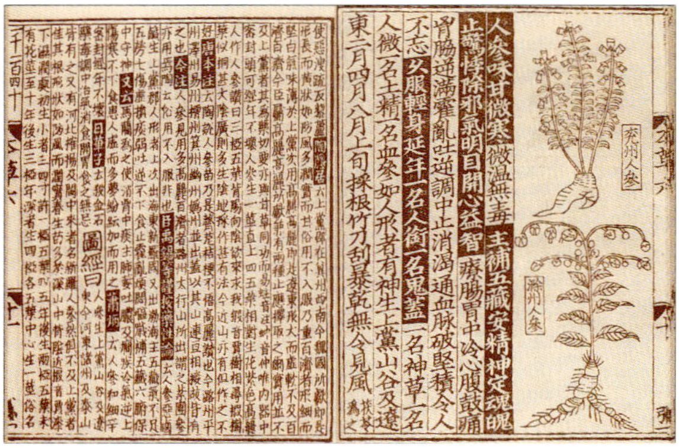
人參味甘微寒微溫無毒主補五藏安精神定魂魄止驚悸除邪氣明目開心益智療腸胃中冷心腹鼓痛胸脇逆滿霍亂吐逆調中止消渴通血脈破堅積令人不忘久服輕身延年一名人銜一名鬼蓋一名神草一名人微一名土精一名血參如人形者有神生上黨山谷及遼東二月四月八月上旬採根竹刀刮暴乾無令見風

Page extraite de Chongxiu Zhenghe Bencao, *un texte de phytothérapie chinoise publié pour la première fois en 1802. Illustré ici, l'article ginseng.*

sont toujours en usage de nos jours (*voir page 11 pour plus d'informations sur Zhang Zhong Jing*).

Vous trouverez dans ce chapitre diverses préparations dont la plupart sont employées depuis des siècles. Par exemple, une préparation célèbre pour la digestion, *Bu Zhong Yi Qi Wan* (*voir page 118*), est mentionnée dans les *Discussions sur la Rate et l'Estomac* (*Pi Wei Lun*), écrit en 1249. *Jin Gui Shen Qi Wan* (*voir page 120*), fortifiant du Yang du Rein, est prescrit depuis le deuxième siècle de notre ère au moins.

Des plantes sont employées seules depuis des années : il est fait mention des graines de fenouil, par exemple, dans un texte de 1061. Cette longue histoire, jointe à l'expérience glanée pendant tous ces siècles, témoigne qu'il s'agit d'un mode de traitement très sûr et efficace.

Les substances animales

Certains peuvent remettre en question pour des raisons morales et éthiques l'usage de substances dérivées d'êtres vivants. Ce point n'est pas négligeable pour les végétariens et pour ceux qui partagent certaines croyances religieuses. Personnellement j'utilise très rarement des substances dérivées du monde animal, et jamais si elles ont entraîné la mise à mort d'un être vivant : on peut toujours avoir recours à des substituts. Certaines substances d'ailleurs n'impliquent pas la mort ou le mauvais traitement de l'animal, comme les mues de cigale (employées pour soigner les démangeaisons dues à des maladies de peau), récoltées une fois que l'animal s'en est débarrassé. Nous avons tenu, dans ce livre, à ne mentionner aucun produit dérivé d'animaux en voie de disparition ou récolté à partir d'animaux vivants.

Il convient de faire état ici des différences culturelles qui peuvent exister. Le père de l'un de mes amis souffrait de la maladie de Parkinson (maladie du système nerveux caractérisée par des raideurs, des faiblesses et des tremblements). Un médecin fraîchement arrivé de Chine vint lui rendre visite pour lui recommander un traitement. Alors qu'il écoutait la description des symptômes, la tortue de l'hôte traversa la pelouse. Le médecin suggéra alors de la cuire pour en faire une soupe. Le patient fut choqué et surpris par une telle suggestion, alors que le médecin chinois trouva surprenant la réaction qu'elle suscita.

On a critiqué récemment l'utilisation en médecine chinoise des substances dérivées d'espèces en voie de disparition, comme les os de tigre, la vésicule d'ours et la corne de rhinocéros. Cela arrive encore, malheureusement, que l'on utilise ces produits, en particulier — mais pas exclusivement — en Chine même. Nul professionnel responsable ne prescrirait de tels produits, pour la bonne raison qu'il existe des substituts.

ÉNERGIE ET ACTION DES PLANTES

Les professionnels de la médecine chinoise ont analysé, il y a des siècles, les actions énergétiques des plantes et des aliments. Ceci fut possible par l'observation minutieuse de chaque substance et la description de toutes leurs caractéristiques, dont se chargèrent au fil des ans les médecins de tradition taoïste aussi bien que bouddhiste. Par la méditation et le *Qi Gong*, ils observaient les effets de la prise de chaque substance pour en déterminer les qualités énergétiques. C'est par cette étude méthodique que les Chinois réussirent à rassembler autant d'informations sur les plantes et leurs diverses parties — feuilles, graines, fleurs, racines, tiges et branches, écorce — et ils firent de même pour les minéraux, les coquillages et les produits issus du monde animal.

Il existe trois éléments à considérer. D'abord, quelle est l'énergie de la plante : réchauffante ou rafraîchissante ? Deuxièmement, quelle est la direction de cette énergie : ascendante ou descendante ? Et troisièmement, vers quel organe ou quelle partie du corps cette énergie passe-t-elle ? Ces questions indiquent l'importance du *Qi* et ses caractéristiques particulières pour chaque substance. Dans les sciences occidentales, nous cherchons à connaître les composantes « chimiques » de la substance, vitamines et minéraux. Ces données sont utiles à connaître, mais c'est le *Qi* qui reste au cœur de la médecine chinoise. C'est le *Qi* qui sera traité, c'est le *Qi* qui sera employé pour le traitement, et les plantes médicinales ne font pas exception. Le tableau ci-dessous donne une sélection des plantes les plus communément utilisées, et décrit leurs propriétés énergétiques, pour montrer combien l'énergie et les actions de chaque substance peuvent varier (ces substances sont exclusivement réservées aux préparations et ne peuvent être prises individuellement).

Il existe des corrélations intéressantes entre la partie de la plante employée et son utilisation. Les

PLANTES REPRÉSENTATIVES

Nom	Énergie	Goût	Organe affecté	Fonction énergétique	Traitement
Racine de digitale chinoise	Chaude	Sucré	Foie, Rein, Cœur.	Nourrit le Sang et le Yin (Eau).	Pâleur, fatigue et étourdissement, sueurs nocturnes, douleurs dans le bas du dos.
Hoelen	Neutre	Sucré, insipide	Cœur, Rate, Poumon.	Stimule la miction, fortifie la Rate, apaise l'Esprit.	Œdèmes, urines troubles.
Atractyles blanches	Chaude	Amer, sucré	Rate, Estomac.	Fortifie la Rate, sèche l'Humidité.	Fatigue, diarrhée, vomissements.
Baies d'aubépine	Chaude	Aigre, sucré	Estomac, Foie.	Soulage la stase au niveau des intestins, revigore le Sang.	Douleurs dans l'estomac.
Gentiane	Froide	Amer	Foie, Vésicule Biliaire, Estomac.	Dissipe la Chaleur, sèche l'Humidité.	Jaunisse, écoulements vaginaux, eczéma, maux de tête, fièvre, yeux rouges.

parties externes, comme les feuilles et les branches, servent plutôt à soigner la partie externe du corps. Par exemple, on emploie le bâton de cannelle pour traiter les troubles survenus dans les zones externes par infiltration du Froid et du Vent ; ce qui correspond au rhume ou à la grippe. Les racines et tubercules profondément enfouis dans le sol sont, en général, utilisées pour soigner des problèmes organiques internes. Les minéraux et les coquillages, tels l'os fossilisé et la coquille d'huîtres calment l'Esprit. Ils sont lourds, ca qui empêche l'Esprit de flotter et de provoquer l'anxiété, un sommeil agité par les rêves et des insomnies.

De plus, les plantes qui ressemblent à telle ou telle partie du corps peuvent être choisies pour soigner celle-ci. La noix, par exemple, du fait de sa ressemblance avec le cerveau, est employée pour traiter l'énergie du Rein, qui, d'après les principes médicaux chinois, soutient directement et nourrit le cerveau et la fonction mentale. En Occident, il s'agit d'une idée familière aux phytothérapeutes et aux homéopathes : on l'appelle « la Loi des Signatures ».

Plantes et préparations

La médecine chinoise repose sur un art très savant, celui d'associer les plantes, en vue d'obtenir le traitement le plus efficace et le plus approprié. Dans certains cas, une seule plante peut suffire. Vous trouverez donc plus loin dans ce chapitre une liste de plantes utiles (*voir pages 114 à 117*) à employer sans danger chez soi en suivant les instructions données (toujours bien lire les précautions d'emploi pour chacune). Mais le plus souvent, on prescrit une préparation à base de plusieurs plantes qu'on mélange de façon équilibrée pour faire correspondre au mieux le traitement à l'énergie de l'individu. Les préparations sont des mélanges complexes de plantes qui sont liées entre elles et agissent les unes par rapport aux autres ; elles sont répertoriées en tant que produits pharmaceutiques.

Le mélange de plusieurs plantes a plus d'effet qu'une seule plante – c'est-à-dire un effet synergique. Il comporte également moins de risque, puisqu'on équilibre ainsi les plantes dotées d'une énergie plus forte ou dont l'action est très ciblée.

Les préparations répertoriées sont la base même de la médecine par les plantes, mais elles sont pourtant fréquemment modifiées pour s'accorder aux spécificités des malades. Leur dosage ou leur

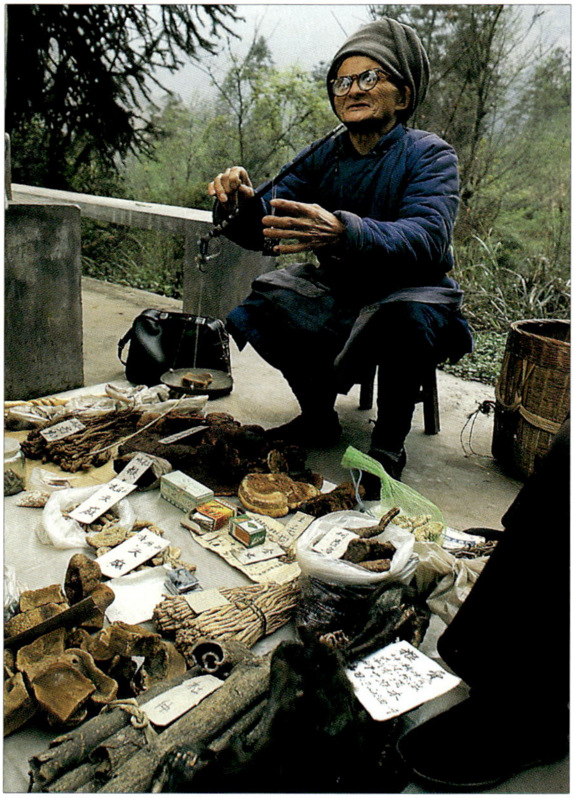

En Chine, en plus des centaines de plantes et de préparations disponibles dans les pharmacies-herboristeries traditionnelles, on vend dans les rues une grande variété de produits à base de plantes.

VARIATIONS DES PRÉPARATIONS

L'illustration ci-dessous indique comment des plantes peuvent être rajoutées à une préparation donnée en fonction des symptômes à traiter.

LIU WEI DI HUANG WAN

Pour traiter une insuffisance au niveau du Yin (Eau) du Rein

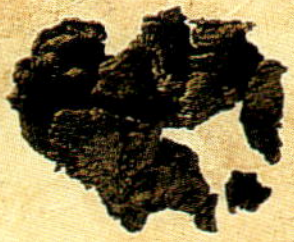
Racine de digitale chinoise

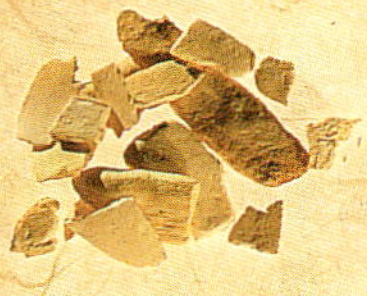
Igname de Chine

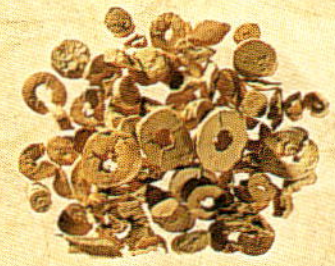
Écorce de racine de pivoine

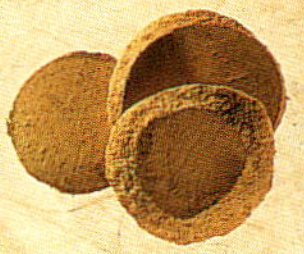
Tubercule de flûteau

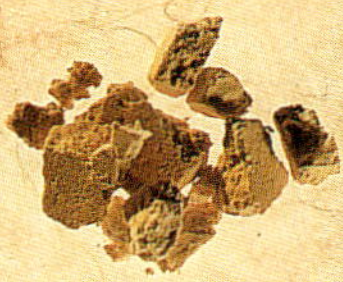
Hoelen

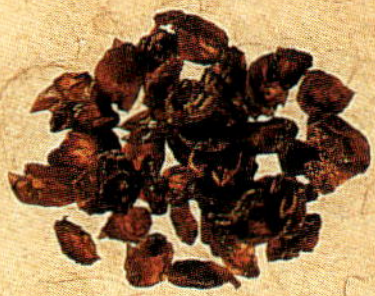
Fruit du cornouiller

QI JU DI HUANG WAN

(plantes ajoutées à *Liu Wei Di Huang Wan*)

Pour les yeux rouges ou irrités

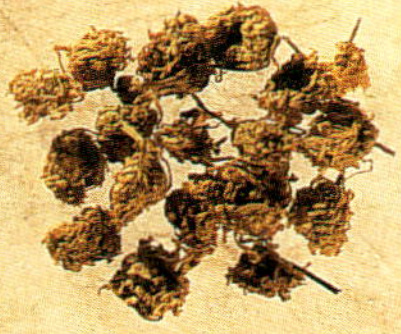
Fleurs de chrysanthème

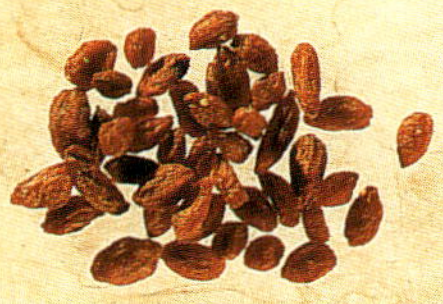
Lyciet

JIN GUI SHEN QI WAN

(plantes ajoutées à Liu Wei Di Huang Wan)

Pour fortifier le Yang du Rein

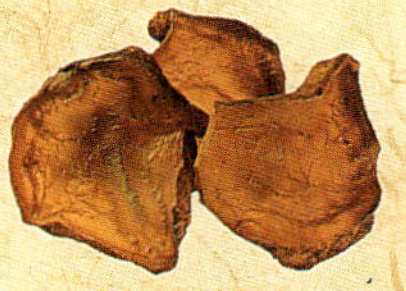
Racine d'aconit du Sichuan

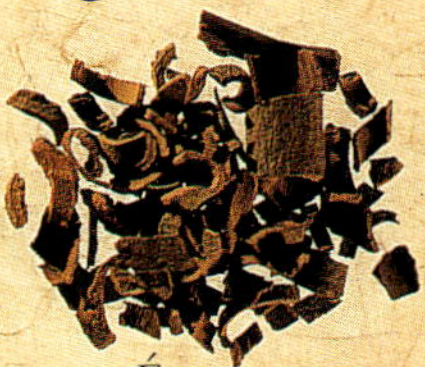
Écorce de cannelle

(Plantes ajoutées à *Jin Gui Shen Qi Wan*)

Pour fortifier les genoux

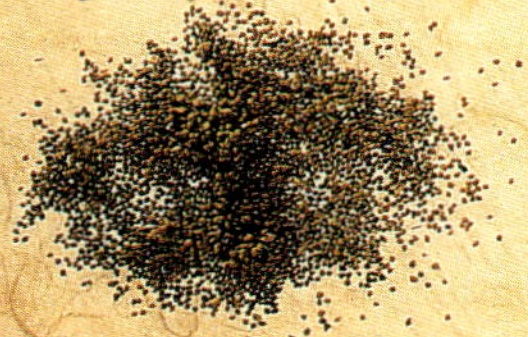
Graines de cuscute

(Plantes ajoutées à *Jin Gui Shen Qi Wan*)

Pour fortifier le dos et soulager les douleurs lombaires

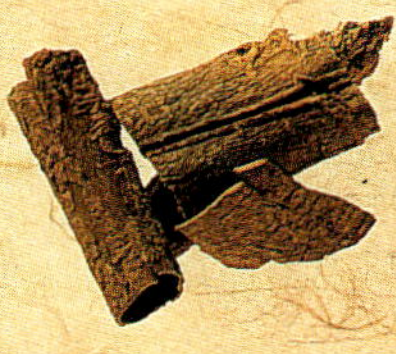
Racine d'eucomnia

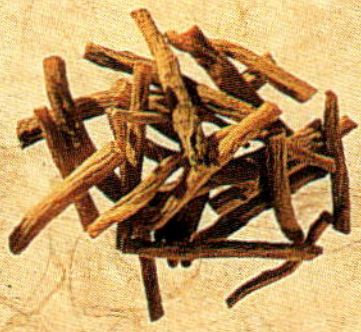
Achyranthe

composition peuvent varier, on ajoute ou on enlève certains composants en fonction des besoins de chacun. *Liu Wei Di Huang Wan*, par exemple (*voir page 122*), est une préparation courante pour soigner une faiblesse du Yin (Eau) du Rein. Si cette faiblesse est associée à des symptômes oculaires, telle rougeur ou irritation, on ajoute de la fleur de chrysanthème et du lyciet, la préparation prend alors le nom de *Qi Ju Di Huang Wan* (*voir page 122*). Si c'est le Yang du Rein qu'il faut traiter, alors on ajoute à *Liu Wei Di Huang*, de la racine d'aconit du Sichuan et de l'écorce de cannelle, ce qui donne *Jin Gui Shen Qi Wan* (*voir page 120*). De même, en rajoutant à *Jin Gui Shen Qi Wan* une plante telle que des graines de cuscute, on fortifie les genoux, et en rajoutant de l'écorce d'eucomnia avec de l'achyranthe, on fortifie le dos et on soulage les douleurs lombaires (*voir illustration page précédente*).

Les actions de chacune de ces plantes sont aussi modifiables en fonction du mode de préparation. Par exemple, si on les fait griller jusqu'à ce qu'elles prennent une couleur noire, elles agiront davantage sur le Sang. Les faire griller dans du miel sera excellent pour toute faiblesse digestive, car le goût sucré renforce la Rate. En revanche, grillées avec de l'eau salée, elles agissent sur le Rein.

Les exemples donnés ci-dessus illustrent la richesse des possibilités qui s'offrent à l'herboriste pour soigner correctement les déséquilibres et montrent à quel point un même traitement peut varier d'un individu à l'autre.

APPLICATION ET EFFICACITÉ

Pendant des années, je n'ai soigné que par acupuncture, méthode efficace dans beaucoup de cas. Mais depuis que j'ai appris la phytothérapie, j'ai découvert que je pouvais soigner les personnes souffrant de maladies plus graves, avec plus de rapidité et d'efficacité. Les plantes sont, en effet, puissantes, tout en agissant en douceur, et elles soutiennent le *Qi* et le Sang très efficacement. Elles complètent notre alimentation, et en tant que telles sont très nourrissantes.

En Chine même, on choisit entre acupuncture ou plantes en fonction des cas. En Occident, historiquement, c'est l'acupuncture qui s'est d'abord développée, la phytothérapie chinoise n'étant arrivée que très tard. Aujourd'hui, l'enseignement de l'herboristerie chinoise gagne en popularité, et il est désormais plus facile de se faire soigner par cette méthode.

De nombreux travaux de recherche sont actuellement en cours en Chine pour démontrer son efficacité. Elle est employée pour soigner une grande variété de maux et de maladies, du rhume au cancer, de l'anxiété à la schizophrénie. Il est reconnu que la médecine chinoise soulage, d'une manière générale, plus de cinquante maladies spécifiques, y compris des infections aiguës et des maladies dégénératives chroniques.

J'ai connu des personnes qui, après avoir souffert de symptômes pendant des années, ont été en grande partie soulagées. J'ai traité une femme souffrant d'eczéma sur les pieds et qui, en conséquence éprouvait des difficultés à marcher depuis plus d'une dizaine d'années. Elle prit cinq sachets de plantes qu'elle fit bouillir en décoction. Trois semaines plus tard, elle revint me voir, souriante, une nouvelle paire de chaussures au pied. De même, une femme atteinte de longue date d'un asthme chronique prit rendez-vous à mon cabinet. Après seulement un mois de traitement par les plantes, toux, flegme et respiration sifflante avaient définitivement disparu.

Même si les malades répondent différemment aux traitements donnés (*voir page 154*), et que certains mettent de nombreuses semaines avant de connaître des améliorations, ces anecdotes sont révélatrices de l'efficacité de la médecine chinoise. J'ai découvert au long de mon expérience professionnelle que cette méthode est bénéfique à la plupart des patients et que certains connaissent même un rétablissement spectaculaire.

PRÉCAUTIONS ET CONTRE-INDICATIONS

La médecine par les plantes, tout comme l'acupuncture, se doit d'être utilisée avec prudence. Des huit méthodes médicales chinoises, ce sont les deux plus puissantes et donc celles qui peuvent engendrer les réactions les plus graves. Des erreurs en acupuncture ou en phytothérapie se sont avérées fatales. Mais l'ancienneté de la médecine par les plantes est un gage de fiabilité.

Toutes les plantes et les préparations mentionnées dans ce livre sont douces et prescrites à très faible dose. Pour chacune, j'ai dressé la liste des symptômes pour lesquels elles sont employées. Si vous lisez attentivement ces descriptions ainsi que les renseignements donnés page 154 sur les réactions au traitement (et les « À faire » et « À ne pas faire » de la page 112), l'usage des plantes ne présentera aucun risque.

On s'inquiète en Occident de la toxicité de certaines plantes. Il est vrai que certaines ont une action très puissante, ce qui explique qu'elles ne soient jamais prescrites telles quelles, mais qu'elles entrent dans la composition de préparations. D'autres perdent leur action toxique grâce un mode de préparation particulier, par exemple par trempage dans le jus de gingembre.

Pour les maladies plus graves, il est préférable d'avoir recours à de vrais professionnels qui réussiront par leur expérience et leur compétence à minimiser les troubles associés à la médecine par les plantes. Vous trouverez page 149 des conseils pour bien choisir votre praticien. Dans certains cas bien spécifiques, certaines plantes ou certains traitements par les plantes sont contre-indiqués ou, du moins, doivent être utilisés avec précaution. Elles sont explicitement décrites dans l'ouvrage.

MODES D'ADMINISTRATION

Il existe plusieurs modes d'administration des plantes, qui peuvent varier de pays à pays et en fonction des praticiens. Les modes les plus courants sont décrits ci-dessous.

DÉCOCTIONS

La décoction est le mode d'administration le plus courant. Les plantes séchées sont bouillies dans l'eau, ou dans un mélange d'eau et de vin, jusqu'à trente minutes avant d'être bues à petite gorgée. Certaines plantes sont ajoutées vers la fin de la cuisson, et donc bouillies seulement quelques instants. Ce type de décoction fait souvent beaucoup d'effet : les plantes absorbées rapidement sont efficaces immédiatement chez certains sujets. Elles sont également faciles à modifier si nécessaire.

Le *Qi* des plantes médicinales chinoises est puissant, et le *Qi* du malade peut en être affecté, en particulier le *Qi* de l'Estomac. On note également parfois une aversion au goût ou des nausées plus ou moins prolongées. J'ai remarqué chez mes patients que ce dégoût ne durait que peu de temps. Il est normal que notre estomac souffre au début du goût inhabituel de ce type de traitement.

Au fur et à mesure du traitement, les goûts évoluent et les plantes deviennent plus agréables à consommer. Certains aiment ce goût dès le début, cela varie beaucoup en fonction des individus. Si votre aversion ne disparaît pas, il est préférable d'adopter d'autres modes d'absorption comme les pilules et les capsules.

POUDRES

Les plantes sont moulues en poudre fine. Elles sont appliquées à même la peau pour soigner les problèmes dermatologiques, ou insufflées dans le nez ou la gorge pour un traitement local, ou encore dans le nez en cas de coma. On peut les faire bouillir dans l'eau comme pour une décoction, ou les prendre sous forme d'infusion comme une tisane. Faciles à préparer, elles se conservent aussi plus longtemps et reviennent moins chères. Comme pour les décoctions, leur goût peut être désagréable au début.

PILULES

Les pilules sont fabriquées à partir de poudre et de liquide comme le miel, l'eau, la pâte de farine de riz ou de blé, ou avec de l'amidon. Leur assimilation est plus lente et leur action dure plus longtemps. Elles peuvent être conservées, sont faciles à prendre et sont en général moins chères que les plantes séchées. Elles sont employées comme toniques pour des troubles chroniques ou des problèmes graves qui imposent un traitement rapide. On préférera prescrire des pilules si les plantes ne peuvent être bouillies, ou pour des substances fortement aromatiques.

EXTRAITS

Les extraits sont obtenus en laissant frémir dans l'eau ou dans l'huile végétale les plantes qui sont ensuite concentrées et transformées en une pâte de consistance caoutchouteuse ou sirupeuse. Elles peuvent être prises par voie interne ou sous forme d'emplâtres.

PRÉPARATIONS

Elles sont disponibles sous diverses formes : pilules, granules, teintures, huiles et liniments, emplâtres.

Pilules

Fabriquées en Chine le plus souvent, elles sont identiques à celles décrites précédemment. Elles sont d'un usage courant en Chine où on les considère comme un mode d'administration pratique. Les préparations standards sont disponibles dans les herboristeries ou sont prescrites par le phytothérapeute traitant. Des sociétés occidentales les produisent à partir de plantes importées de Chine. De légères modifications dans les

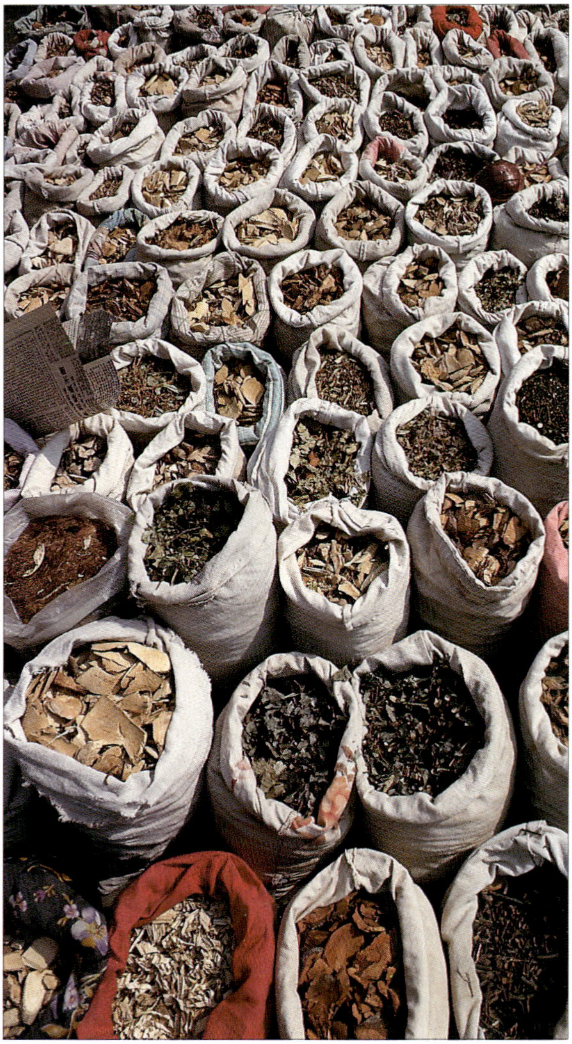

La grande variété de plantes disponibles en Chine suffit à souligner le rôle majeur de la phytothérapie en tant que forme de traitement efficace et couramment employée.

compositions sont intervenues à la lumière de l'expérience de l'action de ces traitements sur les patients occidentaux. Ces pilules sont en général efficaces et elles sont prescrites par de nombreux herboristes.

La découverte il y a quelques années de caféine et de paracétamol dans la composition de préparations médicinales en provenance de Chine, et de corticostéroïdes dans des crèmes pour maladies de peau, a déclenché une polémique. Les substances médicales occidentales n'étaient pas mentionnées sur les étiquettes. Il est par conséquent important de se procurer les plantes chez des herboristes de bonne réputation.

Granules

Les granules sont surtout utilisées au Japon et à Taïwan. On fait bouillir des grandes quantités de plantes en décoctions, on filtre le liquide obtenu, et on prépare une pâte avec le résidu auquel on a ajouté comme excipient de l'amidon. Les bandes de pâtes sont réduites en poudre ou découpées pour former les granules. Le processus de lyophilisation mentionné quelquefois sur les étiquettes n'est en réalité jamais utilisé. Les réglementations sont très strictes au Japon et on peut être sûr que la composition indiquée reflète très exactement le contenu. En revanche, les dosages pour chaque plante peuvent varier par rapport aux préparations traditionnelles.

Teintures

Les teintures sont utilisées en Chine depuis des milliers d'années. Pour les faire, on laisse tremper les plantes dans l'alcool. Elles sont employées en Chine surtout en cas d'arthrite ou occasionnellement comme toniques.

Huiles et liniments

À base d'huile, ils sont surtout employés pour les blessures et les coups, pour frictionner directement la peau.

Emplâtres

La préparation est enveloppée dans un linge avant d'être appliquée à même la peau. On l'utilise surtout sur les foulures et les contusions.

SE SOIGNER PAR SOI-MÊME

On peut se soigner seul de deux façons avec les plantes chinoises. La première est de prendre les plantes seules, soit pour traiter de menus problèmes, soit régulièrement pour se maintenir en bonne santé. La seconde est d'employer les préparations qui s'adressent à des symptômes spécifiques pour corriger les déséquilibres énergétiques. Les symptômes répertoriés dans le chapitre VII se réfèrent à ces remèdes.

J'ai indiqué les traductions des noms des plantes à côté de leur pinyin original chinois. En effet, lorsque vous passerez une commande chez votre pharmacien-herboriste vous aurez besoin du terme chinois qui correspond à l'appellation exacte de la plante. On utilise par exemple deux parties différentes de l'angélique de Chine. Elles ont des actions différentes et sont donc employées pour des symptômes différents. La partie dénommée *Dang Gui*, celle mentionnée dans ce chapitre, est employée pour fortifier le Sang, alors que la partie *Dang Gui Wei* a une action de tonifiant violent du Sang. Toutes les préparations sont connues sous leur nom chinois.

CONSTITUER SA RÉSERVE PERSONNELLE DE PLANTES MÉDICINALES

Il est très facile d'obtenir certaines plantes, car elles poussent en Occident, comme la sauge, ou sont disponibles partout, comme la racine de gingembre frais. On peut se procurer les plantes chinoises plus rares chez de bons pharmaciens-herboristes, que l'on trouve dans la plupart des grandes villes occidentales. Restez vigilants avec ceux que vous ne connaissez pas. Il est préférable d'acheter les plantes dans un magasin qui vous aura été personnellement recommandé par le phyto-thérapeute, car vous serez dans la plupart des cas incapables de reconnaître les plantes et donc de juger de leur qualité.

Un point important est de s'assurer que les plantes sont bien ce qu'on dit qu'elles sont, et de bonne qualité. Malheureusement il arrive que certains vendent des produits qui ne respectent pas ces règles.

On peut constituer sa propre réserve de plantes médicinales de diverses manières. Certains voudront constituer une trousse de premiers secours avec des plantes seules et d'autres se feront une réserve de préparations, pour des problèmes plus généraux.

Que garder chez soi

Les plantes et les préparations à conserver chez soi varieront en fonction de votre situation. Par exemple, si vous vivez sous un climat humide, où problèmes d'articulation et toux sont monnaie courante, vous rechercherez plutôt les préparations qui s'adressent à ce type de problème. Si vous êtes jeune et en bonne santé, vous aurez davantage besoin d'huiles pour frictionner les blessures dues au sport et de remèdes contre les rhumes. Pour les femmes, les traitements contre les problèmes menstruels sont très utiles. Sélectionnez les plantes qui vous seront les plus utiles à partir des tableaux (*pages 114 - 125*). Conservez-les à l'abri de la lumière, dans un endroit frais, hors de portée des enfants.

CE QUE L'ON PEUT SOIGNER ET COMMENT

Les plantes sont normalement sans danger mais elles peuvent provoquer des effets secondaires si elles sont employées à mauvais escient. Si votre corps renferme de la Chaleur et que vous prenez des plantes qui réchauffent, vos symptômes de Chaleur auront tendance à se multiplier et à s'agrémenter dans certains cas de constipation, d'agitation, d'insomnie et de nervosité, ainsi que de sensations de chaleur. Si vous êtes de constitution froide et que vous prenez des plantes qui refroidissent, vous ressentirez de la fatigue, des frissons, vous souffrirez de diarrhées et de rétention d'eau. On constate le

CONSEILS D'UTILISATION

À faire :

- *Suivre les doses indiquées, qui sont pour les adultes sauf indication contraire. S'il y a un choix entre diverses doses, choisissez la plus faible pour commencer, et augmentez si cela ne fait aucun effet. Il est conseillé de consulter un professionnel avant de soigner par soi-même un enfant.*
- *Respectez les précautions d'emploi données.*
- *Faites bouillir les plantes dans un récipient de verre, d'acier inoxydable ou, mieux, en terre. N'utilisez pas d'aluminium.*
- *Conservez tout liquide obtenu à partir des plantes au réfrigérateur dans un récipient fermé. Il se gardera pendant une semaine. Pour le réchauffer, mettez-le dans une casserole ou ajoutez-y de l'eau chaude pour le porter à la température voulue.*

À ne pas faire :

- *Faire un traitement prolongé (autrement dit, pendant plusieurs mois pour soigner un même symptôme). Si les symptômes reviennent dès que vous arrêtez de prendre les plantes, c'est que vous ne soigniez pas les bons symptômes, ou que vous les soigniez trop superficiellement. Consultez un professionnel.*
- *Prendre des plantes si elles provoquent des réactions négatives.*
- *Prendre des plantes sans s'assurer que son cas personnel est bien décrit dans les tableaux.*

même phénomène lorsque l'on mange des aliments froids et crus.

Vous pouvez prendre sans danger des plantes à condition qu'elles s'appliquent bien à votre cas et que vous ayez auparavant consulté les indications générales données dans l'encadré ci-dessous à droite.

LES PLANTES

Comme je l'ai mentionné plus haut, les plantes sont rarement utilisées seules en médecine chinoise, bien qu'elles puissent être utiles en certaines occasions. J'ai sélectionné un petit nombre de plantes qui peuvent être employées sans aucun risque pour soulager des symptômes courants et qui sont facilement identifiables en Occident où elles font aussi partie de la médecine traditionnelle par les plantes (*voir tableaux pages 114-117*). Respectez toujours scrupuleusement les dosages et les précautions d'emploi pour chacune et consultez les conseils généraux donnés dans l'encadré à gauche (il est également utile de lire les renseignements donnés page 154 sur les réactions aux traitements).

PRÉPARATIONS

Il s'agit de préparations médicinales classiques, en usage depuis des centaines d'années. On a même retrouvé des preuves de leur utilisation au quatrième siècle avant notre ère. Elles sont pour la plupart d'origine chinoise, mais des sociétés occidentales ont introduit des variantes des préparations traditionnelles. Ces variantes sont dues au changement d'environnement et adaptées à l'Occident. Elles sont de plus en plus nombreuses et vous pourrez obtenir davantage d'informations sur le sujet en contactant les organismes spécialisés. Je ne fais état ici que de préparations chinoises, classées en fonction de leur nom en pinyin chinois (*voir tableaux pages 118 à 125*). C'est ce nom que vous donnerez au pharmacien. Aucune des préparations répertoriées ne contient de substances animales. La plupart des plantes qui les composent proviennent de Chine, et leurs noms peuvent paraître peu familiers.

Les doses sont élevées si elles sont prises sous forme de pilules, en comparaison avec les doses occidentales. Ne vous alarmez pas, c'est parce qu'il s'agit de plantes et que leur action est modérée. Toujours les prendre avec de l'eau chaude. Il est préférable de ne pas en donner aux femmes enceintes ou aux enfants sans avis médical, à moins que cela ne soit explicitement précisé. Rappelez-vous de toujours suivre les recommandations données à la page précédente et de prendre en compte les renseignements sur les réactions aux traitements aux pages 153 et 154, ainsi que de respecter les doses et précautions d'emploi pour chaque préparation.

TABLE DE CONVERSION

Selon les pays, les unités de mesures changes. Afin d'effectuer les bonnes conversions, référez-vous aux mesures ci-dessous :

- *2,5 cm = 1 inch*
- *1 cuillère à café = 5 ml*
- *1 cuillère à soupe = 15 ml*
- *2 cuillères à soupe = 1 fl oz = 30 ml*
- *1 tasse = 8 fl oz = 0.24 litre*
- *2 tasses = 1 pint = 0.47 litre*
- *4 tasses = 1 quart = 0.95 litre*
- *28 g = 1 oz*

PLANTES	Énergie	Action énergétique	Organes
Poivre noir *(Hu Jiao)*	Très chaude, épicée (piquante)	Réchauffe l'Estomac et dissipe le Froid.	Estomac, Gros Intestin.
Cardamome *(Sha Ren)*	Chaude, épicée (piquante), aromatique	Fait circuler le *Qi,* fortifie l'Estomac, transforme l'Humidité et arrête les vomissements.	Rate, Estomac.
Angélique chinoise *(Dang Gui)*	Chaude	Nourricière pour le Sang, humidifie les Intestins.	Cœur, Foie.
Fleurs de chrysanthème *(Ju Hua)*	Fraîche	Dissipe le Vent, la Chaleur et fait briller les yeux.	Poumon, Foie.
Écorce de cannelle *(Rou Gui et Gui Pi)*	*La cannelle se présente sous diverses formes. Celle de meilleure qualité est* Rou Gui, *disponible dans une pharmacie-herboristerie chinoise ; l'écorce de cannelle de qualité supérieure est entière et très chère.* Gui Pi *est de moins bonne qualité mais plus abordable, et utile dans beaucoup de cas. La cannelle en poudre ou en bâton est d'une qualité satisfaisante mais inférieure au* Gui Pi.		
	Très chaude	Réchauffe les Reins, fortifie le Yang, réchauffe l'Estomac et tous les méridiens.	Reins, Rate, Foie, Vésicule Biliaire.
Clous de girofle *(Ding Xiang)*	Chaude	Réchauffe l'Estomac.	Estomac, Rate, Rein.
Pas-d'âne *(Tian Hua Fen)*	Sucrée, froide.	Transforme le Flegme Chaud.	Poumon, Estomac, Gros Intestin.
Graines de fenouil *(Xiao Hui Xiang)*	Chaude	Réchauffe l'Estomac et fait circuler le Qi du Foie.	Estomac, Foie.

Pour soigner	Modes d'utilisation	Précautions d'emploi
Vomissements et maux de gorge dûs à une invasion du Froid.	Râper 1 cm de racine de gingembre frais, écraser cinq grains de poivre noir et faire bouillir dans 50 cl d'eau. Laissez frémir pour faire réduire jusqu'aux deux tiers. Filtrer et boire chaud trois fois dans la journée.	Ne pas utiliser en cas de sueurs nocturnes ou d'autres symptômes de Chaleur, comme les ulcères buccaux, les sensations de brûlure ou de chaleur dans le corps.
Nausées, vomissements, diarrhée et douleurs abdominales.	Faire infuser six graines de cardamome écrasées dans de l'eau bouillante. Boire chaud.	Ne pas utiliser en cas de sueurs nocturnes ou d'autres symptômes de Chaleur, comme les ulcères buccaux, les sensations de brûlure ou de chaleur dans le corps.
Anémie, pâleur accompagnée de fatigue, palpitations, troubles de la vision et insomnie.	A utiliser en soupe pour nourrir le Sang (*voir recette page 60*).	Ne pas utiliser en cas de selles molles, de manque d'appétit, d'indigestion ou de sueurs nocturnes.
Yeux irrités, rouges et secs.	Faire bouillir six fleurs dans 25 cl d'eau pendant deux minutes. Filtrer et laisser refroidir. Laver les yeux dans le liquide obtenu une fois refroidi ou essuyer les yeux avec un coton imprégné de ce liquide. Ou bien, mélanger 25 cl d'eau chaude à une cuillère à café de fleurs séchées (2 cuillères si les fleurs sont fraîches), laisser infuser cinq minutes et filtrer. Laver les yeux.	Demander conseil auprès d'un professionnel si les symptômes ne disparaissent pas au bout de quelques jours.
Impotence, froid et déficience au niveau du bas du dos et des jambes, nausées, vomissements et diarrhée provoqués par du Froid dans l'Estomac, et contre les règles douloureuses avant les règles.	Faire infuser un bâton de cannelle de 2 à 3 cm ou une demi-cuillère à café d'écorce en poudre. Boire chaud. Mastiquer un petit bout d'écorce de cannelle après avoir été exposé au froid pour éviter une invasion du Froid, cause de rhume ou de grippe.	Ne pas utiliser pendant la grossesse ou en cas de symptômes de Chaleur, tels sueurs nocturnes, ulcères buccaux, sensations de brûlure ou de chaleur dans le corps.
Nausée, vomissements dûs au Froid dans l'Estomac, hoquets provoqués par une déficience au niveau du Qi de l'Estomac, impotence, flatulence et écoulements vaginaux provoqués par une déficience au niveau du Yang du Rein.	Ajouter à des légumes sautés quatre clous de girofle avec de la cardamome et du gingembre pour réchauffer l'Estomac. On peut remplacer les légumes par des fruits cuits au four ou en compote. Écraser les clous de girofle avant utilisation ou les retirer du plat avant de les consommer. Faire une décoction avec 2 à 4 g de clous et 1 cm de gingembre frais râpé dans 50 cl d'eau. Laisser frémir pour réduire le liquide de moitié. Boire par jour une demi-tasse du liquide chaud pour lutter contre les nausées et les vomissements. Pour soulager la flatulence, faire infuser pendant cinq minutes cinq à six clous de girofle dans 25 cl d'eau chaude et boire chaud.	Attention : ne pas utiliser en cas de sueurs nocturnes ou autres symptômes de Chaleur, tels ulcères buccaux, sensations de brûlure ou de chaleur dans le corps.
Toux accompagnée d'expectorations épaisses et jaunes.	Faire tremper 1 cuillère à soupe de pas-d'âne dans 1 l d'eau froide pendant quelques minutes. Faire bouillir et laisser frémir pendant vingt minutes. Boire la décoction en trois fois en doses égales.	Ne pas utiliser en cas de diarrhée ou de sensations de froid.
Nausée, vomissements et maux de tête provoqués par du Froid dans l'Estomac.	Faire infuser 1 cuillère à café de graines (ou un morceau de branche de 5 à 8 cm coupée en petits morceaux) dans une tasse d'eau bouillante. Boire chaud. Ce remède est excellent contre les troubles digestifs. Ajouter de la même manière de l'écorce de cannelle contre les douleurs abdominales accompagnées de sensations de froid, ou contre les règles douloureuses au début ou avant les règles. Pour stimuler la montée de lait, faire bouillir une cuillère à café de graines dans une décoction d'orge et boire chaud.	Ne pas utiliser en cas de sueurs nocturnes ou autres symptômes de Chaleur, tels ulcères buccaux, sensations de brûlure ou de chaleur dans le corps.

PLANTES	Énergie	Action énergétique	Organes
Racine fraîche de Gingembre *(Sheng Jiang)*	*Utiliser seulement la racine fraîche. Le gingembre séché a une nature beaucoup plus chaude et est prescrit pour des cas très différents. Le gingembre vendu dans les magasins diététiques est quelquefois séché.*		
	Chaude	Réchauffe l'Estomac et dissipe le Froid.	Poumons, Estomac.
Racine de Ginseng *(Ren Shen)*	*Son action est puissante et elle est souvent prescrite sous forme de préparation, mais elle peut être conseillée seule dans certains cas. Il existe trois variétés de ginseng : chinoise, coréenne et américaine. Leurs propriétés énergétiques varient. Le ginseng chinois, utilisé ici, influe surtout sur les Poumons et le Cœur, et on l'utilise pour fortifier le* Qi. *On lui substitue souvent de la cordonpside* (Dang Shen), *moins chère et aux propriétés similaires.*		
	Chaude	Fortifie le *Qi*, bénéfique au Yin, génère des fluides et apaise l'Esprit.	Rate, Poumon.
Réglisse *(Gan Cao)*	*Composante courante dans de nombreuses préparations, elle équilibre les actions d'autres plantes. Elle est également pleine de bienfaits utilisée seule. Elle harmonise la digestion et peut être aussi bien utilisée contre la constipation que contre son contraire, les diarrhées.*		
	Neutre (chaude si grillée dans le miel).	Fortifie le *Qi*, humidifie les Poumons, arrête la toux, dissipe la Chaleur et constitue un antidote aux toxines.	Tous les organes, en particulier la Rate et le Poumon.
Menthe *(Bo He)*	Fraîche	Dissipe le Vent-Chaleur, bonne pour la gorge, fait circuler le *Qi* du Foie et purifie la tête et les yeux.	Poumon, Foie.
Racine de renouée *(He Shou Wu)*	*Le nom chinois qui signifie « Monsieur aux cheveux noirs » tire son origine de l'histoire d'un homme aux cheveux blancs, dont les cheveux seraient devenus noirs après avoir pris cette plante.*		
	Chaude	Nourrit le Sang, fortifie les Reins et le *Jing* (la fonction rénale est associée à la santé des cheveux) et humidifie les intestins.	Foie, Reins.
Sauge *(Dan Shen)*	*Utiliser les feuilles, qui sont plus courantes que la racine* (Dan Shen). *Les renseignements donnés ici sur les énergies et les organes s'appliquent à la racine, qui n'est en général pas prescrite seule. Les feuilles peuvent s'utiliser en toute sécurité en suivant le mode d'utilisation décrit. Elles seront très utiles dans votre trousse à pharmacie de plantes médicinales.*		
	Froide, amère	Fait circuler le Sang et dissipe la Chaleur.	Cœur, Péricarde, Foie.

	Pour soigner	Mode d'utilisation	Précautions d'emploi
	Nausée, vomissements, indigestion et maux de tête provoqués par la consommation d'aliments froids, toux, rhume, symptômes après exposition au froid et à l'humidité.	Faire infuser 1 cm de racine fraîche râpée dans une tasse d'eau bouillante pendant cinq minutes. Ajouter une cuillère à café de miel et boire chaud. En cas de rhume ou de risque de rhume, ajouter un filet de citron et une goutte de whisky. Pour réchauffer l'Estomac et faciliter la digestion, ajouter du gingembre râpé dans les soupes, les aliments sautés, aux fruits que vous ferez cuire ensuite au four ou en compote pour réchauffer l'énergie du fruit.	Ne pas utiliser en cas de soif excessive, d'ulcères buccaux, de sensations de brûlures dans la partie supérieure de l'abdomen ou de toux accompagnée d'expectorations jaunes ou vertes.
	Manque d'appétit, fatigue, diarrhée, transpiration excessive, impotence et urines fréquentes.	Faire réduire de moitié 5 g de ginseng dans 50 cl d'eau bouillante. Boire chaud, en trois prises réparties dans la journée.	Ne pas utiliser en cas de tension élevée, ou de sueurs nocturnes ou d'autres signes de Chaleur, tels ulcères buccaux, sensations de brûlures ou de chaud dans le corps. Un usage prolongé ou inapproprié peut produire des sensations de chaud dans la poitrine, des sueurs nocturnes, de l'anxiété et des palpitations.
	Manque d'appétit, fatigue et diarrhée provoquées par une faiblesse du *Qi* de la Rate, indigestion, constipation, toux, mal de gorge et fièvre.	Mâcher la racine crue ou en faire infuser 10 g dans de l'eau bouillante. Boire chaud. Contre la constipation, en faire bouillir 80 g dans 1 l d'eau et laisser frémir pendant dix minutes. Laisser refroidir et boire une tasse deux à trois fois dans la journée.	Ne pas utiliser en cas de nausées, de vomissements ou d'Humidité excessive (mucus) dans le corps, ou en cas de rétention d'eau ou de tension.
	Fièvre élevée accompagnée de maux de tête et de toux, mal de gorge, syndrome prémenstruel (irritabilité, seins douloureux et maux de tête).	Faire infuser trois feuilles de menthe fraîche écrasées (1/2 cuillère à café de menthe séchée). Ajouter une cuillère à café de miel au liquide chaud avant de le boire. Pour soigner la mastite pendant l'allaitement, faire tremper pendant quelques minutes une cuillère à café de feuilles séchées dans 1 l d'eau. Amener à ébullition et laisser frémir pendant vingt minutes. Filtrer le liquide et imprégner un linge avec le liquide obtenu encore chaud avant de l'appliquer sur les seins.	Ne pas utiliser en cas de sueurs nocturnes. Un usage quotidien prolongé affaiblit le *Qi*. Si on ne constate pas d'amélioration des symptômes, demander conseil auprès d'un professionnel.
	Anémie, faiblesse dans le dos et les genoux, étourdissement, troubles de la vision, pâleur et fatigue.	Faire tremper 1 cuillère à café de la racine séchée dans 1 l d'eau pendant quelques minutes. Porter à ébullition et laisser frémir pendant vingt minutes. Boire un quart de tasse, chaud, deux fois par jour avant les repas.	Ne pas utiliser en cas de manque d'appétit, de diarrhée, de présence excessive de mucus dans la bouche ou de toux accompagnée d'expectorations.
	Toux et froid accompagné de fièvre, mal de gorge et ulcères buccaux. Usage externe possible contre les ecchymoses.	Faire infuser 1 cuillère à café de la plante séchée (2 de la plante fraîche) dans 25 cl d'eau chaude, pendant cinq minutes, filtrer et boire chaud. Ce remède est efficace contre la toux et le rhume accompagné de maux de tête et de fièvre. En usage externe sur les ecchymoses. Contre le mal de gorge, faire tremper 1 cuillère à soupe de sauge séchée dans 1 l d'eau froide. Laisser frémir pendant vingt minutes puis filtrer le liquide avant de se gargariser avec le liquide chaud. Pour les gencives douloureuses et les ulcères buccaux, se rincer la bouche avec le liquide chaud.	Ne pas utiliser en cas de faiblesse et de fatigue accompagnées de pâleur et d'étourdissements.

PRÉPARATIONS	Composition	Action énergétique
An Mian Pian	Jujubier amer, racine de polygala senega chinoise, fruit de gardénia, hoelen et réglisse	Rafraîchit la Chaleur dans le Foie et apaise l'esprit.
Ba Zhen Wan	*On le traduit par « les pilules précieuses des femmes », car c'est une préparation prescrite couramment aux femmes. C'est un tonique du* Qi *et du* Sang *composé de quatre plantes.*	
	Ginseng ou racine de codonopside, hoelen, atractyles blanches, angélique chinoise, livèche du Sichuan, racine de digitale chinoise, racine de pivoine blanche et réglisse.	Fortifie le *Qi* et nourrit le Sang.
Bi Yan Pian	Fruit du xanthium, fleur de magnolia, écorce d'arbre à liège de l'Amour, réglisse, angélique chinoise, fruit du forsythia, fruit du schizandra, racine de platycodone, racine d'anemarrha, fleur de chrysanthème, racine de ledebouriella et tige/bouton de schizonepeta.	Élimine le Flegme et l'Humidité, pour soulager en particulier la tête et le nez.
Bu Zhong Yi Qi Wan	Racine de ginseng ou de codonopside, atractyle blanche, astragale jaune, angélique chinoise, écorce de mandarine, racine de coringia, rhizome de cimifuga racemosa noir, réglisse, gingembre frais et date noire.	Fortifie et augmente le *Qi* de la Rate.
Chuan Bei Jing Pian	Réglisse, écorce de mandarine, fruit de schizandra, racine de polygala senega de Chine, oignon de fritillaire et racine de platycodone.	Élimine le Flegme des Poumons et soulage la toux.
Chuan Bei Pi Pa Gao	Oignon de fritillaire, feuille de bibacier, racine de hêtre argenté, miel, racine de platycodone, amande d'abricot, menthe, tussilage, préparation de rhizome de pinelianthe, écorce de mandarine et fruit de schizandra.	Hydrate les Poumons, dissipe la Chaleur et soulage la toux.
Chuan Bei Pi Pa Lu	Oignon de fritillaire, racine de stemona, feuille de bibacier, et agent sucré pour faire un sirop.	Dissipe la Chaleur des Poumons et transforme le Flegme.
Dang Gui Pian	Angélique chinoise, racine de livèche du Sichuan, atractyle blanche et date rouge de Chine.	Nourrit le Sang et fortifie le *Qi* de la Rate.
Die Da Wan Hua You	*Il s'agit d'un cérat traditionnel à usage externe sur les coupures et les ecchymoses engendrées pendant la pratique des arts martiaux.*	
	Racine de drynaria, fleur de safran, aloès, fleur de chimonanthus, pyrolusithum, myrrhe, boswellie, résine de sang de dragon (nom de plante) et racine de pseudo-ginseng.	Facilite la circulation sanguine, diminue les enflures, détend les muscles et soulage la douleur.
Ding Xin Wan	*Il s'agit d'une variante de* Gui Pi Wan *qui convient davantage contre les insomnies.*	
	Graine de thuya, angélique chinoise, hoelen, racine de polygala senega de Chine, jujubier amer, tubercule de liriope grimpant, racine de codonopside, racine de scutellaire et ambre.	Fortifie le *Qi,* nourrit le Sang et apaise l'esprit.

Utilisé pour traiter	Dosage	Précautions d'emploi
Insomnies accompagnées d'anxiété, sommeil agité par les rêves, yeux rouges et irrités, irritabilité.	4 pilules trois fois par jour.	Éviter un usage prolongé.
Fatigue, pâleur, étourdissements, souffle court, troubles de la vision, palpitations, anxiété, règles abondantes accompagnées de sensations de fatigue pendant et après les règles, faiblesse après l'accouchement.	8 à 10 pilules trois fois par jour.	Ne pas utiliser dans les deux semaines qui suivent l'accouchement, ou en cas de manque d'appétit, de selles molles ou d'indigestion.
Nez bouché, nez qui coule et rhume des foins.	5 pilules quatre fois par jour.	Éviter un usage prolongé.
Fatigue, manque d'appétit, selles molles, prolapsus et règles abondantes.	8 pilules trois fois par jour.	Ne pas utiliser pendant la grossesse ou en cas de maux de tête, de symptômes de Chaleur/sueurs nocturnes, ou en cas d'accumulation d'Humidité *(voir page 36)*.
Toux avec expectorations blanches, abondantes et filantes.	3 à 6 pilules trois fois par jour.	Ne pas utiliser au début d'un rhume ou en cas de fièvre.
Toux sèche avec ou sans expectoration, la Chaleur ayant séché les expectorations. Accompagnée quelquefois de fièvre et de sécheresse dans la bouche et la gorge.	2 cuillères à café (1 cuillère mélangée à de l'eau chaude pour les enfants de plus de cinq ans) trois fois par jour.	Ne pas utiliser si la toux est accompagnée d'expectorations.
Toux avec expectorations jaunes, gorge sèche et assoiffée, mal de gorge.	2 à 3 cuillères à café trois fois par jour. Pour les enfants de moins de cinq ans, 1/3 de cette dose, de 5 à 12 ans, la moitié de cette dose.	Ne pas utiliser si la toux est accompagnée d'expectorations blanches.
Faiblesse et fatigue, en particulier après l'accouchement ou en raison de règles abondantes.	5 pilules quatre fois par jour.	Ne pas utiliser dans les deux semaines qui suivent l'accouchement, ou en cas de manque d'appétit, de selles molles ou d'indigestion.
Blessures dues au sport, foulures ou entorses et plaies ouvertes.	Appliquer la pommade trois fois par jour. Pour les plaies ouvertes, en imprégner une compresse ou un pansement et bander la plaie. Renouveler quotidiennement.	Éviter le contact avec les yeux et se laver les mains après usage.
Insomnies accompagnées de palpitations, anxiété, fatigue et perte de mémoire.	6 pilules deux fois par jour.	Éviter un usage prolongé.

PRÉPARATIONS	Composition	Action énergétique
Du Huo Ji Sheng Wan	*Il s'agit d'une préparation connue pour soulager les douleurs anciennes des articulations accompagnées de faiblesse du Qi et du Sang.*	
	Racine d'angélique pubescente, racine de gentiane à grosses feuilles, racine de ledebouriella, gingembre sauvage, tige de gui du mûrier, écorce d'eucomnia, racine d'achyrantes, écorce de cannelle, angélique chinoise, racine de livèche du Sichuan, racine de digitale chinoise cuite, racine de pivoine blanche, ginseng ou racine de codonopside, hoelen et réglisse.	Fait circuler le *Qi* et le Sang dans les muscles et les articulations, fortifie le *Qi* et nourrit le Sang.
Er Chen Wan	*Cette préparation élimine les mucus. Elle ne contient pas de plantes qui fortifient le Qi et on ne doit pas en faire un usage prolongé, surtout sous un climat froid et humide.*	
	Rhizome de pinelianthe, écorce de mandarine, réglisse et hoelen.	Fait circuler le *Qi* et transforme l'Humidité et le Flegme.
Gui Pi Wan	*Il s'agit d'une préparation couramment prescrite aux femmes dont les règles sont abondantes et accompagnées de symptômes émotionnels. Elle est souvent prescrite au moment de la ménopause.*	
	Ginseng ou racine de codonopside, hoelen, astragale jaune, atractyles blanches, jujubier amer, racine de polygala senega de Chine, angélique chinoise, racine de costus, longane, réglisse, date noire et gingembre frais.	Fortifie le *Qi* de la Rate et nourrit le Sang du Cœur.
Jin Gui Shen Qi Wan	*On l'appelle aussi « la pilule du Qi du Rein » ou « Rehmania Hui ». Si on lui ajoute de l'écorce de cannelle et une préparation de racine d'aconite du Sichuan, elle devient* Liu Wei Di Huang Wan.	
	Racine de digitale chinoise, fruit du cornouiller, igname de Chine, écorce de la racine de pivoine, lûteau, hoelen.	Fortifie le Rein Yang.
Liu Jun Zi Wan	*On la traduit par « les pilules des six messieurs » car la préparation renferme six plantes pour fortifier la Rate et évacuer l'Humidité*	
	Ginseng ou racine de codonopside, atractyles blanches, hoelen, écorce de mandarine, réglisse, préparation de rhizome de pinélianthe, gingembre frais et date noire.	Similaire à *Er Chen Wan (voir ci-dessus)*, elle fortifie aussi le *Qi* du Poumon et de la Rate.
Liu Wei Di Huang Wan	*On l'appelle aussi « Rehmania Six », une préparation ancienne et la base de nombreuses autres.*	
	Racine de digitale chinoise, cornouiller, igname de Chine, écorce de racine de pivoine, hoelen et flûteau.	Nourrit le Yin du Rein et du Foie.
Ping Wei Pian	Atractyles blanches, écorce de mandarine, réglisse et écorce de magnolia.	Apaise l'Estomac, évacue l'Humidité et fortifie la Rate et l'Estomac.

Utilisé pour traiter	Dosage	Précautions d'emploi
Douleurs dans les articulations, dans le bas du dos et dans les genoux avec sensations de froid.	9 pilules deux fois par jour.	Ne pas utiliser si les articulations sont rouges et chaudes et si la douleur est récente.
Toux avec expectorations blanches et abondantes, et impressions de brouille dans le cerveau, nausées et quelques fois vomissements de mucus.	8 pilules trois fois par jour ou 2 pilules au miel deux fois par jour.	Ne pas utiliser en cas de grande fatigue, de diarrhée ou sous climat froid. Il est alors préférable de prendre *Liu Jun Zi Wan (voir ci-dessous)*.
Manque d'appétit, anxiété, palpitations, fatigue et quelques fois des insomnies ou des périodes de veille pendant le sommeil.	8 pilules trois fois par jour.	Cette préparation est sans danger. Suivre les recommandations page 112.
Impotence, douleurs dans le bas du dos accompagnées de sensations de froid, faiblesse dans les genoux, urines fréquentes, toux, rétention d'eau et diarrhées, en particulier le matin.	8 à 10 pilules trois fois par jour.	Ne pas utiliser en cas de symptômes de Chaleur ou de sueurs nocturnes, ou pendant la grossesse.
Fatigue, selles molles et manque d'appétit, plus les symptômes répertoriés sous *Er Chen Wan*.	8 pilules trois fois par jour.	Ne pas utiliser en cas de symptômes de Chaleur ou de sueurs nocturnes.
Acouphène, surdité, sueurs nocturnes, miction difficile et douleurs dans le dos. Il s'agit d'une faiblesse du Rein associé à des symptômes de chaleur. Comparer avec *Jin Gui Shen Qi Wan*, qui soigne les faiblesses du Rein associées à des symptômes de froid.	8 à 16 pilules trois fois par jour.	Ne pas utiliser en cas de manque d'appétit, de selles molles ou d'indigestion..
Manque d'appétit, selles molles, nausées, indigestion et éructations.	4 pilules deux fois par jour.	Éviter un usage prolongé.

PRÉPARATIONS	Composition	Action énergétique
Qi Ju Di Huang Wan	*Il s'agit de la préparation* Liu Wei Di Huang Wan *additionnée de lyciet et de fleur de chrysanthème.*	
	Racine de digitale chinoise, fruit du cornouiller, igname de Chine, écorce de racine de pivoine, hoelen, flûteau, lyciet et fleur de chrysanthème.	Nourrit le Yin du Rein et du Foie, apaise les yeux et calme le Vent.
Qian Lie Xian Wan	Graine de saponaire de vache, écorce de racine de pivoine, racine de pivoine rouge, racine de peucédan, réglisse, racine de costus, tige d'akébie, astragale jaune et patrinie.	Dissipe l'Humidité-Chaleur du bassin et facilite la circulation du Sang.
Qing Qi Hua Tan Wan	Préparation de rhizome de pinélianthe, arisème, racine de trichosanthe, scutellaire, écorce de mandarine, amande d'abricot et hoelen.	Dissipe le Flegme-Chaleur dans les Poumons.
Ren Dan	Réglisse, racine de platycodone, acacia catechu blanche ou noire, cardamome, camphre, menthe, clou de girofle et bornéol.	Dissipe la Chaleur-Été et régule l'Estomac et la Rate.
Ren Shen Yang Rong Wan	Ginseng, atractyle blanche, astragale jaune, écorce de mandarine, racine de digitale chinoise, fruit de schizandra, hoelen, date noire, racine de pivoine blanche, racine de polygala senega de Chine, écorce de cannelle, gingembre frais et réglisse.	Fortifie le *Qi* et plus particulièrement le Sang et le Yang de la Rate et du Rein.
Run Chang Wan	*Cette préparation contient des grains de cannabis qui humidifient les Intestins et soulagent la constipation causée par la Sécheresse. Lorsque le cannabis est prescrit sous forme d'herbe séchée, il est toujours cuit de façon à ne pas pouvoir être replanté.*	
	Grains de cannabis, amande de pêche, racine de notopterygium, angélique chinoise et rhubarbe.	Évacue la Chaleur, humidifie les Intestins et facilite la défécation.
Sang Ju Yin	Feuille de mûrier, racine de platycodone, amande d'abricot, rhizome de roseau, fruit du forsythia, fleur de chrysanthème, menthe et réglisse.	Évacue le Vent et la Chaleur, ennemis du Poumon.
Shen Chu Cha	Écorce de magnolia, racine de platycodone, racine pubescente d'angélique, armoise, igname de Chine, ambre, hoelen, glume du blé, cardamome, scutellaire, jeune orange amère, racine de notopterygium et coing.	Apaise l'Estomac, dissout le Flegme et facilite la digestion.
Shi Chuan Da Bu Wan	*Cette préparation est très similaire à* Ren Shen Yang Rong Wan, *fortifiante pour le* Qi *et plus particulièrement pour le Sang.*	
	Ginseng ou racine de codonopside, astragale jaune, racine de pivoine blanche, atractyle blanche, hoelen, racine de digitale chinoise, angélique de Chine, écorce de cannelle, racine de livèche du Sichuan et réglisse.	Fortifie le Qi en particulier et le Sang.

Utilisé pour traiter	Dosage	Précautions d'emploi
Yeux rouges et irrités, en plus des symptômes répertoriés pour *Liu Wei Di Huang Wan*.	8 pilules trois fois par jour.	Ne pas prendre en cas de manque d'appétit, de selles molles ou d'indigestion.
Cystite accompagnée de douleurs dans le bas du dos et dans l'abdomen.	6 pilules trois fois par jour.	Arrêter les prises dès la disparition des symptômes.
Toux accompagnée d'expectorations jaunes, filantes	6 pilules trois fois par jour	Ne pas utiliser au début d'un rhume ou en cas de toux sèche
Symptômes d'une insolation, comme la diarrhée, les coups de soleil, la perte de chaleur et le mal de cœur.	30 à 60 granules (pour les enfants de plus de 5 ans, 10 granules) deux fois par jour.	Ne pas utiliser en cas de symptômes de Froid.
Fatigue, manque d'appétit, douleur dans le bas du dos et en cas de sensations d'épuisement.	6 pilules trois fois par jour ou 1 pilule au miel deux fois par jour.	Cette préparation est sans danger. Suivre les conseils page 112.
Constipation due à la Chaleur ; symptômes associés : selles sèches, morcelées, soif, agitation et sueurs nocturnes.	4 pilules trois fois par jour.	Ne pas utiliser en cas de constipation avec des sensations de Froid.
Premiers jours de rhume avec pour symptômes : gorge irritée et sèche, fièvre, mal de tête, toux sèche, nez qui coule et yeux larmoyants.	4 pilules deux à quatre fois par jour.	Éviter un usage prolongé.
Eructations, selles molles, ballonnement abdominal et nausées. Ces symptômes sont provoqués par une accumulation de Flegme ou d'aliments dans l'Estomac.	1 carré (d'herbes séchées compressées) deux fois par jour, à faire dissoudre dans une tasse d'eau chaude et à boire chaud.	Ne pas utiliser en cas de diarrhée accompagnée de fatigue et de sensations de Froid.
Fatigue, pâleur, sensations de froid dans les membres, palpitations, étourdissements et insomnies.	8 pilules trois fois par jour.	Ne pas utiliser en cas de symptômes de Chaleur dans le corps, tels sueurs nocturnes, ulcères buccaux ou sensations de chaleur.

PRÉPARATIONS	Composition	Action énergétique
Shu Gan Wan	*Cette préparation est particulièrement recommandée pour l'Estomac et son action est semblable à celle de* Xiao Yao Wan, *plutôt pour le Foie*	
	Fruit du margousier azedarach du Sichuan, aloès, tubercule de corydale, racine de costus, racine de pivoine blanche, hoelen, jeune orange amère, écorce de mandarine, cardamome, écorce de magnolia et tubercule de curcuma	Limite les agressions du *Qi* du Foie dans l'Estomac.
Tian Wan Bu Xin Dan	*On l'appelle « l'Élixir pour le Cœur de l'Empereur Céleste » en référence au Cœur considéré comme l'Empereur qui règne avec le Ciel. Le Cœur est l'organe le plus important du corps, car comme il abrite l'esprit, il est lié aux affaires spirituelles (au ciel).*	
	Racine crue de digitale chinoise, tubercule de liriope grimpant, graine de zizyphus, graine de thuya, fruit de schizandra, angélique de Chine, asperge, racine de scrofulaire, racine de sauge, racine de platycodone, racine de polygala senega de Chine et hoelen.	Fortifie le Yin, dissipe la Chaleur, fortifie le Cœur et apaise l'Esprit.
Xiang Sha Yang Wei Pian	Atractyle blanche, cardamome, racine de costus, orge germée, écorce de mandarine, réglisse, racine de codonopside et leavenworthia médicinale.	Fortifie la Rate et l'Estomac.
Xiao Yao Wan	*On traduit par « l'Errant tranquille ». En effet, la préparation aide le Qi du Foie à circuler tranquillement. On compare son énergie à celle du petit matin lorsque la rosée couvre le sol, lorsque les premiers rayons de soleil percent à travers les arbres et que tout est calme et au repos.*	
	Bupleurum, angélique de Chine, atractyle blanche, racine de pivoine blanche, hoelen, réglisse, gingembre frais et menthe.	Régule la circulation du *Qi* du Foie.
Yang Yin Qing Fei Tan	Écorce de racine de pivoine, oignon de fritillaire, racine crue de digitale chinoise, tubercule de liriope grimpant, réglisse et menthe.	Nourrit le Yin du Poumon.
Yao Tong Pian	Angélique de Chine, racine de dipsacus, fruit de lyciet, atractyle blanche, fruit de psoralée, racine d'achyranthe et écorce d'eucomnia	Fortifie les Reins et fait circuler le *Qi* et le Sang dans le bas du dos.
Yin Qiao Jie Du Pian	*On l'appelle aussi « pilules* Yin Qiao ».	
	Fleur de chèvrefeuille, fruit du forsythia, racine de platycodone, menthe et tige/bouton de schizonepeta.	Lutte contre l'invasion du Vent et de la Chaleur.
Yu Dai Wan	Racine de digitale chinoise cuite, angélique de Chine, racine de pivoine blanche, écorce d'arbre à liège de l'Amour, racine de livèche du Sichuan, écorce de l'Arbre du Ciel et cardamome noire.	Dissipe l'Humidité-Chaleur dans le bassin.

Utilisé pour traiter	Dosage	Précautions d'emploi
Nausées, éructations, vomissements, régurgitations acides, sensations de lourdeur dans l'estomac et indigestion après les repas.	8 pilules trois fois par jour.	Éviter un usage prolongé.
Insomnies, palpitations, agitation, perte de mémoire et manque de concentration. Dans les cas plus graves, on peut noter des ulcères sur la langue ou dans la bouche, ou des signes de Chaleur, tels des sueurs nocturnes.	8 pilules trois fois par jour.	Éviter un usage prolongé.
Personnes de constitution plus faible, souffrant d'indigestion, de brûlures d'estomac, de manque d'appétit, d'éructation, de nausées, de selles molles et de fatigue.	4 pilules trois fois par jour.	Éviter un usage prolongé.
Maux de tête, syndrome prémenstruel, seins irrités, irritabilité, éructation, indigestion et impossibilité de s'endormir le soir.	8 pilules trois fois par jour.	Ne pas utiliser pendant la grossesse.
Toux sèche ou accompagnée d'expectorations peu fréquentes, gorge sèche et irritée. Particulièrement efficace en cas de toux sèche persistante suite à un rhume.	4 cuillères à café deux fois par jour.	Ne pas utiliser en cas de toux expectorantes.
Douleur dans le bas du dos accompagnée d'une faiblesse du Yang du Rein.	6 pilules ou 1 pilule au miel trois fois par jour.	Éviter un usage prolongé.
Premiers stades de rhume ou de grippe ; réactions subites au froid, fièvre, maux de tête avec dans certains cas, maux de gorge et toux.	5 à 6 pilules toutes les trois heures. Au bout de trois doses, espacer la prise toutes les six heures. Arrêter après le troisième jour à partir du début des symptômes.	Certaines préparations contiennent des substances occidentales ; vérifier la composition sur l'étiquette. Certaines peuvent contenir de la corne d'antilope. Demander les préparations faites à Pékin.
Écoulement vaginal jaunâtre souvent accompagné de douleur dans la partie inférieure de l'abdomen, de sensations de brûlures pendant la miction et de démangeaisons.	8 pilules trois fois par jour.	Ne pas utiliser en cas d'écoulements vaginaux blanchâtres.

Chapitre VII

SOIGNER LES SYMPTÔMES COURANTS

自治法

- *Se servir de la médecine chinoise pour se soigner chez soi*
- *Tableau complet des symptômes courants et de leur traitement*
- *Dans quels cas demander conseil auprès d'un professionnel*

L'un des objectifs majeurs de ce livre est de vous montrer comment vous pouvez soulager vos maux et des symptômes spécifiques par la médecine chinoise. Ce chapitre décrit une grande variété de symptômes parmi les plus courants, dont vous trouverez des renvois dans l'ouvrage dans les sections sur l'alimentation, le massage et la phytothérapie. Par souci de clarté et pour faciliter la recherche, ces informations sont présentées sous forme de tableau : vous aurez ainsi à disposition une vue complète des moyens thérapeutiques possibles pour traiter chaque symptôme.

GUIDE D'UTILISATION DU TABLEAU DES SYMPTÔMES

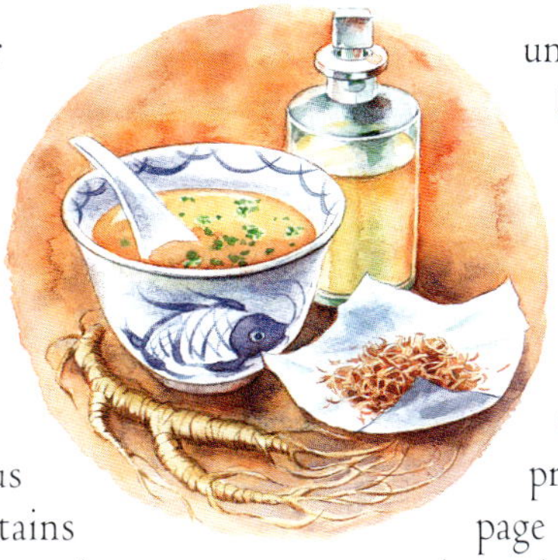

Dans ce tableau, j'ai préféré nommer les symptômes plutôt que de les « étiqueter » sous des noms de maladies, car les gens parlent plutôt de ce qu'ils ressentent. Cette partie se veut donc accessible et pratique, et peu technique. Le but de ce livre n'est pas de vous apprendre à faire votre propre diagnostic mais plutôt de vous faire prendre conscience de certains symptômes, de vous aider à les comprendre en termes de médecine chinoise et à appliquer des remèdes simples basés sur divers moyens thérapeutiques.

Les symptômes répertoriés dans le tableau sont courants. Ils sont décrits dans la perspective de la médecine chinoise et les traitements qui leur correspondent peuvent permettre de les soulager. Lorsque vous vous intéressez à un symptôme spécifique, référez-vous aussi aux informations du chapitre II. Cela vous rafraîchira la mémoire et vous permettra de comprendre le déséquilibre énergétique sous-jacent, en particulier dans les cas de troubles du fonctionnement d'un organe.

La pratique de la méditation et du *Qi Gong* est excellente pour rester en bonne santé, et d'une manière générale comme fortifiant. Je vous encourage à les pratiquer régulièrement, quel que soit votre état de santé, et c'est pourquoi la méditation et le *Qi Gong* n'apparaissent dans le tableau que lorsqu'ils jouent un rôle primordial dans le traitement.

Dans la partie « régime alimentaire », vous trouverez des conseils sur la manière saine de manger et sur les aliments à préférer ou à éviter.

Le massage joue un rôle essentiel dans tout programme de soins ; référez-vous à la partie traitant des produits utilisés pour le massage page 89 : vous en choisirez un que vous garderez chez vous à portée de main. Commencez en douceur, rappelez-vous que vous travaillez avec le *Qi* : inutile de forcer.

La phytothérapie est également efficace pour soulager les symptômes. Vous trouverez comme traitement aussi bien des plantes seules que des préparations. Si vous avez un choix à faire, reprenez le chapitre VI pour vous aider et gardez toujours en mémoire les conseils d'utilisation de la page 112.

On peut se soigner seul chez soi en toute sécurité, et avec des résultats. Ceci s'applique pour tous les traitements suggérés dans le tableau pour les symptômes répertoriés. En revanche, il est parfois nécessaire d'avoir recours à un professionnel, en particulier en cas de maladie grave. Vous trouverez pour chaque symptôme une indication sur les situations qui requièrent l'avis d'un praticien. Si vous ressentez la moindre hésitation quant à votre état, demandez conseil auprès d'un professionnel.

SYMPTÔMES

Anxiété

Elle traduit un état de tension interne ; on ressent de l'anxiété, de la nervosité, de l'appréhension, et dans certains cas de la panique. Elle peut être aussi accompagnée de difficultés à se concentrer, d'indécision et d'agitation, de troubles du sommeil (difficultés à s'endormir ou réveils fréquents et rêves tenaces). Au cours des crises d'anxiété, la respiration est courte et la personne a des sensations d'évanouissement (hyperventilation). La méditation est recommandée, en particulier les exercices de relaxation respiratoire page 51, avant d'entamer d'autres exercices plus spécifiques. Pendant la méditation, l'esprit s'apaise, se restructure ; avec de la persévérance, vous en recueillerez beaucoup de bienfaits.

Certains cas sont provoqués par une faiblesse du Qi et du Sang. Les symptômes seront alors les suivants : pâleur, fatigue, troubles de la vision (faible ou brouillée), étourdissement et, parfois, souffle court. Troubles du sommeil, insomnies et anxiété sont aussi caractéristiques car l'esprit n'est pas fixé et alimenté correctement. Si l'insomnie est particulièrement prononcée, se référer à ce symptôme page 140.

Dans d'autres cas, ce sont le Flegme et la Chaleur qui gênent le fonctionnement du Cœur. Le Cœur abrite l'esprit et, par conséquent, se déstabilise. On y associe les symptômes suivants : irritabilité, sommeil agité par les rêves, agitation et quelques fois, des sueurs nocturnes. Si l'insomnie est particulièrement prononcée, se référer à ce symptôme page 140.

Mal de dos

Il s'agit d'un symptôme très répandu qui fait perdre chaque année des milliers d'heures de travail. Le mal de dos a non seulement des retombées économiques, mais, plus important encore, il fait souffrir des personnes et les limite dans leurs activités quotidiennes. La douleur peut être subite et aiguë ou, plus souvent, chronique. La localisation de la douleur est souvent révélatrice des éventuels organes à problèmes. Reportez-vous à l'illustration du chapitre II *(voir page 28)* pour les points du dos (que l'on appelle « points transporteurs du dos ») et qui correspondent aux organes répertoriés ci-dessous. Un déséquilibre au niveau de l'un de ces organes provoque de la douleur au point qui lui est associé.

Des douleurs dans le bas du dos correspondent au fonctionnement du Rein, dans la partie médiane inférieure, au Foie, à l'Estomac ou à la Rate, dans la partie médiane supérieure, au Cœur ou au Poumon, dans la partie supérieure et la nuque, à la Vésicule biliaire et à son organe correspondant, le Foie.

La méditation et le *Qi Gong* sont particulièrement recommandés pour fortifier les Reins car ils sont profondément nourrissants. Commencer par la relaxation respiratoire et puis continuer avec des exercices de concentration *(voir page 51)*, et aussi de visualisation *(voir page 51)* qui guériront

BAS DU DOS ET MAL DE DOS GÉNÉRALISÉ

Il peut être provoqué par une invasion d'un facteur climatique comme le vent, le froid ou l'humidité. Il est très répandu chez les travailleurs manuels qui exercent à l'extérieur par temps froid ou humide. Le déclenchement de la douleur est soudain et la douleur souvent aiguë. La zone touchée est souvent froide et raide. Elle n'est pas liée au déséquilibre d'un organe, sauf si la douleur est récurrente ou associée à d'autres symptômes. Le traitement par acupuncture par un professionnel est particulièrement efficace, et peut soulager la douleur en une seule visite, mais il existe aussi un certain nombre de traitements que l'on peut faire chez soi.

BAS DU DOS

La cause plus courante du mal de dos dans le bas du dos, en particulier si ce mal est installé, est une faiblesse de l'énergie du Rein. Les symptômes qui lui sont associés peuvent être : urines fréquentes, faiblesse dans les genoux, fatigue, impotence et écoulement vaginal.

NUQUE ET ÉPAULES

Douleurs et raideur dans la nuque et les épaules sont souvent ass ciées à un blocage de la circulation du Qi du Foie ; stress émotio et tension jouent par conséquent un rôle important. Référez-vous aussi à la rubrique sur les douleurs et raideur dans les articulatic

TRAITEMENT

Régime alimentaire	Massage	Plantes	Quand consulter
Une alimentation saine *(voir page 59)* composée d'aliments bénéfiques au *Qi* et au Yang et ceux qui fortifient le Sang et le Yin *(voir page 55)*.	Pétrir les points V15, V17, V20, V21 dans le dos *(voir pages 91 et 95)*. Ou, technique de vibration sur VC6, VC14, C7 et Pé6 avec E37 *(voir page 98)*. Choisir un des deux groupes de points pour le traitement *(voir pages 26 à 28 pour les points)*.	*Gui Pi Wan* dans la plupart des cas *(voir page 120)*. Pour les cas plus graves, il peut être utile de commencer par prendre *Tian Wan Bu Xin Dan (voir page 124)*.	• Si les symptômes sont très marqués. • S'ils sont accompagnés de troubles mentaux, comme des hallucinations.
Une alimentation saine composée d'aliments supprimant l'Humidité *(voir page 55)*. Éviter les aliments à l'énergie très chaude (piment, poivre de cayenne, paprika, café, alcool, aliments gras). Réduire la consommation ou éviter les aliments générateurs d'Humidité.	Pétrir les points V15, VC14, C7, Pé6 avec VB34 et E40 *(voir pages 91 à 95 pour la technique du Pétrissage, et voir pages 26 à 28 pour les points)*.		
	Traiter les points V23, V40 et VG26 pour le bas du dos *(voir pages 26 à 28 pour les points)*. Pour des douleurs aiguës dans d'autres parties du dos, masser les points correspondants. Ils sont mous, tendus au toucher et peuvent être chauds ou froids, ou présenter une légère décoloration : ce sont les points *Ah Shi*. Le massage de ces points débloque le *Qi* et le Sang pour permettre la guérison. Le massage est douloureux et se doit d'être répété à intervalles réguliers pour débloquer les zones obstruées. Pratiquer le pétrissage sur tous les points *(voir pages 91 et 95)* et le polissage latéral *(voir page 94)* aux points V23 et V40.	Appliquer une compresse de gingembre : la chaleur de la compresse et celle de l'énergie du gingembre déplacent le *Qi* et évacuent Froid et Humidité. Râper 10 cm de racine de gingembre frais et laisser frémir dans 1 l d'eau pendant 5 à 10 minutes. Filtrer le liquide et le remettre dans la casserole. Tremper un linge dans le liquide chaud que vous appliquerez sur le bas du dos. Couvrir avec un linge sec pour conserver la chaleur. Lorsque le linge refroidit, le retremper dans la casserole. Répéter l'opération au moins trois fois. À renouveler trois ou quatre fois par jour pour soulager efficacement douleurs et spasmes.	• Si la douleur est aiguë. • En cas d'engourdissement, de picotement ou de faiblesse dans la jambe. • Si la douleur est accompagnée de problèmes au niveau de la miction ou des selles. • Si les symptômes s'aggravent et si d'autres apparaissent.
Une alimentation saine *(voir page 59)* à laquelle vous ajouterez noix et châtaignes. Vous pouvez aussi ajouter des petits morceaux de rognon d'agneau dans la soupe ou dans la bouillie de riz une fois par semaine *(voir page 60)*.	Polissage latéral au point V23 *(voir page 94)* et pétrissage ou vibration aux points R7, VC4 et R3 *(voir pages 91, 95 et 98 pour les techniques et pages 26 à 28 pour les points)*.	En fonction de son schéma énergétique, choisir parmi *Yao Tong Pian, Liu Wei Di Huang Wan* ou *Jin Gui Shen Qi Wan*. Utiliser aussi l'huile de massage *Die Da Wan Hua You (voir pages 118 à 125)*	
	Technique de la prise *(voir page 93)* aux points VB21, VB20 et V10 pour la nuque *(voir pages 26 à 28 pour les points)*.	*Xiao Yao Wan (voir page 124)* si la douleur est accompagnée de tension émotionnelle.	

SYMPTÔMES

Mal de dos *(suite)*

votre dos et fortifieront l'énergie du Rein. Les exercices respiratoires sont aussi bénéfiques pour les tensions au niveau des épaules et du cou.
La médecine chinoise donne deux causes majeures au mal de dos, plus trois autres pour les douleurs locales.

PARTIE SUPÉRIEURE
La douleur correspond à un déséquilibre au niveau du Cœur et du Poumon. Si c'est le Poumon, on constatera également des symptômes comme, toux, fatigue, tristesse et difficulté à respirer.

PARTIE MÉDIANE
La douleur correspond à un déséquilibre au niveau de la Rate et de l'Es mac, tels une faiblesse du Qi ou un blocage de la circulation du Qi da cette zone. Les symptômes qui lui sont associés sont les suivants : manq d'appétit, fatigue, ballonnement abdominal, indigestion et selles molles.

Rhume

Le rhume en anglais se dit « *cold* » (froid), ce qui en dit long sur ce qui le provoque et qui s'explique aussi en médecine chinoise par des facteurs climatiques : en particulier le froid, la chaleur, le vent, l'humidité, la sécheresse et la chaleur de l'été. Il existe divers traitements pour provoquer le départ du corps de ces « hôtes temporaires ».
Lorsqu'un facteur climatique, comme le vent ou le froid, pénètre le corps, l'énergie se défend en empêchant davantage d'agression en fermant les pores. Un combat s'engage entre l'énergie d'origine climatique et celle de la personne. Plus l'énergie corporelle est puissante et plus les symptômes seront accentués.

La personne souffre d'une forte fièvre, sans sueurs, de torticolis et de douleurs crâniennes car c'est par là que pénètre le facteur climatique, et ne supporte pas le froid. Les poumons sont touchés, le nez picote et la personne a des éternuements. La gorge est sèche et irritée, la tête est « lourde » et quelquefois le nez coule abondamment. Les symptômes durent un à deux jours. Le but du traitement est d'ouvrir les pores, de provoquer de la transpiration et d'utiliser l'énergie de la personne pour rejeter le facteur climatique du corps.
Si l'énergie corporelle est faible, les symptômes descendent dans la gorge (voir « Gorge irritée », page 146) *et dans la poitrin* (voire « Toux », page 132). *Sinon, la fatigue et la léthargie continuent sans ou avec un peu de fièvre, ce qui est le plus courant aujourd'hui car nous avons des vies actives qui épuisent notre énergie et ne nous permettent pas de vaincre ces facteurs.*

Constipation

Selles un jour sur deux ou moins fréquentes, selles dures.
À long terme, gêne dans la partie inférieure de l'abdomen, diminution de l'appétit, éructation et maux de tête. En médecine chinoise, on trouve trois causes à la constipation.

Le Froid envahit les Intestins, et on constate une faiblesse du Yang du Rein. La constipation est accompagnée de frissons, de douleurs dans le bas du dos, de fatigue, d'urines fréquentes et d'écoulements vaginaux.

La Chaleur envahit les Intestins, séchant les selles qui sont sèches et morcelées. On l'associe quelques fois aux symptômes suivants : agitation, sueurs nocturnes et soif.

Blocage de la circulation du Qi du Foie entraînant en une interruption du fonctionnement normal des Intestins. On note quelquefois les symptômes suivants : irritabilité, ballonnement abdominal, éructation ou flatulence et maux de tête latéraux.

TRAITEMENT

Régime alimentaire	Massage	Plantes	Quand consulter
	Pétrissage des points V13 et V15 *(voir pages 91 et 95)* et prise *(voir page 93)* au point VB21 *(voir pages 26-28 pour les points)*.		
	Vibration au point VC12 *(voir page 98)* et pétrissage *(voir pages 91 et 95)* aux points E36, V20 et V21 *(voir pages 26-28 pour les points)*.		
Il est important de ne pas trop manger pendant une crise de fièvre car cela peut entraîner des complications ; la digestion ne pouvant se faire normalement, elle risque de générer davantage de chaleur dans le corps. C'est là qu'il faut chercher l'origine de l'expression anglaise *« Starve a cold or you feed a fever »* (affame ton rhume ou tu nourris ta fièvre). Ne manger que des bouillons et des soupes légères, ou des bouillies de riz *(voir page 60)* auxquelles vous aurez ajouté des tranches de gingembre frais, de la ciboule et des légumes frais cuits à la vapeur. En cas de fièvre, manger du chou chinois, du soja vert, des navets et des petits pois.	Pétrissage des points P7 et GI4, ajouter le point GI20 si le nez est bouché *(voir pages 91 et 95)* ; polissage aux points VG16 et V12 *(voir page 94)*, lissage au point *Yintang*, et, en cas de maux de tête, *Taiyang* *(voir pages 90 et 97)* ; ajouter prise au point VB20 *(voir page 93)* pour les maux de tête. *(Voir pages 26-28 pour les points)*.	*Sang Yu Jin* ou *Yin Qiao Jie Du Pian* *(voir pages 122 et 124)*. Boire de la tisane de gingembre ou de sauge *(voir page 117)*. Il est recommandé de boire également la préparation suivante : faire bouillir un oignon coupé en lamelles dans 1 l d'eau, et laisser frémir pendant vingt minutes. Ajouter une pincée de piment de cayenne et boire une demi-tasse chaude trois fois par jour. Mettez-vous au lit pour faire partir le rhume par la transpiration.	• Si les symptômes persistent pendant plus de cinq jours. • Si d'autres symptômes apparaissent dans d'autres régions du corps : diarrhées et vomissements (Estomac) ou toux grasse et difficulté à respirer (Poumon). • En cas de récidives.
Une alimentation saine ; ajouter des noix et des châtaignes. Éviter les aliments crus et froids. Manger des aliments dotés d'une énergie chaude. Ajouter des rognons d'agneau coupés en petits morceaux dans la soupe ou la bouillie de riz *(voir page 55)*.	Pétrir les points R7 et F3 *(voir pages 91 et 95)*, polissage latéral aux points V23, V57 et V25 *(voir page 94)*, et vibration aux points E25, VC6 et VC4 *(voir page 98 ; voir pages 26-28 pour les points)*.	Fortifier le Yang du Rein avec *Jin Gui Shen Qi Wan* *(voir page 120)*.	• Si les symptômes sont très marqués. • En cas de saignements. • Si les symptômes s'aggravent • En cas d'alternance avec de la diarrhée (un jour constipation, le lendemain, diarrhée, etc.). • Si la constipation est accompagnée de vomissements et d'éructations.
Une alimentation saine en rajoutant des aliments rafraîchissants ; éviter les épices et les aliments dotés d'une énergie chaude.	Pétrir *(voir pages 91 et 95)* aux points E25, V37, GI11 et GI14 *(voir pages 26-28 pour les points)*.	*Run Chang Wan* *(voir page 122)*.	
Une alimentation saine *(voir page 59)* en rajoutant des aliments qui facilitent la circulation du *Qi* du Foie *(voir page 55)*.	Pétrir F3, V25, V57 et V37 *(voir pages 91 et 95 ; voir pages 26-28 pour les points)*.	*Xiao Yao Wan* *(voir page 124)*.	

SYMPTÔMES

Toux

Elle est signe d'un déséquilibre dans les Poumons (*voir aussi page 34*). La médecine chinoise désigne le Poumon comme un « organe sensible », car il est touché par les facteurs climatiques. De plus, tristesse et perte se manifestent souvent sous forme de symptômes du Poumon. Si les symptômes sont récurrents, comme pour la toux, il est conseillé de pratiquer régulièrement le *Qi Gong*, la méditation et d'autres formes d'exercices, comme la natation ou la marche. La plupart des toux sont mineures et guérissent facilement ; vous trouverez répertoriées ici les trois formes les plus courantes.

TOUX POITRINAIRE

Elle peut être provoquée par l'invasion d'un facteur climatique comme dans le cas du rhume. Le problème est ici plus grave, car l'élément étranger a pénétré jusque dans les Poumons, bloquant la circulation normale du Qi. C'est souvent le cas chez les personnes qui se plaignent que « leur rhume descend dans la poitrine ». Les symptômes sont identiques à ceux du rhume. La toux est avec ou sans expectorations.

TOUX SÈCHE

La toux est le produit de facteurs internes, tels qu'une Sécheresse dans les Poumons causée par un manque de liquide (Yin). Fumer ou vivre ou travailler dans des environnements secs et chauds peut encourager le développement de ce facteur. La toux est irrégulière, avec ou sans expectorations, la bouche est sèche et la peau aussi, quelquefois.

TOUX GRASSE

Une toux accompagnée d'expectorations abondantes est signe d'une faib du poumon et de la Rate. L'Humidité s'accumule du fait de cette faible de la Rate et monte jusqu'aux Poumons. Elle y stagne, provoquant tou expectorations. Les autres symptômes sont la fatigue, l'impression d'avo cerveau brouillé, un manque d'appétit et des selles molles.

Cystite

Sensation de brûlure pendant la miction. Symptômes associés : urines fréquentes, envies fréquentes d'uriner, urines troubles, très peu abondantes, douleurs dans la partie inférieure de l'abdomen, et, dans les cas les plus graves, présence de sang dans les urines et fièvre.

En médecine chinoise, elle est provoquée par la présence de Chaleur et d'Humidité dans la Vessie. La circulation du Qi du Foie est souvent plus ou moins bloquée (d'où l'association entre cystite et facteurs émotionnels), et on constate une faiblesse du Rein et de la Rate.

Dépression

Ce terme très vague est souvent employé pour décrire un état dépressif de découragement. Il peut traduire la tristesse, les larmes, le malheur, l'insatisfaction, etc. Il est important de déterminer la qualité particulière de la dépression de façon à déterminer quel organe est affecté,

Sentiments de tristesse et de perte suite à un deuil ou à une séparation et qui persiste chez certaines personnes. Ces sentiments sont normaux et naturels mais grâce à un traitement on peut les transformer. En médecine chinoise, on associe le Poumon au laisser-aller. Les symptômes sont la dépression, caractérisée par de la tristesse, l'envie de pleurer et les soupirs, avec également quelquefois d'autres symptômes du Poumon, comme la pâleur du visage, la fatigue, la toux et dans les cas plus graves, une difficulté à respirer.

TRAITEMENT

Régime alimentaire	Massage	Plantes	Quand consulter
Le régime prescrit pour les rhumes est conseillé au début. Ajouter plus tard des aliments qui fortifient les Poumons (soupes, poulet, dattes, miel et sucre de malt). Ajouter de la racine de codonopside (*Dang Shen*), du ginseng (*Ren Shen*) et de l'astragale jaune (*Huang Qi*). Éviter les aliments gras, les poissons et crustacés, les épices, l'alcool et le tabac.	Pétrissage des points P5 et GI4 (*voir pages 91 et 95*) et polissage au point V13 (*voir page 94 ; voir pages 26-28 pour les points*).	Prendre *Yin Qiao Jie Du Pian* ou *Sang Ju Yin* au choix, si les symptômes sont prononcés. Une fois les symptômes disparus, fortifier son énergie en prenant *Bu Zhong Yi Qi Wan* ou *Liu Jun Zi Wan* (*voir pages 118-125*). La tisane à la sauge est aussi conseillée (*voir page 117*).	• Si les symptômes sont persistants — durent plus de sept à dix jours. • En cas de difficultés à respirer • Si la personne crache du sang
Une alimentation saine (*voir page 59*) en ajoutant des aliments cuits à la vapeur pour humidifier les Poumons. Éviter les aliments gras, les poissons et crustacés, les épices, l'alcool et le tabac	Technique de vibration aux points V13, P9 et R6 (*voir page 98 ; voir pages 26-28 pour les points*).	*Chuan Bei Pi Pa Gao* est recommandé, ou, si la toux est chronique, prendre *Yang Yin Qing Fei Tan* (*voir pages 118 et 124*).	
Une alimentation saine (*voir page 59*) en évitant les aliments froids et crus. Consommer des aliments chauds dotés d'une énergie chaude (*voir page 55*). Fortifier les Poumons avec des soupes, du poulet, des dattes, du miel et du sucre de malt. Ajouter à la soupe de légumes 10 g de racine de codonopside (*Dang Shen*), 5 g de ginseng (*Ren Shen*) et 10 g d'astragale jaune (*Huang Qi*) (*voir page 59*). Éviter ou réduire la consommation d'aliments générateurs d'Humidité et manger plutôt ceux qui permettent de la réduire (*voir page 55*).	Pétrissage des points V20, VC12, E36, V13 et E40 (*voir pages 91 et 95 ; voir pages 26-28 pour les points*).	Si la fatigue et le manque d'appétit ne sont pas particulièrement accentués, prendre *Er Chen Wan*, par climat chaud. Si la toux est accompagnée de fatigue, d'un manque d'appétit et de selles molles, prendre *Liu Jun Zi Wan*. *Chuan Bei Jing Pian* débarrasse les Poumons du mucus blanc. En cas d'expectorations jaunâtres, prendre *Chuan Bei Pi Pa Lu* ou *Qing Qi Hua Tan Wan* (*voir pages 118-125*). Boire aussi de la tisane de fleurs de pas-d'âne (*voir page 115*).	
Une alimentation saine (*voir page 59*) en évitant les aliments à l'énergie chaude (*voir page 55*) et les aliments gras et frits. Manger du soja vert, des petits pois, des raisins et des haricots rouges ; prendre de la bouillie de riz (*voir page 60*) auquel on aura rajouté 30 g de pourpier. Saler ou sucrer (sucre en poudre) à volonté.	Technique de caresse et de vibration aux points VC3 et V23 (*voir pages 90 et 98*), et de pétrissage aux points Rt6, Rt9, F5 et R10 (*voir pages 91 et 95 ; voir pages 26-28 pour les points*).	Prendre *Qian Lie Xian Wan* ou *Yu Dai Wan* (*voir pages 122 et 124*).	• Si les symptômes sont très marqués. • Si les symptômes persistent pendant plus de trois ou quatre jours.
Une alimentation saine (*voir page 59*) additionnée d'aliments cuits à la vapeur bienfaisants pour les Poumons. Manger des soupes, du poulet, des dattes, du miel et du sucre de malt. Ajouter à la soupe de légumes les ingrédients prescrits sous la rubrique « Toux expectorante ».	Pétrissage aux points P7 et Pé6 (*voir pages 91 et 95*), vibration au point VC17 (*voir page 98*) et pression au point V13 (*voir pages 91 et 96 ; voir pages 26-28 pour les points*).	*Bu Zhong Yi Qi Wan* (*voir page 118*).	• Si les symptômes sont très marqués. • Si la dépression est accompagnée de pensées ou de désirs suicidaires.

SYMPTÔMES

Dépression *(suite)* en fonction des principes médicaux chinois. Un déséquilibre de l'un des cinq organes peut conduire à la dépression. La méditation est particulièrement utile dans ces cas-là. Je vous encourage à consulter les exercices décrits dans le chapitre III *(voir page 51)*, ainsi que les exercices de *Qi Gong*, en particulier la Fusion des Cinq Éléments page 70. Ces exercices fortifient notre mental, apaisent notre esprit et procurent équilibre mental et émotionnel. Le massage joue également un rôle important, puisqu'il fait remonter les états émotionnels et les aide à se disperser.	*Impression d'être incapable de faire quelque chose de sa vie. Les Chinois parlent de « blocage ». Le Foie est associé à la fluidité de la circulation du Qi ; les symptômes qui y sont associés sont la colère, l'irritabilité, les symptômes prémenstruels (maux de tête, seins et règles douloureux, maux de tête latéraux, éructations, indigestion et difficultés à s'endormir le soir).*
	Pensées et émotions sont hyperactives et « tournent et retournent », elles occupent l'esprit sans aller nulle part. Ceci est en rapport avec la Rate, qui s'occupe de la transformation, non seulement de la nourriture mais aussi des états mentaux et émotionnels. La dépression, lorsqu'elle provient de cet organe, est associée à des problèmes « d'impossibilité de bouger », « de digérer » les pensées et les émotions. Les symptômes tels que manque d'appétit, selles molles, nausées et fatigue y sont parfois associés.
	Sentiment de tristesse et de solitude ; une absence de joie de vivre. Les symptômes suivants y sont associés : palpitations, insomnie, anxiété et gêne dans la poitrine. Dans les cas plus graves, la dépression est accompagnée de sentiments de ne rien valoir et même de pensées suicidaires.
	La dépression est causée par un manque de dynamisme et d'ambition. L'apathie, l'absence de sens dans la vie et le sentiment que « l'on n'en rien à faire » peuvent être présents. Certains cas avancés peuvent ressentir un désespoir profond. Ces périodes sont quelquefois en alternance avec des périodes d'activité intense et de dynamisme excessif. On associe les Reins à la volonté, et l'ambition dépend de cet organe.
Diarrhée Selles molles, en général plusieurs fois par jour. Il existe trois cas : les deux premiers sont des crises aiguës provoquées par un facteur déterminé, le troisième est une forme chronique à long terme.	*Peut résulter de la consommation d'aliments froids, gras, d'une manière générale, des aliments peu sains. Les diarrhées sont accompagnées de douleurs abdominales, de gargouillements, de sensations de froid (qui permettent d'appliquer du chaud) et sans sensation de soif.*
	Le corps surchauffe comme sous les climats chauds. Les diarrhées sont chaudes, fétides et jaunâtres, sensation de brûlure dans l'anus, urines foncées et, dans les cas les plus graves, fièvre et soif.

TRAITEMENT

Régime alimentaire	Massage	Plantes	Quand consulter
Une alimentation saine *(voir page 59)* en ajoutant des aliments qui facilitent la circulation du *Qi* du Foie *(voir page 55)*.	Pétrissage des points F3, Pé6 et VB34, ajouter VB41 pour les maux de tête *(voir pages 91 et 95)*, technique de caresse au point VC12 *(voir page 90)*, prise au point VB20 pour les maux de tête *(voir page 93 ; voir pages 26-28 pour les points.)*. Pour les règles douloureuses et les symptômes prémenstruels, voir page 144.	*Xiao Yao Wan (voir page 124)*.	
Une alimentation saine *(voir page 59)* sans aliments froids ou crus. Manger des aliments dont l'énergie est chaude et qui sont nourrissants pour le Qi et le Yang *(voir page 55)*.	Pression au point E36 *(voir pages 91 et 96)* et vibration aux points VC12 et Rt4 *(voir page 98 ; voir pages 26-28 pour les points)*.	*Bu Zhong Yi Qi Wan* et *Liu Jun Zi Wan (voir pages 118 et 120)*.	
Une alimentation saine *(voir page 59)* en y ajoutant des aliments nourrissants pour le Sang *(voir page 55)*.	Technique de pétrissage sur les points C7, Pé6, VC14 et V15 *(voir pages 91 et 95 ; voir pages 26-28 pour les points)*.	*Gui Pi Wan (voir page 120)*.	
Une alimentation saine *(voir page 59)* à laquelle on ajoutera des noix et des châtaignes. Manger une fois par semaine un petit peu de rognon d'agneau dans une soupe ou une bouillie de riz *(voir page 60)*.	Polissage latéral au point V23 *(voir page 94)*, pétrissage du point R3 *(voir pages 91 et 95)* et vibration au point VC4 *(voir page 98 ; voir pages 26-28 pour les points)*.	Contre une faiblesse du Yang du Rein (Feu), *Jin Gui Shen Qi Wan*, et contre une faiblesse du Yin du Rein (Eau), *Liu Wei Di Huang (voir page 120)*. Se référer à chacune pour décider celle qui conviendra le mieux.	
Une alimentation saine *(voir page 59)*. Ne pas manger tard le soir (après 19 heures), prendre des repas réguliers et manger des aliments chauds.	Techniques de caresse et de pétrissage aux points E25, V25, E36, avec VC12 et VC6 *(voir pages 90,91 et 95 ; voir pages 26-28 pour les points)*. Appliquer de la chaleur sur l'estomac et la partie inférieure de l'abdomen est très utile.	*Ping Wei Pian* ou *Xiang Sha Yang Wei Pian (voir pages 120 et 144)*.	• Si les symptômes sont persistants pendant plus de trois ou quatre jours. • Si les symptômes sont très marqués. • En cas de présence de sang dans les selles. • En cas de présence de mucus dans les selles. • Si le malade est un bébé ou une personne âgée, en raison du risque de déshydratation.
Alimentation légère en évitant les aliments à l'énergie très chaude *(voir page 55)*. Consommer davantage d'aliments rafraîchissants et froids. Éviter les boissons glacées, trop extrêmes et qui affaiblissent le *Qi*.	Techniques de caresse et de pétrissage aux points E25, V25, E36, E44, Rt9 et GI4 *(voir pages 90,91 et 95 ; voir pages 26-28 pour les points)*.	*Ping Wei Pian* ou *Ren Dan (voir pages 120 et 122)*.	

SYMPTÔMES

Diarrhée *(suite)*

Faiblesse du Qi de la Rate et de l'Estomac, associée aux symptômes suivants : douleurs abdominales légères, gargouillements, manque d'appétit, éructations et fatigue. Pour les cas plus graves, on constate une Froideur dans les membres et des diarrhées matinales (à l'aube), signe d'une faiblesse du Yang du Rein ; on peut aussi noter des urines fréquentes et des douleurs dans le bas du dos.

Oreilles

Douleur ou gêne dans l'oreille. Phénomène fréquent chez les bébés et les enfants, elle peut être très pénible. Les parents s'inquiètent aussi beaucoup et craignent les conséquences de ce symptôme : mastoïdite, inflammation de la partie osseuse derrière l'oreille, malgré son extrême rareté.

La cause la plus fréquente, nous dit la médecine chinoise, est l'accumulation d'Humidité (mucus) qui remonte depuis l'Estomac jusque dans le Poumon. Le Qi de la Rate et du Poumon est faible. La terminologie médicale chinoise parle de « flegme infantile ». L'approche thérapeutique majeure consiste à fortifier le Qi de la Rate et du Poumon, tout en éliminant l'Humidité (mucus).

Maux de tête

Il existe divers types de maux de tête. Ils varient largement suivant les individus en fonction de leur localisation, de leur intensité, de leur durée et de leurs caractéristiques. Les plus courants sont répertoriés ici. Les maux de tête inquiètent ; si c'est votre cas, consultez un professionnel *(voir aussi les recommandations données ci-contre)*. La médecine chinoise différencie les maux de tête en fonction de leur localisation : vous trouverez ici les trois plus courantes.

ZONE FRONTALE

Les maux de tête sont provoqués par des déséquilibres dans l'Estomac, et sont le résultat d'une présence de Froid dans l'Estomac. La douleur est sournoise et peut être soulagée en mangeant, en particulier chaud. Ces maux de tête surviennent apre un repas sauté ou après la consommation de certains aliments. Ils sont quelquefois associés à des troubles digestifs ou à des nausées. Le traitement consiste à fortifier le Qi de l'Estomac et à harmoniser la circulation du Qi dans la partie supérieure de l'appareil digestif.

ZONE LATÉRALE

Provoqués par le Foie et la Vésicule Biliaire, ils sont associés à des situations stressantes qui conduisent souvent au blocage du Qi du Foie ou à la consommation de certains aliments, crustacés, fromage, chocolat vin rouge. Associés à un déséquilibre de l'Estomac, ces maux entraînen[illegible] nausées ou vomissements — ce que l'on décrit sous l'expression « le F[illegible] attaque l'Estomac ». Le but majeur du traitement consiste à fluidifier courant du Qi du Foie et à fortifier le Qi de l'Estomac pour alimente haut du corps. Le traitement consiste essentiellement à les fortifier, ce qu prend du temps. Il est important de se reposer.

ZONE SUPÉRIEURE

La douleur est diffuse, faible, mais augmente avec la station debout et l'exercice. Les maux de tête ont lieu en général à la fin de la journée et sont associés à la fatigue. Ils sont dûs à une faiblesse du Qi et du Sang (le Qi et le Sang ne sont pas suffisamment puissants pour atteindre le sommet du crâne). L'objectif du traitement — qui prend du temps — est de renforcer le Qi et le Sang. Le repos est nécessaire.

TRAITEMENT

Régime alimentaire	Massage	Plantes	Quand consulter
Une alimentation saine *(voir page 59)*. Éviter les aliments froids ou crus et consommer davantage d'aliments à l'énergie chaude *(voir page 55)*. Mettre dans ses plats du gingembre frais et de l'écorce de cannelle.	Techniques de caresse et de vibration aux points E25, VC12, V25, E36, V20, F13 et Rt3 *(voir pages 90 et 98)*. Éviter les points V23, R3, VC4 et VG20 en cas d'implication du Rein *(voir pages 26-28 pour les points)*.	Contre une faiblesse du *Qi* de la Rate et de l'Estomac, prendre *Xiang Sha Yang Wei Pian* ou *Bu Zhong Yi Qi Wan* (plus fort). En cas d'implication du Rein, prendre *Jin Gui Shen Qi Wan (voir p. 118-125)*. Boire de la tisane de gingembre ou de fenouil *(voir p. 115 et 117)*.	
Pour rester en bonne santé, il est conseillé d'avoir une alimentation saine *(voir page 59)*. Se reporter aux recommandations sur l'alimentation des bébés et des jeunes enfants page 54, elles seront fort utiles pour éviter des problèmes futurs.	En cas de douleurs aiguës, pétrissage des points SJ5 et V41 *(voir pages 91 et 95)* et prise au point V20 *(voir page 93)*. Une fois la douleur partie, fortifier le *Qi* par le pétrissage des points E36 et F4, caresse au point VC12 *(voir page 90)* et polissage latéral au point V20 *(voir page 94 ; voir pages 26-28 pour les points)*.	Déposer des gouttes d'huile d'amande ou d'olive chauffée (mais attention, pas chaude !!) dans l'oreille, sauf s'il y a des écoulements de l'oreille.	• Si la douleur est aiguë. • Si elle est accompagnée de fièvre. • Si elle est persistante : plus de deux ou trois jours.
Une alimentation saine *(voir page 59)* en ajoutant des aliments dotés d'une énergie chaude et qui fortifient le *Qi* et le Yang *(voir page 55)*.	Technique du pétrissage aux points VC12, E36, Rt4 et *Yintang (voir pages 91 et 95 ; voir pages 26-28 pour les points)*.	Boire de la tisane de fenouil ou de gingembre *(voir pages 115 et 117)*.	• Si les douleurs sont très aiguës • Si les maux de tête sont progressifs. • En cas de vomissements. • En cas de raideur dans le cou et si la personne ne supporte plus la lumière. • S'ils sont accompagnés d'autres symptômes comme une faiblesse dans les bras ou les jambes, engourdissements ou fourmillements. • Si les maux de tête vont en s'accentuant.
Une alimentation saine *(voir page 59)* et éviter les aliments dont l'énergie est très chaude *(voir page 55)*. Fluidifier la circulation du *Qi* du Foie en consommant les aliments décrits page 55.	Fortifier l'Estomac en massant par pétrissage les points E36, VC12 et Rt4 *(voir pages 91 et 95)*. Fluidifier le *Qi* du Foie avec la même technique aux points F3, VB43 et Pé6, et avec celle de la prise au point VB20 *(voir page 93 ; voir pages 26-28 pour les points.)*	*Xiao Yao Wan (voir page 124)*. Appliquer sur la tempe un citron coupé, ou sur la zone douloureuse, une feuille de chou lavée et chauffée dont vous aurez extrait le jus.	
Une alimentation saine *(voir page 59)*. Éviter les aliments froids ou crus. Consommer des aliments nourrissants pour le Sang et qui renforcent le *Qi* et le yang *(voir page 55)*.	Polissage aux points V17, V18 et V20 *(voir page 94)*. Caresse et pétrissage aux points VC6 et VC12 *(voir pages 90, 91 et 95)* et pétrissage aux points Rt10, F3 et E36 *(voir pages 26-28 pour les points.)*	Renforcer le *Qi* avec *Bu Zhong Yi Qi Wan* et le Sang avec *Dang Gui Pian*. Renforcer le *Qi* et le Sang avec *Ba Zhen Wan, Ren Shen Yang Rong Tang* ou *Shi Chuan Da Bu Wan (voir pages 118 - 125)*	

SYMPTÔMES

Ménopause, symptômes et bouffées de chaleur La ménopause correspond à une étape importante de la vie d'une femme. Il s'agit d'un phénomène normal auquel ne sont liés des symptômes que s'il existe déjà un déséquilibre. Certains facteurs d'ordre psychologique sont également à prendre en compte. Ils sont en rapport avec les modifications des rôles : au fur et à mesure que les enfants grandissent et quittent la maison, les relations avec le partenaire prennent un nouveau tournant. La pratique de la méditation est un bienfait inestimable quand il s'agit de faire face aux changements dans notre vie. Elle nous rend plus fort et nous permet de voir clair et de comprendre les choses. C'est ainsi que nous entamons cette nouvelle phase de notre vie, plus sainement, plus aisément et avec moins de problèmes.	*Plusieurs approches peuvent être bénéfiques à cette période de la vie. D'une manière générale, l'énergie du Rein commence à décliner, en particulier le Yin (l'Eau). Sa diminution entraîne une surchauffe du Rein et du Foie, et engendre bouffées de chaleur et instabilité émotionnelle. La chaleur du Cœur provoque sueurs, anxiété et insomnie. La meilleure approche thérapeutique est de soutenir le Rein tout en calmant le Foie et le Cœur.*
Indigestion Gêne dans la partie supérieure de l'abdomen au niveau de l'Estomac. La médecine chinoise détermine trois causes.	*Les repas irréguliers endommagent la Rate et l'Estomac. On y associe les symptômes suivants : gonflement de la partie supérieure de l'abdomen, des douleurs en particulier sous la pression, éructations avec un goût déplaisant dans la bouche et manque d'appétit. Le but du traitement est de fortifier la rate et l'Estomac et d'harmoniser le Qi dans la partie supérieure de l'appareil digestif.*
	Il peut y avoir un blocage de Qi du Foie qui attaque l'Estomac, d'où les symptômes suivants : nausées, acidité, ballonnement abdominal, irritabilité et manque d'appétit. Le but du traitement est de fortifier la Rate et l'Estomac et de fluidifier la circulation du Qi du Foie.
	Il peut s'agir d'une faiblesse du Qi de l'Estomac et du Froid dans l'Estomac. Dans ce cas, l'indigestion est accompagnée de sensations de froid dans la partie supérieure de l'abdomen avec quelquefois un mal de tête frontal.
Coliques infantiles Douleurs abdominales chez les jeunes enfants et les bébés. Elles sont plus fréquentes chez les enfants nourris au lait de vache ou chez ceux qui ont été sevrés très tôt. Consulter les conseils alimentaires destinés aux jeunes enfants et aux bébés page 54.	*Elles peuvent être provoquées par une ingestion de Froid, par la consommation d'aliments ou de boissons froids ou d'aliments contaminés (intoxication alimentaire). Le lait et les aliments bloquent la circulation du Qi en raison de prises de nourriture irrégulières, d'une suralimentation ou de consommation d'aliments difficiles à digérer ou encore lorsque l'enfant est couché juste après son repas. « Faire faire son rot » au bébé après son repas permet d'éviter ce genre de problèmes.*

TRAITEMENT

Régime alimentaire	Massage	Plantes	Quand consulter
Une alimentation saine *(voir page 59)*, et éviter les aliments dont l'énergie est chaude *(voir page 55)*. Manger des noix et des châtaignes, ou une fois par semaine des petits bouts de rognon d'agneau dans la soupe ou de la bouillie de riz *(voir page 60)*.	Vibration aux points C7, R3, Rt6 et F3 *(voir page 98)* et polissage aux points V23, V15 et V18 *(voir page 94)*. Contre la transpiration excessive, polissage des points R6 et P7 *(voir pages 26-28 pour les points)*.	*Gui Pi Wan (voir page 120).*	• En cas de graves troubles mentaux ou émotionnels.
Une alimentation saine *(voir page 59)* en insistant particulièrement sur les aliments chauds et les légumes à racines comestibles.	Pétrissage des points E36, Pé6 et E44 *(voir pages 91 et 95)*, caresse au point VC12 *(voir page 90)* et lissage au point F13 *(voir pages 90 et 97 ; voir pages 26-28 pour les points)*.	*Shen Chu Cha (voir page 122).* Boire à petites gorgées une tasse de lait chaud additionné d'une pincée de muscade et de poivre noir.	• Si la douleur est très marquée. • Si l'abdomen est dur. • Si la douleur s'accentue avec le mouvement.
Une alimentation saine *(voir page 59)* en ajoutant des aliments qui fluidifient le courant du *Qi* du Foie *(voir page 55)*.	Pétrissage des points E36 et Pé6 avec F3 et F14 *(voir pages 91 et 95)*, caresse au point VC12 *(voir page 90 ; voir pages 26-28 pour les points)*.	*Shu Gan Wan* ou *Xiao Yao Wan (voir page 124)*	
Une alimentation saine *(voir page 59)* en évitant totalement les aliments froids.	Pétrissage des points E36, Pé6 et Rt4 *(voir pages 91 et 95)*, caresse aux points VC6 et VC12 *(voir page 90)* et polissage latéral au point V20 *(voir page 94 ; voir pages 26-28 pour les points)*.	Boire de la tisane de fenouil ou de gingembre *(voir page 115 et 117)*. Prendre *Xiang Sha Yang Wei Pian (voir page 124)*. Les bouillottes sont également recommandées.	
Très important chez les enfants car ils ont une tendance aux troubles digestifs. Suivre les recommandations pour une alimentation saine des jeunes enfants et des bébés *(voir page 54)*.	Voir le traitement conseillé pour le Blocage digestif chez les jeunes enfants pages 100 et 101.		• Si les symptômes sont très marqués.

SYMPTÔMES

Blessure

Toute blessure sous forme de coup, de foulure ou d'entorse, bloque la circulation du *Qi* et du Sang dans la zone blessée. Le sang ne circule plus dans les vaisseaux et s'accumule dans les tissus il n'alimente plus la zone normalement et provoque donc un blocage du *Qi*. Les symptômes sont les suivants : douleur, gonflement et contusion, et, à long terme, douleur et gêne avec une faiblesse de cet endroit du corps. Un traitement rapide permet de réduire la contusion et la douleur, et les probabilités de complications à long terme. Plus vite on traitera le blocage du Qi et du Sang, et plus vite le corps pourra guérir de lui-même.

Le traitement sera fonction de la partie du corps. Les massages des points, les compresses, les exercices et les plantes permettent de contrecarrer plus rapidement les effets d'une blessure.

Insomnie

L'insomnie peut se manifester de diverses façons : quatre sont explicitées. La description exacte des symptômes servira de guide pour déterminer l'équilibre énergétique sous-jacent, et par conséquent le traitement.

Difficultés à s'endormir, rêves, manque d'appétit, fatigue générale, palpitations et réveils dans la nuit. L'esprit n'est jamais au repos et ne cesse de tourner et retourner les pensées. Ces symptômes indiquent une faiblesse du Sang et du Qi de la Rate.

La personne se lève la nuit, souffre de douleurs dans le bas du dos, d'étourdissement, d'acouphène, de troubles urinaires (urines fréque tes, pendant la nuit et en goutte) et d'irritabilité. Ces symptômes s provoqués par un déséquilibre entre le Cœur et le Rein.

La personne souffre de dépression, de maux de tête en particulier latéraux, de douleurs sur un côté de la partie supérieure de l'abdomen, est sujette à la colère, ressent un goût âcre dans la bouche et son sommeil est agité par les rêves. Ces symptômes sont provoqués par le Feu dans le Foie.

L'insomnie est associée à de l'indigestion, des ballonnements de l'abdomen et des éructations, ce qui indique un déséquilibre au niveau de l'Estomac.

TRAITEMENT

Régime alimentaire	Massage	Plantes	Quand consulter
Une alimentation saine *(voir page 59)*, éviter les aliments crus et froids.	Les points varient en fonction de la partie blessée *(voir pages 26-28 pour les points)*. Si le *Qi* et le Sang sont bloqués, les points deviennent mous, ou *Ah Shi*, en chinois *(explication sous la rubrique « Mal de Dos »)*. Cou : IG3, V10, VB21 ; Épaule : VB21, GI15, SJ14, GI14 ; Coude : GI11, GI10, GI12, GI4 ; Poignet : SJ4, SJ5 ; Hanche : VB30, VB29, VB34 ; Genou : Xiyan, E44, Rt9, VB34 ; Cheville : E41, VB40, V60. Techniques : pétrissage ou prise en fonction *(voir pages 91-96)*. Masser les articulations avec du vinaigre *(voir page 89)* pour soulager la raideur et détendre les tendons.	Les personnes âgées prendront *Du Huo Ji Sheng Wan (voir page 120)*. Utiliser l'huile de massage *Die Da Wan Hua You (voir page 118)*. Appliquer très rapidement une compresse sur la blessure pour réduire l'inflammation. Faire bouillir un peu de varech dans 1 l d'eau et laisser frémir pendant vingt minutes. Tremper un morceau de gaze ou de ouate dans le liquide une fois refroidi et bander la blessure. En cas de contusion, utiliser la tisane de sauge *(voir page 117)* ou de fleur de chrysanthème *(voir page 115)*.	• En cas de douleurs aiguës • Si la blessure s'accompagne de choc, de sueurs, d'une pâleur, d'un pouls rapide et saccadé. • Si l'articulation ne peut plus bouger. • Si le gonflement et la contusion sont très marqués.
Une alimentation saine *(voir page 59)* en ajoutant des aliments nourrissants pour le Sang et ceux dotés d'une énergie réchauffante *(voir page 55)*, en particulier les légumes à racines comestibles. Éviter le thé et le café.	Pétrissage des points V20 et V15 *(voir pages 91 et 95)* et pétrissage ponctuel (avec l'ongle du pouce – *voir page 101*) des points C7, Pé6 et Rt6. Vibration sur *Yintang* et *Anmian (voir page 98 ; voir pages 26-28 pour les points)*.	*Ding Xin Wan* ou *Gui Pi Wan (voir pages 118 et 120)*. Boire au coucher 1 cuillère de mélasse (non raffinée) dans un verre de lait chaud.	• Si l'insomnie est accompagnée de troubles mentaux et émotionnels graves.
Une alimentation saine *(voir page 59)*.	Pétrissage ponctuel (comme ci-dessus), pétrissage des points V15, V23 et R3 *(voir pages 91 et 95)* et vibration sur les mêmes points que ci-dessus.	*Liu Wei Di Haung Wan* recommandé *(voir page 120)*.	
Une alimentation saine *(voir page 59)* en ajoutant des aliments qui fluidifient le Qi du Foie *(voir page 55)*. Éviter les aliments à l'énergie chaude *(voir page 55)*.	Pétrir les points C7, Pé6, Rt6 avec VB12, VB34 et F2 *(voir pages 91 et 95)*, polissage latéral aux points V18 et V19 *(voir page 94)*, et vibration comme précédemment. Le frottement est également conseillé *(voir page 93)*.	*Xiao Yao Wan (voir page 124)*.	
Une alimentation saine *(voir page 59)*. Ne plus manger après 19 heures Éviter de manger des aliments froids et crus et manger à heures régulières. Consommer des aliments dotés d'une énergie chaude *(voir page 55)* en insistant sur les légumes à racines comestibles.	Pétrissage des points C7, Pé6, Rt6 avec V21 et E36 *(voir pages 91 et 95)*, caresse sur le point VC12 *(voir page 90)*, et vibration comme précédemment *(voir pages 26-28 pour les points)*.	*Liu Jun Zi Wan (voir page 120)*. Boire au coucher 1 cuillère de mélasse (non raffinée) dans un verre de lait chaud.	

SYMPTÔMES

Nez bouché, écoulements

Les symptômes sont concentrés au niveau de la tête et du nez, et sont provoqués par une accumulation de mucus dans cette région. Le nez est bouché, ou on constate un écoulement, dans la plupart des cas blanc mais qui peut être aussi jaunâtre ou verdâtre pour des cas plus avancés. La personne souffre couramment de maux de tête frontaux. Les symptômes peuvent être très prononcés, et, dans certains cas, accompagnés d'une douleur intense, en particulier si le mucus est épais et bloqué. Les sinus sont sensibles au toucher, et on peut se sentir l'esprit « brouillé », en particulier le matin.

Faiblesse au niveau du Qi du Poumon, de la Rate et accumulation d'Humidité (mucus) dans les sinus. En termes énergétiques, il s'agit d'un état relativement bénin car le Qi est suffisamment puissant pour maintenir un déséquilibre au niveau du nez et l'empêcher de descendre dans les Poumons. On note parfois aussi les symptômes suivants : fatigue, manque d'appétit, selles molles, envie de manger des aliments sucrés et indigestion.

Présence de Feu dans le Foie et la Vésicule Biliaire, qui monte à la tête. D'autres symptômes peuvent y être associés : irritabilité, maux de tête, douleurs sur le côté du corps, éructation et sensations de chaud dans la tête.

Nausée et vomissements

Ces deux symptômes sont essentiellement les mêmes : la nausée en étant la forme bénigne. Le *Qi* de l'Estomac, dans les circonstances normales, descend ; mais s'il monte, il provoque nausées et vomissements. La médecine chinoise détermine quatre situations.

Le mal de cœur dans les transports est la conséquence de l'existence d'un déséquilibre dans la Rate et l'Estomac, avec souvent une accumulation d'Humidité dans l'Estomac. Le traitement consiste à fortifier ces deux organes et à éliminer l'Humidité de manière à faire descendre le Qi et à le faire circuler plus harmonieusement.

Les repas sont irréguliers, composés d'aliments riches, gras ou froids. Il y a indigestion (voir cette rubrique), éructation, un manque d'appétit, de la constipation et des gaz.

Le Qi du Foie est bloqué et il « attaque » l'Estomac, provoquant éructation, douleur dans les côtés de la partie supérieure de l'abdomen, irritabilité ou colère et régurgitations acides.

Il y a faiblesse au niveau du Qi de la Rate et de l'Estomac. On y associe les symptômes suivants : manque d'appétit, selles molles, fatigue et gêne ou nausées suite à un gros repas.

Engourdissements et fourmillements

Courant, en particulier chez les femmes, chez ceux qui produisent des actions répétitives avec une partie du corps. Les symptômes peuvent varier en intensité. De légers picotements peuvent se transformer en douleurs aiguës. On peut constater une faiblesse au niveau des muscles ; l'engourdissement peut alors suivre.

Pour la médecine chinoise, la cause de ces symptômes est le blocage de la circulation du Qi et du Sang dans les zones engourdies. Il peut également y avoir une accumulation d'Humidité, signe d'un déséquilibre de la Rate. On constate souvent également une faiblesse au niveau du Sang, moins fluide. Des mouvements répétitifs engendrent davantage de tension au niveau de la circulation du Qi et du Sang dans les méridiens.

TRAITEMENT

Régime alimentaire	Massage	Plantes	Quand consulter
Une alimentation saine *(voir page 59)*, en particulier des aliments cuits à la vapeur, mode de cuisson bénéfique aux Poumons ; ajouter des soupes, du poulet, des dattes, du miel et du sucre de malt. Ajouter à la soupe de légumes 10 g de codonopside (*Dang Shen*), 10 g d'atractyles blanches (*Bai Zhu*) et 6 g d'igname de Chine (*Shan Yao*) ou les ingrédients recommandés en cas de toux grasse. Manger des aliments chauds et qui éliminent l'Humidité plutôt que ceux qui la génèrent.	Technique du pétrissage aux points P5, P9, VC12, E36, Rt3, GI20 et GI4 *(voir pages 91 et 95 ; voir pages 26-28 pour les points)*.	*Bi Yan Pian (voir page 118)*. Prendre à long terme *Liu Jun Zi Wan (voir page 120)* une fois les symptômes moins marqués de façon à fortifier le *Qi* du Poumon et de la Rate, et de transformer l'Humidité (mucus). *Er Chen Wan (voir page 120)* est recommandé aux personnes dont l'énergie est puissante et qui présentent une accumulation d'Humidité (mucus).	• Si l'écoulement nasal survient suite à une blessure à la tête.
Une alimentation saine en ajoutant des aliments qui fluidifient la circulation du *Qi* du Foie *(voir page 55)*. Éviter ceux dotés d'une énergie très chaude. *(voir page 55)*.	Pétrissage des points F3, V34, GI20, GI4 et VC12 *(voir pages 91 et 95)*. Technique de la prise au point V20 *(voir page 93 ; voir pages 26-28 pour les points)*.		
Faire un repas léger composé d'aliments chauds et nourrissants avant de voyager. Éviter les aliments gras, lourds, très sucrés et froids.	Pétrissage au point Pé6 *(voir pages 91 et 95)* et caresse au point VC12 *(voir page 90 ; voir pages 26-28 pour les points)*.	*Ren Dan (voir page 122)*. Il est recommandé de boire à petites gorgées pendant le voyage une tisane chaude faite avec du gingembre frais *(voir page 117)*.	• En cas de sensation de soif, d'urines foncées et rares, de bouche sèche ; la déshydratation est plus courante chez les bébés et les personnes âgées. • Si le traitement ne produit aucun effet sur les nausées et vomissements. • Si les symptômes sont accompagnés d'une perte de poids • En cas de présence de sang dans les vomissures. • Si les symptômes sont provoqués par des aliments consommés depuis plusieurs jours.
Manger sainement *(voir page 59)* pour éviter ces symptômes. Si vous êtes malade, mangez léger et chaud.	Pétrissage des points E36, VC12, Pé6, Rt4 et E25 *(voir pages 91 et 95 ; voir pages 26-28 pour les points.)*	*Shen Chu Cha* et *Xiang Sha Yang Wei Pian (voir pages 122 et 124)*.	
Une alimentation saine *(voir page 59)* en ajoutant des aliments qui fluidifient la circulation du *Qi* du Foie *(voir page 55)*.	Pétrissage des points E36, Pé6, Rt4 avec F3 *(voir pages 91 et 95)*, et caresse au point VC12 *(voir page 90 ; voir pages 26-28 pour les points)*.	*Shu Gan Wan* ou *Xiao Yao Wan (voir page 124)*.	
Une alimentation saine *(voir page 59)* en ajoutant des aliments à l'énergie chaude et qui fortifient le *Qi* et le Yang *(voir page 55)*.	Pression au point V20 *(voir pages 91 et 96)*, caresse au point VC12, et pétrissage des points E36, Pé6 et Rt4 *(voir pages 91 et 95 ; voir pages 26-28 pour les points)*.	*Bu Zhong Yi Qi Wan* ou *Liu Jun Zi Wan (voir pages 118 et 120)*.	
Une alimentation saine *(voir page 59)*, en ajoutant des aliments qui réchauffent et qui fortifient le *Qi* et le Yang, ainsi que ceux qui fortifient le Sang *(voir page 55)*.	Pétrissage des points E36, Rt10, C7 et F3 *(voir pages 91 et 95)*, caresse au point VC12 *(voir page 90)* et polissage latéral aux points V17 et V18 *(voir page 94 ; voir pages 26-28 pour les points)*.	Diverses préparations peuvent être utiles. Les meilleures sont celles qui fortifient le Qi et nourrissent le Sang. *Ba Zhen Tang* et *Shi Quan Da Bu Tang* sont toutes deux valables. *Dang Gui Pian* est un bon tonique sanguin *(voir pages 118-125)*.	• Si les symptômes sont très marqués. • En cas de faiblesse ou de paralysie.

SYMPTÔMES

Douleurs et raideurs articulations et muscles

Ces symptômes résultent d'un blocage du *Qi* et du Sang dans les méridiens. Ce blocage peut être provoqué par divers facteurs, les plus courants sont d'ordre climatique : vent, froid ; et humidité. L'invasion de ces influences climatiques est rendue possible par une faiblesse du *Qi* ou du Sang.

La douleur dans les articulations est accompagnée de raideurs, d'engourdissements et d'enflures, et, dans les cas les plus graves de déformations des articulations. Le Vent se manifeste sous forme de douleurs « errantes », l'Humidité se caractérise par de la lourdeur, de la raideur et une enflure. Le Froid provoque une sensation de douleur et de froid au toucher au niveau des articulations et des zones concernées ; la chaleur soulage. Chez certaines personnes, les facteurs climatiques envahisseurs peuvent se transformer en chaleur. On constatera alors, rougeur, gonflement et chaleur des zones affectées, ce qui peut correspondre à de l'arthrite rhumatismale. Le traitement sera alors plus compliqué et il est recommandé de consulter un professionnel.

Règles douloureuses

Il s'agit d'un symptôme courant facilement traité par la médecine chinoise. L'élément important à déterminer est de savoir à quel moment les règles sont douloureuses : au début ou plus tard ? Ce qui permet de faire deux catégories.

Certaines femmes ont des douleurs juste avant les règles et jusqu'a premier ou deuxième jour des règles. Cette douleur se manifeste so forme de crampes, et les écoulements se présentent comme des caill de couleur parfois violette ou foncée. Ceci est signe d'un blocage d circulation du Qi du Foie. On y associe parfois d'autres symptôn comme l'irritabilité, des maux de tête, et des seins douloureux et gonflés. Certaines femmes peuvent présenter un certain degré de F dans l'utérus. Dans les cas les plus avancés, la personne a des évanouissements, souffre de diarrhées et de maux de tête. Éviter le boissons et les aliments froids, comme les glaces, pendant les règles

Certaines femmes sont sujettes à des douleurs pendant les règles. Ces douleurs s sournoises et pénibles. On y associe parfois d'autres symptômes comme la fatigu de légers maux de tête, de l'anxiété, des insomnies et des sensations de froids, et l règles sont quelques fois abondantes. Ces phénomènes sont dus à une déficience a niveau du Sang, souvent en corrélation avec une faiblesse du Foie et du Rein.

Syndrome prémenstruel

Très répandu dans notre société moderne. Le cycle menstruel est un exemple intéressant de cycle naturel, et il est très bien compris par la médecine chinoise. Les femmes se sentent fréquemment différentes sur le plan mental et émotionnel au cours des diverses étapes de leur cycle. Dans les cultures traditionnelles, les femmes se retirent de la société pendant leurs règles, ce qui leur permet de poursuivre des activités davantage artistiques ou spirituelles pendant cette période (chose assez improbable dans notre société moderne). Si les femmes peuvent prendre conscience de ces changements, elles peuvent agir en modifiant leur mode de vie. Cette simple action peut soulager les symptômes du syndrome prémenstruel.

On peut constater un certain degré de faiblesse du Qi de la Rate, ce qui engendre fatigue, des envies de nourriture sucrée et une rétention d'eau.

TRAITEMENT

Régime alimentaire	Massage	Plantes	Quand consulter
Une alimentation saine *(voir page 59)* en plus d'aliments nourrissants pour le Sang *(voir page 55)*, plus particulièrement le céleri et le persil. Consommer également des aliments à l'énergie chaude et ceux qui fortifient le *Qi* et le Yang *(voir page 55)*.	Frottement au point Rt21 pour les douleurs répandues *(voir page 93)*. Les points spécifiques sont les suivants *(voir pages 26-28 pour les points)* : Épaule : GI15, GI14, SJ14, IG9, IG10 *(voir page 92, « Ramer »)* ; Coude : GI10, GI11, GI12 ; Poignet : SJ4, GI5, SJ5 ; Hanche : VB30, VB29, V37 ; Genou : E34, Xiyan, VB34, Rt9 ; Cheville : E41, V60, R3. Technique de pétrissage ou de prise en fonction *(voir pages 91-96)*.	*Du Huo Ji Sheng Wan (voir page 120)*. Il est recommandé de boire 2 cuillères à café de vinaigre de cidre et de miel mélangés à de l'eau chaude trois fois par jour.	• Si les symptômes sont très marqués. • Si les symptômes s'aggravent.
Une alimentation saine *(voir page 59)*, et éviter de manger des aliments froids et crus.	Vibration aux points VC6 et VC3 *(voir page 98)*, et pétrissage des points F3, Rt10 et V43 *(voir pages 91 et 95 ; voir pages 26-28 pour les points)*.	*Xiao Yao Wan (voir page 124)*. Boire une tisane chaude à la cannelle *(voir page 115)* pour réchauffer l'utérus et la partie inférieure de l'abdomen. Appliquer une bouillotte sur l'abdomen peut être aussi utile car le *Qi* circule mieux s'il est réchauffé.	• Si les symptômes sont très marqués. • Si les règles sont abondantes.
Une alimentation saine *(voir page 59)* en ajoutant des aliments nourrissants pour le Sang et le Yin, et ceux dont l'énergie est chaude *(voir page 55)* ainsi que beaucoup de légumes à racines comestibles.	Polissage et pétrissage des points V17, V18 et V23 *(voir pages 91 et 95)*, pétrissage des points R3 et F8, et vibration du point VC4 *(voir page 98 ; voir pages 26-28 pour les points)*.	*Gui Pi Wan, Ba Zhen Wan, Ren Shen Yang Rong Wan* et *Dang Gui Pian* sont nourrissantes pour le Sang *(voir pages 118-125)*. Choisir la plus appropriée en fonction du cas.	
Une alimentation saine *(voir page 59)* en ajoutant des aliments qui réchauffent et qui fortifient le *Qi* et le Yang *(voir page 55)*.	Caresse au point VC12 *(voir page 90)*, pétrissage des points E36, Rt4 et V20 *(voir pages 91 et 9 ; voir pages 26-28 pour les points)*.	*Bu Zhong Yi Qi Wan (voir page 118)* ; cette préparation peut aggraver les symptômes de blocage du *Qi* du Foie car l'énergie devient plus puissante. Si on constate un mélange des symptômes du blocage du *Qi* du Foie et d'une faiblesse au niveau de la Rate, prendre aussi *Xiao Yao Wan (voir page 124)* avant les règles.	• Si les symptômes sont très marqués.

SYMPTÔMES

Syndrome prémenstruel *(suite)*

Une stagnation du Qi du Foie provoque irritabilité, susceptibilité, seins douloureux, maux de tête et un sentiment général de tension, avec quelquefois des douleurs dans la partie inférieure de l'abdomen juste avant le début des règles et pendant les premiers jours.

Irritation de la gorge

Symptôme plus courant chez les enfants que chez les adultes. La gorge est irritée, et dans les cas plus avancés, douloureuse. Cette irritation peut être accompagnée de fièvre et de déglutition difficile. Les glandes lymphatiques du cou sont gonflées et molles. Les amygdales sont gonflées et rouges, et présentent un dépôt blanchâtre ou jaunâtre en surface. La langue est chargée (jaunâtre) et la personne se sent malade. La médecine chinoise détermine deux causes.

Les amygdales gonflées présentant un dépôt sont le signe de l'embrasem dans la gorge de la Chaleur dans l'Estomac ou dans les Poumons au contact d'une invasion subite de Vent-Froid ou de Vent-Chaleur. Si l symptômes sont récurrents, il est préférable d'envisager de suivre un tra ment chez un professionnel qui vous permettra de supprimer cette tend

Certaines personnes ont à intervalles irréguliers la gorge irritée, a un gonflement des amygdales ou un dépôt jaunâtre ou blanchâtre Si le symptôme est très léger, les amygdales ne sont pas touchées, i s'agit simplement de l'énergie du Rein ou du Foie qui remonte da la gorge et provoque gêne, sécheresse, irritation et rougeur. On pe aussi ressentir de la fatigue et des douleurs dans le bas du dos.

Expectorations

Il s'agit d'une production de mucus en provenance des Poumons. On associe les expectorations aux climats froids et humides. Dans les cas plus graves, elles sont liées à des difficultés respiratoires. Les atmosphères poussiéreuses et le fait de fumer ne font en général que les aggraver.

En médecine chinoise, les expectorations sont dues à une accumulation d'Humidité dans les Poumons, résultat d'une faible énergie du Poumon et de la Rate. La Rate produit de l'Humidité lorsqu'elle ne peut transformer correctement les aliments, et cette Humidité monte jusqu'aux Poumons. Le but du traitement est donc principalement de fortifier la Rate et les Poumons, et de modifier cette accumulation d'Humidité.

Écoulements vaginaux

Il s'agit d'un symptôme courant associé à des infections fongiques, comme les pertes blanches (*Candida*). Il existe deux types d'écoulements principaux : les écoulements blanchâtres et les écoulements jaunâtres.

ÉCOULEMENTS BLANCHÂTRES

Une certaine faiblesse du Qi de la Rate associée à une accumulation d'Humidité (mucus) qui s'amoncelle dans la partie inférieure de l'abdomen ou dans certains cas dans les Intestins. Les symptômes qui leur sont associés sont les suivants : envie d'aliments sucrés, manque d'appétit ou appétit irrégulier, fatigue, gonflement dû à de la rétention d'eau et selles molles. Il peut s'ajouter dans certains cas une faiblesse du Yang du Rein.

ÉCOULEMENTS JAUNÂTRES

Blocage de la circulation du Qi du Foie. Les écoulements sont jaunâtres car le blocage engendre souvent de la Chaleur. Les symptômes qui leur sont associés sont les suivants : seins douloureux avant les règles, maux de tête latéraux, irritabilité, gêne sur les côtés de l'abdomen, éructation et troubles digestifs (constipation ou irrégularité dans la consistance des selles).

TRAITEMENT

Régime alimentaire	Massage	Plantes	Quand consulter
Une alimentation saine *(voir page 59)* en ajoutant des aliments qui fluidifient la circulation du *Qi* du Foie *(voir page 55)*.	Pétrissage des points F3, VB34 et F14 *(voir pages 91 et 95)* et lissage au point V18 *(voir page 90)*.	*Xiao Yao Wan (voir page 124)*.	
Il est recommandé d'avoir une alimentation légère lorsque la gorge est irritée. Éviter les aliments dont l'énergie est chaude et consommer plutôt des aliments qui rafraîchissent *(voir page 55)*.	Technique du pétrissage aux points P10, GI4, E44 et SJ17 *(voir pages 91 et 95 ; voir pages 26-28 pour les points)*.	*San Ju Yin* ou *Yin Qiao Jie Du Pian (voir pages 122 et 124)*. Faire aussi des gargarismes à la sauge *(voir page 117)*.	• Si la gorge est douloureuse (plutôt que simplement irritée).
Une alimentation saine *(voir page 59)* en ajoutant des noix et des châtaignes. Prendre également une fois par semaine un peu de rognon d'agneau dans la soupe ou la bouillie de riz *(voir page 60)*.	Pétrissage des points R3, R6, P10 et P7 *(voir pages 91 et 95 ; voir pages 26-28 pour les points)*.	*Liu Wei Di Huang* recommandé *(voir page 120)*.	
Une alimentation saine *(voir page 59)*, en ajoutant des aliments qui aident à transformer l'Humidité ; éviter ou réduire la consommation d'aliments générateurs d'Humidité *(voir page 55)*.	Pétrissage aux points E36, Rt3, E40 et P5 *(voir pages 91 et 95)* et vibration au point VC12 *(voir page 98 ; voir pages 26-28 pour les points.)*.	*Chuan Bei Jing Pian* pour la toux avec expectorations blanchâtres, et *Chuan Bei Pi Pa Lu* ou *Qing Qi Hua Tan Wan* pour les expectorations jaunâtres. Prendre *Liu Jun Zi Wan* en cas de symptômes d'une déficience du *Qi* de la Rate *(voir pages 118-125)*. La tisane de fleurs de pas-d'âne est également bienfaisante *(voir page 115)*.	• En cas de fièvre • Si les expectorations sont verdâtres • En cas de difficultés respiratoires • En cas de présence de sang
Une alimentation saine *(voir page 59)*, en particulier des aliments qui réduisent l'Humidité *(voir page 55)*. Éviter ou réduire la consommation d'aliments générateurs d'Humidité et consommer des aliments d'énergie chaude *(voir page 55)*.	Caresse et Vibration aux points VC6 et VC12, en ajoutant le point VC4 pour les douleurs dans le bas du dos et la fatigue *(voir pages 90 et 98)*. Pétrissage du point Rt6, E36, Rt9 et V23, et ajouter R7 pour les douleurs dans le bas du dos et la fatigue *(voir pages 91 et 95 ; voir pages 26-28 pour les points)*.	La préparation spécifique pour l'accumulation d'Humidité est *Er Chen Wan*. *Jin Gui Shen Qi Wan* fortifie le Yang du Rein, et *Liu Jun Zi Wan* le *Qi* de la Rate et transforme l'Humidité *(voir pages 118-125)*. En faire usage si les démangeaisons et l'irritation persistent.	• En cas d'écoulements rougeâtres ou sanguinolents • En cas d'écoulements verdâtres, noirâtres ou à l'odeur très forte
Une alimentation saine ; ajouter des aliments qui facilitent la circulation du *Qi* du Foie et ceux qui réduisent l'Humidité *(voir page 55)*. Manger de la bouillie de riz *(voir page 60)* additionnée de pourpier, et éviter les aliments dotés d'une énergie très chaude et ceux qui sont générateurs d'Humidité *(voir page 55)*.	Caresse et Vibration aux points VC6 et VC12 et VC3 *(voir pages 90 et 98)* et pétrissage des points Rt6, E36, Rt9, V23, F5 et R10 *(voir pages 91 et 95 ; voir pages 26-28 pour les points)*.	*Yu Dai Wan (voir page 124)*.	

Chapitre VIII

LES PRATICIENS
TECHNIQUES ET FORMATIONS

方法實習

- *Choisir son praticien*
- *Déroulement d'une visite*
- *Méthodes de diagnostic et techniques professionnelles*
- *Formations en médecine chinoise*

Ce chapitre a pour but de vous aider à choisir un professionnel en médecine chinoise en lequel vous aurez confiance et avec lequel vous vous sentirez bien. Il traite aussi des techniques utilisées par les professionnels. Vous trouverez des indications sur les méthodes de diagnostic professionnel, et, pour ceux qui seraient intéressés par une formation en médecine chinoise, des conseils pour choisir une université ou une école.

COMMENT CHOISIR SON PRATICIEN

On peut avoir recours à l'avis d'un professionnel à différents niveaux. J'ai pu constater chez mes patients que chacun avait ses propres raisons pour venir consulter. Certains souffrent d'un symptôme inconfortable ou contraignant ; d'autres ont l'impression que « quelque chose ne tourne pas rond » sans avoir conscience d'être atteint d'un symptôme ou d'une maladie particulière ; d'autres désirent simplement recevoir un traitement pour se maintenir en bonne santé et ainsi éviter des problèmes ultérieurs. La démarche préventive s'impose de plus en plus au fur et à mesure que la médecine chinoise gagne en popularité.

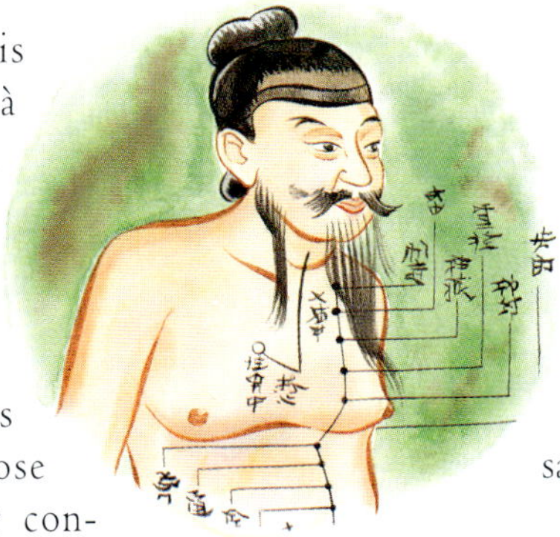

Prendre rendez-vous chez un professionnel est une importante décision, surtout lorsque le moyen thérapeutique choisi est peu familier. Il est conseillé de choisir plutôt un praticien habilité ; bien sûr les réglementations concernant l'habilitation diffèrent suivant les pays et certains professionnels choisissent, pour un certain nombre de raisons, de ne pas être habilité ; cela ne les empêche pas d'être tout à fait compétents. Il est donc nécessaire de pouvoir exercer une sélection. Les critères qui suivent vous seront particulièrement utiles pour choisir.

LA FORMATION

Il est indispensable de vérifier la formation du praticien : où et pendant combien de temps celui-ci a-t-il été formé ? Les diplômes et certificats en médecine chinoise foisonnent, et il est préférable de poser directement la question pour savoir exactement ce qu'ils veulent dire.

LES BARRIÈRES DE LA LANGUE

Il est également primordial de s'assurer que nulle barrière culturelle ou de langage n'est dressée entre le praticien et vous. Si c'est le cas, cela n'est pas nécessairement un problème : il peut y avoir un traducteur à demeure dans la clinique, et le praticien peut très bien maîtriser les méthodes de diagnostic traditionnelles par le pouls, la langue et l'observation *(voir page 151 pour davantage d'informations sur ce sujet)*. Par contre, si le praticien parle à peine votre langue, il ne vous sera pas possible de discuter de problèmes particuliers avec lui. L'approche de cette question demeure très personnelle, car il dépend de vous de savoir ce qui vous convient le mieux.

L'ENVIRONNEMENT

Le choix thérapeutique ne se limite pas à une question de diplôme et de formation. Ce que l'on ressent en face de la personne est également important. Le traitement doit avoir lieu dans une atmosphère détendue, qui vous inspire confiance et un sentiment de sécurité. Le lien que vous entretenez avec le praticien (et celui qu'il entretient avec vous) est l'élément primordial. Rappelez-vous que vous aurez probablement à parler de vos sentiments et de vos réflexions personnelles, et le traitement que vous suivrez sera amené à vous toucher assez profondément. Il sera d'autant plus efficace et les résultats d'autant plus probants que vous vous sentirez à l'aise avec votre praticien.

S'IMPLIQUER PERSONNELLEMENT DANS SON TRAITEMENT

Je vous encourage à participer activement à votre programme de soins, parlez-en avec votre praticien. Posez-lui beaucoup de questions et suivez ses recommandations. Vous récolterez ainsi pleinement et plus rapidement les bienfaits du traitement.

Avant de commencer, renseignez-vous sur la durée du traitement et la fréquence des visites. Il est préférable d'en parler dès le début de façon à savoir exactement ce qui vous attend.

LE COÛT

Le coût d'un traitement est fonction de nombreux facteurs ; la localisation du cabinet du praticien n'est pas le moindre. Renseignez-vous sur les prix, sur ceux qui sont pratiqués dans la région que vous habitez. Parlez-en avec votre praticien avant de commencer les visites de façon à évaluer le coût du traitement (il est normal de payer les plantes médicinales en supplément).

POINTS À VÉRIFIER

Voici la liste des points les plus importants qu'il vous faudra considérer lorsque vous choisirez un praticien :

- *Sa formation.*
- *Choisissez de préférence quelqu'un qui vous a été recommandé par des amis ou par un autre praticien de votre connaissance.*
- *Parlez avec le praticien de votre cas (y compris de ses tarifs) avant de décider de suivre un traitement.*

UNE VISITE CHEZ UN PROFESSIONNEL

Tout professionnel a sa propre méthode pour obtenir les renseignements qui lui permettront de faire son diagnostic et de commencer le traitement. Les modes de diagnostic spécifiques à la médecine chinoise, le diagnostic par la prise du pouls et l'observation de la langue sont un véritable art. Dans cette partie, vous trouverez décrit le déroulement de votre première visite chez un professionnel de la médecine chinoise.

LA CONSULTATION

La consultation varie en fonction du praticien. En règle générale, la visite est assez longue, au moins une demi-heure et, dans certains cas, elle peut durer une heure. Au cours de cette première visite, le praticien retrace l'évolution de la maladie, prend note des symptômes, inscrit les renseignements touchant à l'état de santé actuel du patient et à ses antécédents médicaux. Il examine la langue et le pouls et donne son diagnostic en termes de médecine chinoise, en se basant sur ces informations.

Il existe trois méthodes pour faire un diagnostic : l'écoute des symptômes (qui indiquent la nature et la localisation du déséquilibre), la prise du pouls et l'observation de la langue. Vous trouverez décrites ci-dessous les deux dernières méthodes.

Le diagnostic par la prise de pouls

Le pouls se prend au poignet de façon à déterminer les énergies dans le corps et leur relatif équilibre. En médecine chinoise, cette forme de diagnostic est un art raffiné et il faut de nombreuses années de pratique avant d'en devenir expert. Traditionnellement, les maîtres en diagnostic par la prise du pouls sont capables de relater des événements datant de l'enfance pour expliquer l'état du patient.

Le pouls est différent de chaque côté du poignet. En effet, chacun présente trois points correspondant à des organes différents (*voir illustration ci-contre*). Le côté droit est lié au *Qi* et renseigne sur les Poumons, la Rate et le Rein Yang, le côté gauche au Sang et renseigne sur le Cœur, le Foie et le Rein Yin.

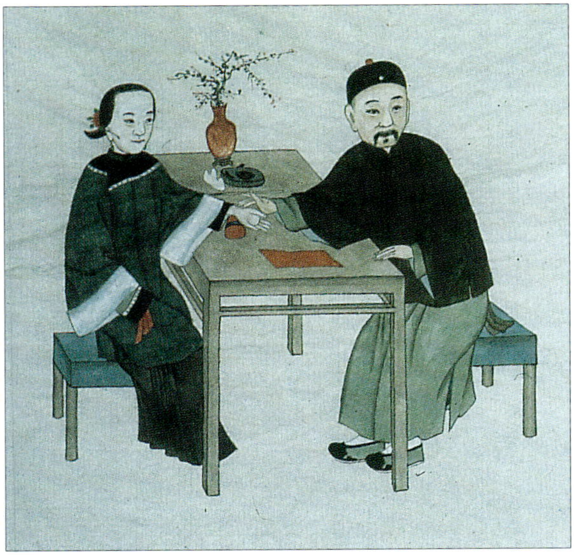

Illustration traditionnelle d'une prise du pouls par le médecin chinois pour établir le diagnostic. Cette aquarelle du dix-neuvième siècle est issue de Commerces et professions chinoises, *de Zhou Pei Qun.*

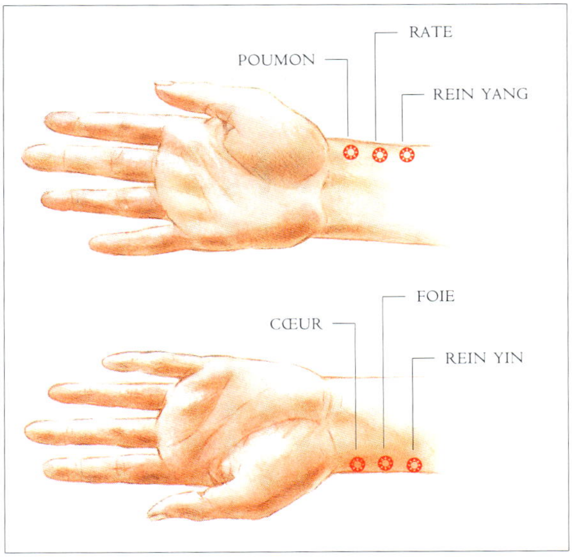

L'analyse du pouls sur des points différents du poignet permet au professionnel de diagnostiquer la localisation probable du déséquilibre.

À chaque point, le praticien examine l'énergie, la vitesse du pouls et la qualité de l'énergie. Par exemple, un pouls nerveux est comme un fil tendu, signe d'un déséquilibre du Foie ; un pouls glissant est comme « des perles qui roulent sur un plateau de jade », signe de la présence d'Humidité ou de Flegme dans le corps ; un pouls haché est comme « racler le long d'un morceau de bambou avec un couteau tranchant », signe d'une faiblesse du Sang. Il existe de nombreuses qualités de pouls qui permettent au praticien de se faire une idée précise du déséquilibre et de sa localisation dans le corps.

Le diagnostic par l'observation de la langue

La langue renferme des informations sur l'ensemble du corps (comme c'est le cas pour tous les organes) ; la réflexologie et l'iridologie sont fondées sur les mêmes principes. Les différents organes sont représentés sur diverses parties de la

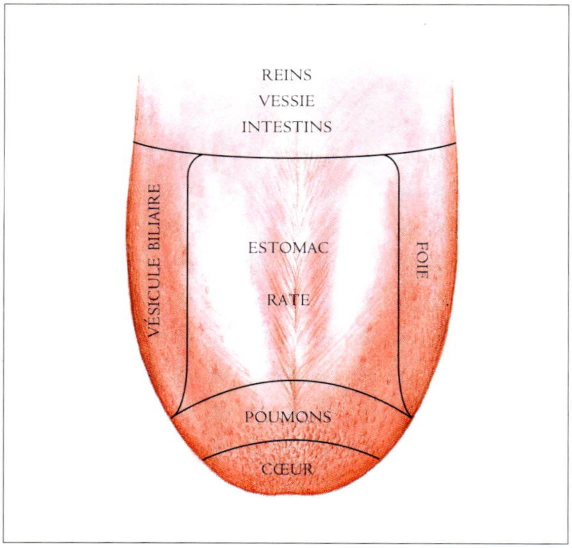

Aux diverses régions de la langue correspondent différents organes. Cela permet au praticien d'en faire l'examen et d'établir son diagnostic.

langue *(voir illustration)*. La couleur de la langue indique la quantité de *Qi* présente dans le corps ; pâle, elle est le signe d'une faiblesse au niveau du *Qi* ou du Sang, ou des deux ; rouge, elle indique la présence de Chaleur dans le corps ; rouge au milieu, elle signifie que la Chaleur est localisée dans l'Estomac. L'état de la langue renseigne également sur les autres organes. Une langue présentant des traces de dents sur les bords, par exemple, est signe d'un faible *Qi* de la Rate, alors que des crevasses indiquent la présence de Chaleur séchant les fluides du corps, à la manière du soleil qui craquelle le sol.

La surface de la langue indique la présence d'éléments dans le corps, comme l'Humidité ou un facteur climatique envahisseur : une surface blanche est signe de Froid et une surface jaune de Chaleur. Les personnes souffrant de cystite, par exemple *(voir page 132)*, ont de l'Humidité et de la Chaleur dans la Vessie. La partie intérieure de leur langue présente une surface jaune.

Et après ?

Après le diagnostic, le praticien formulera et discutera avec vous du traitement à suivre et de la manière dont il faudra le gérer. Vous apprendrez à participer activement au traitement. Dans certains cas, le praticien vous prodiguera également des conseils sur l'alimentation, la relaxation, les exercices, etc. Le traitement dépendra de celui qui vous le donne et de la méthode qu'il préconise : plantes, massage et acupuncture, mais aussi alimentation et exercices.

Comment se préparer pour suivre son traitement

Le praticien donne en général à son patient un certain nombre de recommandations avant de se lancer dans le traitement. La médecine chinoise étant fondée sur l'observation, il est primordial de n'occulter aucun signe ni symptôme. Suivez les conseils donnés ci-dessous sur ce qu'il faut faire et ne pas faire avant de rendre visite à votre praticien.

AVANT LE TRAITEMENT

- *Ne nettoyez ni ne brossez votre langue. Cela pourrait détruire des informations cliniques déterminantes pour le diagnostic établi à partir de l'observation de la langue.*
- *Ne portez pas de parfums ou de déodorants forts qui masqueraient des éléments importants.*
- *Évitez de consommer de l'alcool le jour de la visite, surtout en acupuncture car cela pourrait engendrer des réactions adverses inhabituelles.*
- *Ne buvez pas de café avant la visite, du fait de son influence sur le pouls.*
- *Essayez d'être calme et confiant, persuadé que vous faites les premiers pas pour retrouver la santé ou la conserver.*

LES TECHNIQUES PROFESSIONNELLES

Comme vous avez pu le découvrir au long de cet ouvrage, la médecine chinoise englobe une grande variété de moyens thérapeutiques. Les techniques professionnelles décrites dans cette dernière partie sont l'acupuncture, la moxibustion et les ventouses, ainsi que les plantes sur prescription médicale.

L'ACUPUNCTURE

On utilise en acupuncture de fines aiguilles pour percer la peau sur des points spécifiques. L'usage de l'aiguille et ses manipulations fortifient le Qi et restaurent l'équilibre. L'acupuncture est généralement indolore. Une fois l'aiguille placée, le *Qi* commence à « arriver » à l'aiguille. On obtient la même sensation, dénommée « *De Qi* » pendant le massage *(voir page 91)*. En Chine, de nombreuses appellations servent à décrire les sensations : douleur, plénitude et picotement, pour n'en citer que quelques-unes. Chez les acupuncteurs de formation traditionnelle japonaise, les aiguilles extrêmement fines sont insérées davantage à la surface de la peau, la sensation est donc très faible, voire inexistante.

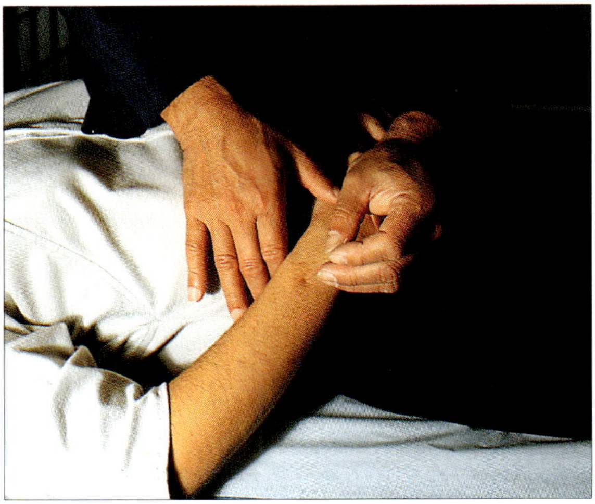

L'acupuncture : de fines aiguilles sont plantées sans aucune douleur sur des points spécifiques pour équilibrer le Qi *et le Sang dans le corps. La sensation* De Qi *révèle la présence du* Qi.

Durée du traitement

On laisse les aiguilles pendant quinze minutes, mais cela peut dépendre aussi de l'acupuncteur et du problème qui est soigné. En général, plus les aiguilles restent en place longtemps, et plus le traitement est fort. Pour les patients dotés d'un *Qi* faible, on utilise moins d'aiguilles et elles restent moins longtemps dans le corps.

Après le traitement

Après le traitement, ne faites aucun exercice fatigant et ne buvez pas d'alcool. Profitez au maximum de ses bienfaits. Il est préférable de faire un repas léger, de se relaxer et de pratiquer quelques exercices simples dans la journée.

L'espacement des visites

La fréquence sera fonction de l'acupuncteur, de l'école à laquelle il se rattache et de l'énergie du patient. En Chine, pour les problèmes chroniques, les visites se font un jour sur deux ; en cas de problèmes graves, elles sont quotidiennes (ce qui est impossible en Occident).

Lorsque je vois pour la première fois un patient, j'utilise l'acupuncture et lui prescris une préparation de plantes. Je lui demande ensuite de revenir deux ou trois semaines plus tard. Ensuite, en règle générale, une fois par mois suffit, le patient continuant le traitement par les plantes entre les visites. Pour les problèmes plus graves ou les malades requérant davantage d'attention, les visites sont plus fréquentes. Dans tous les cas, parlez avec votre praticien de la fréquence des visites dès la première entrevue.

Résultats

Les résultats peuvent varier : l'énergie étant, dans une certaine mesure, rééquilibrée, vous pouvez vous sentir « vidé », fatigué, plein d'énergie ou seulement « différent ». Ces impressions peuvent durer plus ou moins longtemps, mais auront tendance à diminuer au fur et à mesure que le Qi fortifiera et s'équilibrera.

Vous pourrez constater des changements dans les symptômes pour lesquels vous vous faites soigner. Après la première visite, ils peuvent devenir plus marqués pour une courte période, quelques heures ou même une journée. C'est que le traitement vient de fortifier l'énergie, signe qu'une amélioration va suivre. Cette réaction est observée chez les personnes en meilleure santé. Les visites suivantes ne produiront normalement pas les mêmes effets.

Chez d'autres, les symptômes semblent à peine s'amenuiser. Ceci, encore une fois, est bon signe, et l'amélioration se fera de plus en plus nette au fur et à mesure du traitement. D'autres, en particulier ceux qui souffrent depuis longtemps, remarquent que les symptômes n'évoluent pas, même après plusieurs visites. Le déséquilibre est chez eux beaucoup mieux installé. Par contre, ils peuvent se sentir mieux à « l'intérieur d'eux-mêmes » : ils ont plus d'énergie, ils dorment mieux et se sentent, d'une manière générale, plus à l'aise. Ce n'est qu'après plusieurs visites, que les symptômes commenceront à disparaître. Cela sera d'autant plus rapide que :

- Les symptômes seront récents.
- Que le Qi sera fort
- Que vous modifierez votre mode de vie et que vous vous impliquerez dans le traitement.
- Que les traitements seront combinés, acupuncture et plantes, exercice et relaxation.

LES MOXAS

La moxibustion, qui consiste à brûler des moxas (une plante séchée, l'armoise) est un bon exemple de traitement de réchauffement. Le moxa est doté de propriétés réchauffantes et énergisantes, et il est utilisé sur des points spécifiques pour accroître l'énergie et soulager la douleur.

La moxibustion peut se pratiquer de diverses manières. Brûler un moxa sur une tranche de gingembre par exemple, renforce ses qualités réchauffantes : la chaleur du moxa pénètre le gingembre, avant le point à traiter. Brûler un moxa sur une aiguille dirige l'énergie réchauffante directement dans le point ; un bâton de moxa produit de la chaleur au-dessus du point traité, une boîte de moxa répand la chaleur sur une plus grande surface et se révèle utile en cas de mal de dos et de règles douloureuses.

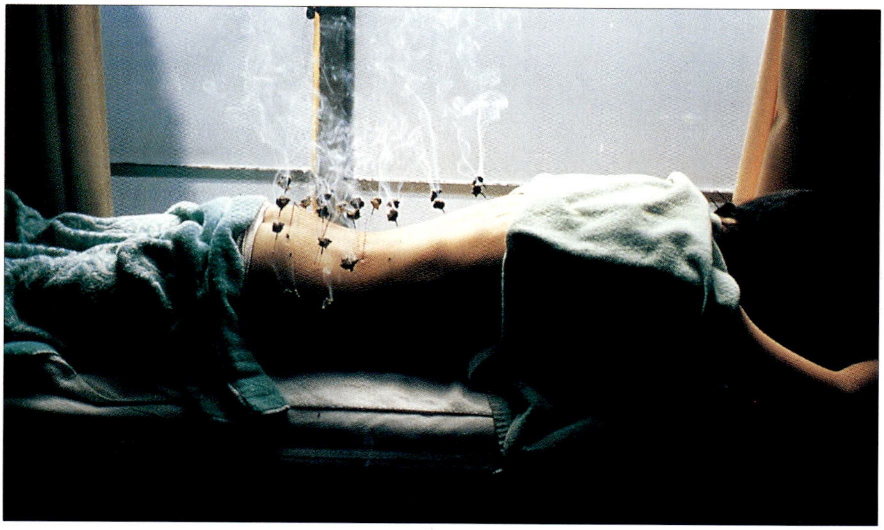

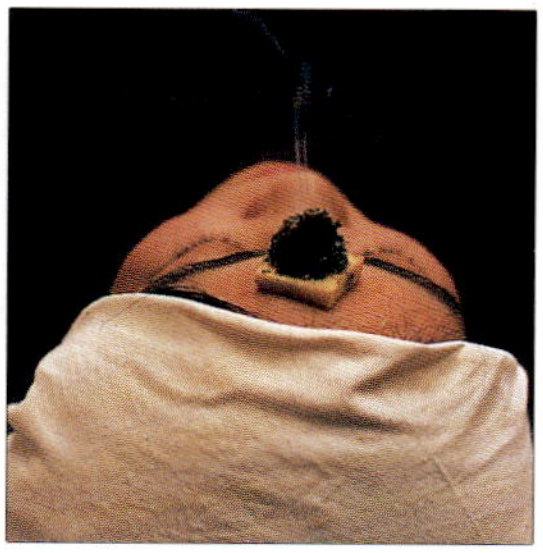

Ci-dessus : *un cône de moxa est placé sur une tranche de gingembre sur le point avant d'être brûlé.*

Ci-contre : *brûler les moxas sur des aiguilles permet de diriger l'énergie réchauffante directement sur les points.*

LES VENTOUSES

On applique des cloches de verre, ou traditionnellement de bambou, sur certaines parties du corps. Les ventouses aident à la circulation du *Qi* et du Sang en cas de douleurs, ou évacuent Vent et Froid, comme en cas de rhumes ou de fièvres.

Avant de placer la ventouse sur la région à traiter, on place à l'intérieur une boule de coton trempée dans l'alcool (ou similaire) qu'on laisse quelques instants avant de la retirer. Le vide produit permet à la ventouse de rester collée sur la peau quelques minutes *(voir illustration ci-contre)*. La pression exercée par le vide peut quelquefois laisser des ecchymoses superficielles ; elles ne durent que quelques jours et sont sans conséquence bien qu'apparentes (les ecchymoses sont indolores).

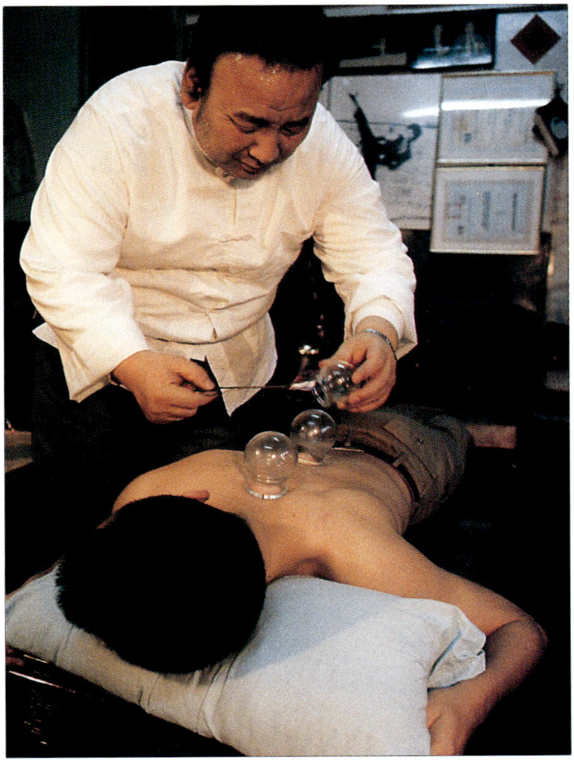

Avant les progrès des antibiotiques, les ventouses étaient employées pour faire baisser la fièvre, car elles permettent d'évacuer Vent et Chaleur.

LES PLANTES

Des centaines de plantes et de préparations ont des actions très fortes et ne peuvent être prescrites en toute sécurité que par un spécialiste. Les consultations sont, en général, courtes, quinze à trente minutes, car elles consistent en un relevé du passé médical et en un examen. La plupart des patients doivent revenir après deux semaines, pour que le praticien puisse évaluer les résultats ; ensuite, une visite par mois suffit. Prévenez toujours votre praticien de tout nouveau symptôme ou réaction au traitement le plus rapidement possible ; inutile d'attendre le prochain rendez-vous.

LES FORMATIONS EN MÉDECINE CHINOISE

La pratique de la médecine chinoise est une activité qui procure beaucoup de joie à celui ou celle qui la pratique. Elle est un moyen de venir en aide aux autres et de développer ses propres facultés de guérison. Si vous êtes vous-même intéressé par une formation en médecine chinoise, il vous faut examiner un certain nombre de facteurs.

De plus en plus de personnes fréquentent les universités ou les écoles de médecine chinoise pour suivre une formation. Les universités sont nombreuses suivent différentes traditions. Cette diversité reflète celle de la médecine chinoise et de son expansion en Occident. Certaines sont excellentes et les formations qu'elles proposent sont d'un niveau élevé. Il est recommandé de s'informer sur l'école ou l'université pour connaître le type de formation dispensée et les débouchés. Peut-on, par exemple, s'inscrire à l'ordre des praticiens de médecine chinoise et obtenir l'habilitation en sortant de cette école ou de cette université ?

LE COÛT DES ÉTUDES

Une formation en médecine chinoise est coûteuse et tout le monde ne peut pas toujours bénéficier d'une bourse ou d'une aide financière. La plupart de ceux qui entreprennent une formation sont âgés de 25 à 55 ans et ont déjà un métier. Vous aurez peut-être à travailler tout en étudiant pour financer vos études, ce qui impose de grosses contraintes de temps et nécessite beaucoup d'énergie ; cela peut aussi avoir des retombées sur votre famille. Tous ces éléments sont à considérer.

LA FORMATION PRATIQUE

J'ai suivi un stage de formation en Chine, comme beaucoup d'acupuncteurs et de phytothérapeutes. L'une des particularités en Chine est le nombre impressionnant de patients : j'en ai vu plus en une seule journée qu'en une semaine dans un centre médical en Occident. En Chine, des hôpitaux entiers pratiquent la médecine traditionnelle, et la richesse de cette expérience est incomparable lorsqu'on a ensuite à traiter ses propres patients. Il est clair qu'un stage en Chine n'est pas toujours possible, l'important étant alors de choisir pour son stage un centre médical où l'on voit beaucoup de patients de façon à être exposé à un maximum de situations différentes, tout en restant dans un contexte sécurisant où l'on est encadré.

LES DIVERSES « ÉCOLES »

On peut appliquer les principes de la médecine chinoise de plusieurs façons ; il n'existe pas de méthode unique et les étudiants se doivent d'être conscients de l'éventail des possibilités. L'influence de certains pays, comme le Japon, le Vietnam et la Corée, se fait sentir dans l'enseignement. Vous trouverez décrit l'acupuncture japonaise page 153, et en phytothérapie japonaise, les doses sont beaucoup moins fortes. L'enseignement de trop de méthodes différentes peut être déroutant, il faut donc trouver un équilibre. Il faut mieux apprendre à fond une méthode que plusieurs superficiellement.

LES ÉTUDES

Une formation en médecine chinoise est une tâche ardue qui requiert beaucoup de travail. Mais il ne faut pas oublier que la médecine chinoise est aussi un art et « l'application » d'un savoir. Les cours vous permettent-ils de vous développer intérieurement, d'acquérir des facultés d'assistance aux autres, de pratiquer le *Tai Ji Quan*, le *Qi Gong* et la méditation ? Une fois que vous pratiquerez en tant que professionnel vous parlerez avec vos patients de ces techniques. Il est donc essentiel de vous familiariser avec elles et de les intégrer à votre vie personnelle.

LE BON PRATICIEN

La pensée conventionnelle occidentale compartimente les faits et les pensées. En réalité, patients et praticiens sont liés et interdépendants. Si, en tant que professionnel, nous souhaitons guérir nos patients, nous devons pratiquer dans notre vie nos propres méthodes. Les praticiens qui ne le font pas ne sont souvent que d'un faible secours pour leurs patients. Le but n'est pas de devenir parfait pour distiller sa sagesse aux autres, mais seulement de reconnaître notre tendance au déséquilibre du *Qi* et du Sang, et notre besoin de vivre en suivant les principes de la médecine chinoise si nous voulons jouir d'une bonne santé.

L'aspect fondamental de la bonne pratique médicale, n'est pas le traitement en soi, mais la manière dont il est donné. Il se doit de manifester les facultés développées par la pratique de la méditation et du *Qi Gong* ; c'est une manière « d'être » plutôt que de « faire ». Que nous soyons praticien ou patient, si nous sommes capables d'arriver à un tel niveau, alors nous pourrons véritablement guérir ou soulager la souffrance.

Au sujet de l'auteur et ses collaborateurs

Dr Stephen Gascoigne, diplômé en médecine de l'Université de Liverpool en 1976, travaille comme généraliste avant d'ouvrir son cabinet spécialisé en nutrition et en tests allergéniques en 1983. En 1985, il se forme à l'acupuncture au Shanghai International College of Chinese Medecine et ouvre près de chez lui à Cork West, en Irlande, un cabinet d'acupuncture qu'il dirige encore aujourd'hui. Diplômé en phytothérapie chinoise de la London Academy of Oriental Medecine en 1993, il est l'auteur de deux autres ouvrages, *Prescribed Drugs and the Alternative Practionner* (La médecine alternative et les médicaments), et *The Manual of Conventional Medecine for Alternative Practioners* (Manuel de médecine conventionnelle à l'usage des praticiens de médecine alternative). Ce dernier a été adopté comme livre de cours dans de nombreuses écoles de médecine alternative au Royaume-Uni et aux États-Unis. Il est également conférencier dans de nombreuses écoles, dont l'Integrated College of Chinese Medecine à Reading, Angleterre.

James MacRitchie est un professeur de Qi Gong reconnu et l'auteur des livres *Chi Kung : Cultivating Personal Energy* (cultiver l'énergie personnelle avec le Qi Gong), Element Books, 1993, et *The Chi Kung Way : Alive with Energy* (la voie du Qi Gong : vivre avec énergie), Harper-Collins, 1997. Il est aussi l'éditeur de *The International Chi Kung/Qigong Directory* (disponible à l'adresse ci-dessous). Il pratique l'acupuncture classique depuis 1977, est codirecteur de la Chi Kung School au Body-Energy Center, ainsi que membre du conseil de la World Academic Society of Medical Qigong (Beijing, Chine). Il est enfin le président fondateur de The Chi Kung/Qigong Association of America.

On peut le contacter à :

The Chi Kung School at
The Body-Energy Center
PO Box 19708
Boulder, CO 80308, USA
Tél : 303 442 3131
Fax : 303 442 3141

Robert Cran, s'est spécialisé dans plusieurs domaines de la médecine chinoise au Nanjing College of Traditonal Chinese Medecine, en particulier, en massage, en acupuncture et en phytothérapie. Membre de plusieurs associations professionnelles, dont la British Acupuncture Council et le Register of Chinese Massage Therapy, il fonde en 1991 à Londres The London School of Chinese Massage Therapy. Il a ouvert un cabinet de médecine chinoise à Londres, à Durban et en Inde à Kerala.

On peut le contacter à :

The Chinese Medicine Practice
253 East End Road
East Finchley
London N2 8AY
Tél/Fax : 0181 444 0103
Adresse éléctronique (e-mail) :
101340.1114@compuserve.com

Remerciements

Je souhaiterais exprimer toute ma gratitude à mes professeurs et en particulier à Nguyen Tinh Thong qui m'a tant appris, ainsi qu'à mes patients dont la sincérité continue d'être pour moi une source d'inspiration.

Beaucoup de personnes m'ont aidé à compléter ce livre, y compris : Lei Zhou An, Ian Breakspear, Stefan Chmelik, Hilary Gascoigne, Angela and John Hicks of the College of Integrated Chinese Medicine, Kirk G. Haney, Stephen Janz, Efrem Korngold, Susan Mears, Alan Treharne, et mais aussi et surtout merci à Zoë Hughes, Tessa Monina et Pritty Ramjee de Eddison Sadd pour leur travail et leur professionnalisme.

Merci à Robert Cran et Jim MacRitchie pour leur précieuse collaboration.

ICONOGRAPHIE

Page 12 (l'homme de bronze), reproduction tirée de *Chinese Herbal Medicine*, de Daniel Reid. © 1996 Kümmerly+Frey ; pages 12, 54 et 104, archives du Needham Research Institute ; page 20, E.T. Archive ; page 25, Wellcome Institute Library, London ; page 45, vue de la montagne, XVIIe siècle, dynastie Ming, Bridgeman Art Library, London ; page 46, photographie de Keith Cardwell pour Impact ; page 106, photographie de Melanie Friend pour The Hutchison Library ; page 110, photographie de J. Hatt pour The Hutchison Library ; page 151 archive du Wellcome Institute Library, London ; page 153, Images Colour Library ; 154, Agiajara, Vision, Impact ; 155, Nik Wheeler, © 1996.

EDDISON•SADD EDITIONS

Directeur d'édition........................Zoë Hughes
Rédacteur........................Tessa Monina
Correcteur........................Pat Pierce
Directeur artistique........................Elaine Partington
Responsable artistique........................Pritty Ramjee
Photographe........................Gill Orsman
Maquillage........................Karen Fielding
Photographe d'intérieur........................Stephen Marwood
Illustrateur........................Julie Carpenter
Graphiste........................Anthony Duke
Documentaliste........................Liz Eddison
Fabrication........................Hazel Kirkman et Charles James

EDDISON SADD remercie les modèles :
Sarah Adie, Robert Cran, Maxine Deslandes, Jacqueline McLellan, Sarah Pritchard, Emma Smith, Lin Jun Wen and Ethan West.

Vous pouvez

demander par courrier

notre catalogue aux

Editions de l'Éveil

77123 Noisy-sur -École, France

ou par e-mail à

cat@eveil.fr

ou visiter notre site sur internet à

www.eveil.fr